2014—2015

营养学

学科发展报告

REPORT ON ADVANCES IN
NUTRITION SCIENCE

中国科学技术协会　主编
中国营养学会　编著

中国科学技术出版社
·北京·

图书在版编目（CIP）数据

2014—2015营养学学科发展报告 / 中国科学技术
协会主编；中国营养学会编著 . —北京：中国科学技
术出版社，2016.2

（中国科协学科发展研究系列报告）

ISBN 978-7-5046-7089-2

I. ① 2… II. ①中… ②中… III. ①营养学—学科发
展—研究报告—中国—2014—2015 IV. ① R151-12

中国版本图书馆 CIP 数据核字（2016）第 025917 号

策划编辑	吕建华	赵　晖
责任编辑	赵　晖	左常辰
责任校对	何士如	
责任印制	张建农	
装帧设计	中文天地	

出　　版	中国科学技术出版社
发　　行	科学普及出版社发行部
地　　址	北京市海淀区中关村南大街16号
邮　　编	100081
发行电话	010-62103130
传　　真	010-62179148
网　　址	http://www.cspbooks.com.cn

开　　本	787mm×1092mm　1/16
字　　数	300千字
印　　张	15.25
版　　次	2016年4月第1版
印　　次	2016年4月第1次印刷
印　　刷	北京盛通印刷股份有限公司
书　　号	ISBN 978-7-5046-7089-2 / R · 1879
定　　价	62.00元

（凡购买本社图书，如有缺页、倒页、脱页者，本社发行部负责调换）

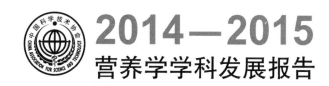

2014—2015
营养学学科发展报告

首席科学家　杨月欣

专　家　组

　　组　　长　马爱国

　　副组长　程义勇　郭俊生　苏宜香

　　成　　员（按姓氏笔画排序）

　　　　　　王　竹　王献仁　朴建华　孙长颢　孙建琴

　　　　　　李　铎　汪之顼　张　坚　张　兵　林　旭

　　　　　　施小明　郭长江　常翠青　薛长勇　霍军生

秘　书　组　梁　惠　丁　昕

党的十八届五中全会提出要发挥科技创新在全面创新中的引领作用，推动战略前沿领域创新突破，为经济社会发展提供持久动力。国家"十三五"规划也对科技创新进行了战略部署。

要在科技创新中赢得先机，明确科技发展的重点领域和方向，培育具有竞争新优势的战略支点和突破口十分重要。从 2006 年开始，中国科协所属全国学会发挥自身优势，聚集全国高质量学术资源和优秀人才队伍，持续开展学科发展研究，通过对相关学科在发展态势、学术影响、代表性成果、国际合作、人才队伍建设等方面的最新进展的梳理和分析以及与国外相关学科的比较，总结学科研究热点与重要进展，提出各学科领域的发展趋势和发展策略，引导学科结构优化调整，推动完善学科布局，促进学科交叉融合和均衡发展。至 2013 年，共有 104 个全国学会开展了 186 项学科发展研究，编辑出版系列学科发展报告 186 卷，先后有 1.8 万名专家学者参与了学科发展研讨，有 7000 余位专家执笔撰写学科发展报告。学科发展研究逐步得到国内外科学界的广泛关注，得到国家有关决策部门的高度重视，为国家超前规划科技创新战略布局、抢占科技发展制高点提供了重要参考。

2014 年，中国科协组织 33 个全国学会，分别就其相关学科或领域的发展状况进行系统研究，编写了 33 卷学科发展报告（2014—2015）以及 1 卷学科发展报告综合卷。从本次出版的学科发展报告可以看出，近几年来，我国在基础研究、应用研究和交叉学科研究方面取得了突出性的科研成果，国家科研投入不断增加，科研队伍不断优化和成长，学科结构正在逐步改善，学科的国际合作与交流加强，科技实力和水平不断提升。同时本次学科发展报告也揭示出我国学科发展存在一些问题，包括基础研究薄弱，缺乏重大原创性科研成果；公众理解科学程度不够，给科学决策和学科建设带来负面影响；科研成果转化存在体制机制障碍，创新资源配置碎片化和效率不高；学科制度的设计不能很好地满足学科多样性发展的需求；等等。急切需要从人才、经费、制度、平台、机制等多方面采取措施加以改善，以推动学科建设和科学研究的持续发展。

中国科协所属全国学会是我国科技团体的中坚力量，学科类别齐全，学术资源丰富，汇聚了跨学科、跨行业、跨地域的高层次科技人才。近年来，中国科协通过组织全国学会开展学科发展研究，逐步形成了相对稳定的研究、编撰和服务管理团队，具有开展学科发展研究的组织和人才优势。2014—2015 学科发展研究报告凝聚着 1200 多位专家学者的心血。在这里我衷心感谢各有关学会的大力支持，衷心感谢各学科专家的积极参与，衷心感谢付出辛勤劳动的全体人员！同时希望中国科协及其所属全国学会紧紧围绕科技创新要求和国家经济社会发展需要，坚持不懈地开展学科研究，继续提高学科发展报告的质量，建立起我国学科发展研究的支撑体系，出成果、出思想、出人才，为我国科技创新夯实基础。

2016 年 3 月

>>>> 前言

　　营养学是研究食物、营养与人体健康关系的科学，研究内容包括食物与食物中的营养素及其他生物活性物质对人体的生理作用和有益影响；研究膳食行为与有关社会因素对健康和疾病的影响及作用的规律；从而保证人类繁衍、生长发育、增强体质、预防疾病、促进健康、延长寿命的干预措施。随着现代科学技术的不断发展，特别是物理学、化学、生物学和医学等学科的广泛交叉渗透，一些新方法和新技术不断被应用，有效地促进了营养学的快速发展。

　　中国营养学会在中国科协的统一部署和领导下，组织了数十名不同专业的专家，对近5年来营养学科的发展情况进行调研和总结。在首席科学家中国营养学会理事长杨月欣教授的牵头领导，专家组组长中国营养学会副理事长马爱国教授的组织协调，50余位专家的共同努力下，撰写完成了《2014—2015营养学学科发展报告》。本报告讨论了营养学在科学研究和国民经济建设中的战略地位，研究和分析了营养学的发展现状、面临形势和优先领域；提出了我国营养学学科近期发展的战略设想。报告由综合报告和专题报告组成，由公共营养、临床营养、妇幼营养、老年营养、特殊营养、微量元素营养、食物营养、营养与慢病控制发展、营养与代谢分子机制研究共9个专题报告组成，系统地回顾和总结了近年来营养学科的新进展、新成果、新方法、新技术等发展状况，研究和比较了国内外学科发展现状，提出了学科未来的发展趋势。

　　本报告为中国营养学会首次组织专家对学科发展进行梳理并撰写成稿，其中或有疏漏，还望读者不吝指正。在报告的编写过程中，诸多专家为报告的编写倾注了大量心血，使报告得以高质量地完成；同时，报告的撰写也得到了我国营养学学科以及相关学科专家学者的大力支持和帮助，在此一并表示感谢。

中国营养学会

2015 年 10 月

>>>> 目录

ABSTRACTS IN ENGLISH

综合报告

营养学近年研究进展与发展趋势

一、引言

营养学是研究食物、营养与人体健康关系的科学，研究内容包括食物与食物中的营养素及其他生物活性物质对人体的生理作用和有益影响；研究膳食行为与有关社会因素对健康和疾病的影响及作用的规律；从而保证人类繁衍、生长发育、增强体质、预防疾病、促进健康、延长寿命的干预措施。

在传统的营养学专业教科书上，将"营养"定义为"人体吸收、利用食物或营养物质过程，也是人类通过摄取食物以满足机体生理的生物过程"。2005年4月，国际营养学界的几十位专家公布了推动新营养科学的《吉森宣言》，从而赋予了营养科学全新的定义，即："研究食物系统、食物和饮料以及所含营养素和其他成分，还包括它们在生物、社会和环境系统之中的相互作用的一门学科"。2013年由中国营养学会编著的《营养科学词典》正式出版。在该书中，对营养科学（nutrition science）或营养学（nutriology）界定为"营养学是研究人体健康和食物之间关系的科学。它涉及生理学、生物化学、食物化学、医学、卫生学、心理学、社会学、经济学等多个学科。营养学研究食物中的各种营养素及其他膳食成分，以及这些物质对人体健康与疾病的作用和关系及这些物质对人体健康与疾病的作用和关系及这些物质之间的相互作用。研究不同条件下人体对营养素的需要量；研究人体食入、消化、吸收、运转、利用、排泄食物中这些物质的各个过程；研究保存与强化食物中营养素含量的方法以及合理膳食结构的科学依据等。现代营养学还包含了饮食与环境保护等营养生态学的内容。"

（一）营养学的孕育和发展

营养学是在人类与自然界长期斗争以谋求生存与发展中逐渐形成和发展起来的。现代营养学起始于18世纪中叶文艺复兴工业革命开始后，在自然科学的发展过程中由化学、生物化学、生理学、医学衍生出来，以认识食物与人体基本化学元素组成为基础，逐渐形成了营养学的专业概念和理论（表1）。早期的营养学，主要是研究食物化学从而认识其营养成分，通过生物化学和生理学方法研究营养物质的吸收代谢，以及对人类繁衍和人体生长发育、缺乏病预防的影响。20世纪以来，营养学主要研究内容大大扩展，不但探讨食物以及营养素在机体的代谢规律、生物学功能；而且也包括身体素质提高/疾病状态下的营养缺乏（病）、营养支持和慢性病预防理论和措施以及保健、长寿等；在营养教育、营养政策研究等方面也取得很大进展。我国营养学的发展基本与国外同步，特别是在近三十年，随着社会经济的快速发展，中国的营养科学也有了长足的进步。

表1 营养学学科理论体系

营养学科理论	理论体系
基础理论	食物化学、生理学、生物化学和分子生物学、细胞生物学、遗传学等、基础医学
专业理论	基础营养、食物营养、人群营养、特殊营养、公共营养、临床营养、营养流行病学、营养毒理、营养教育与健康促进、转化营养学等
应用技术和理论	理化检验技术、分子生物学技术、实验动物学、分子遗传学（基因组学、代谢组学）、流行病学和卫生统计等

（二）营养学学科理论体系和特点

营养学是研究生命活动规律和生活质量的科学，研究食物和人的关系是营养科学的本质特征。在中国近百年的发展中，营养学理论、框架和技术研究方面不断获得新的突破，学科定义、研究对象、内容、学科体系逐渐清晰。营养学与医学有着相似的基础理论，与食品科学有着交叉的应用目标范围，使得在学科交叉融合过程中，逐渐形成了各自鲜明特征。

营养学以生物化学、生理学、医学、化学等为主要理论基础。其专业理论涵盖人类营养、临床营养、食物化学和营养等；应用技术和理论包括广泛，如统计学、流行病学、化学分析、实验医学等广泛应用于人类营养的各个方面。营养学不但自身发展意义重大，同时也有利于推动预防医学和食品科学发展，为我国卫生事业的战略决策提供参考。

营养学有着多学科渗透的特点，起源于实验又依赖于实验，是一门以实验为基础的自然科学，同时又具有较强的实践应用性。学科属性和特点简要梳理如下。

1.研究对象以人类生命质量为中心

营养学的研究对象是以人为中心，即包括个体和群体；研究个体、群体的营养需求，公共营养和健康政策发展等问题。同时营养学研究对象也包括食物和膳食，如单一食物营养特点、食物中的营养素和由食物组成的膳食营养，为人类健康服务。

2.研究手段兼容自然科学和社会科学

自然科学（nature science）和社会科学（social science）各自都有相对独立的知识体系，社会科学是关于社会事物的本质及其规律的系统性科学。社会科学以社会客体为对象，与营养学关系密切的内容包括社会、心理、经济和政策等。特别是在20世纪晚期，行为科学的理论和方法越来越广泛地应用于营养学研究，用来探讨人类饮食文化和行为、生活方式、营养经济、健康促进等，使之更为密切地联系和融合起来。营养科学是以实证说明为主导的理性方法，通常使用实验手段，在人为控制条件下，使研究对象和影响因素得到简化、纯化和强化，研究结果属性及其变化过程可重复出现，从而观察和认识研究问题最终达到客观统一的认识。社会科学研究关于社会事物的本质及其规律。多用观测方法、定性方法、信息方法、预测方法等。营养学与社会科学方法学相互借鉴、相互渗透、相互转化。在发展过程中具有越来越多内在相关性、相似性和统一性。

3.研究内容兼具实验性和实践性

营养学的核心是研究人的营养和健康需求，其研究内容和体系以食物和营养素的吸收代谢、探究营养素和食物成分的功能和作用机制，研究不同年龄生理特点和人类营养素需要量为主，这些研究工作均是以实验为手段的基础性科学的重要特征。可以直接用于人类的生活实践，在膳食、保健的实践中应用。如必需营养素的理论在营养缺乏病预防、功能食品生产中的应用，蛋白质互补的理论在膳食配餐中的应用等。所以营养学既是基础学科同时也是应用科学，这也成为学科发展的优势。

营养学科是在人类实践活动的基础上发生并发展的，对人类营养的正确认识，来自于实践、验证于实践，并通过实践得以应用。

（三）主要成就

近百年来中国营养学的发展与不同时期的社会经济状况密切相关，大致经历了从初创到发展的三个阶段。营养研究在不同的发展阶段建立标志性学术贡献和成就。

第一阶段为初创及动荡时期，20世纪初至1949年新中国成立，中国国力屡弱，长期战乱，国民营养不良现象极为普遍多见。为解决众多人口的营养问题，我国科学家们将膳食营养、营养不良防治视为最重要的任务和研究的内容，并逐渐有了相关教学及人才培养，分散在生物化学系、家政系、临床各科室等；然而，从1937年抗日战争开始，由于战事和机构迁移等原因，这一时期的营养学研究及学科建设处于动荡之中；尽管如此，我国营养专业研究机构和营养学会在这一时期相继成立（1945年成立了中国营养学会）。

第二阶段为建设发展时期，即1949年新中国成立至我国改革开放的初期。在此期间，我国逐渐组建了营养学的教育科研机构，高等院校成立营养与食品卫生教研室（组）讲授营养学及培养人才，而营养学研究工作主要针对当时存在的主要营养问题，深入基层积极开展调查研究和防治工作，并取得了诸多成就。抗美援朝战争初期，我军出现夜盲症等营养缺乏病，营养学家及时发现并解决了问题，保障部队战士的健康。1950年，南京军区部队出现流行性阴囊皮炎、口角炎等病症，严重影响战士的作战训练；经过营养专家检查确认为核黄素（维生素 B_2）缺乏，故命名为"口腔生殖症候群"（后被国际采用），并研究确定了口服剂量和缺乏症状的临界水平为 0.7mg，有效地恢复和增强了部队的战斗力。1953 年，面对食物短缺，营养学家提出满足居民基本能量需要的粮票供给制和"九二米、八五面"的粮食加工措施，据此中央作出《关于实行粮食的计划收购与计划供应的决议》；直到 1993 年结束，稳定了粮食市场，有效保证了国民基本健康，为国民经济发展和社会稳定做出了巨大贡献。20 世纪 50 年代周启源教授、苏祖斐教授先后研发了"5410"代乳粉和鱼蛋白粉代乳粉，有效地降低了儿童蛋白质—能量营养不良率和死亡率，开启了我国婴幼儿喂养科学研究的先河；1959 年我国营养科技工作者经过深入农村、边缘山区调查和试验研究，利用高色氨酸玉米解决了新疆南疆地区居民烟酸缺乏问题，有效地控制了癞皮病的流行；70 年代在黑龙江省克山县和四川冕宁县发现克山病流行与硒摄入量不足的关系，结合湖北恩施高硒中毒的研究，制定了人体硒需要量及安全摄入量范围，并被国际采用，填补了人类硒营养需要量和安全摄入量的空白。

第三阶段为快速发展时期，改革开放以来，营养学得到了迅速发展，不但建立了新的经济学理论体系，而且推动了营养学与其他学科的融合和成就。1988 年，中国营养学会首次制定了中国居民新的《推荐的每日膳食中营养素供给量》（RDAs），并分别于 1997 年、2000 年、2013 年颁布《中国居民膳食营养素参考摄入量（DRIs）》是中国营养科学史上的一个里程碑，对国家食物与营养政策、食品产业、餐饮行业、婴幼儿保健及相关食品行业产生深远影响。随之首个《运动员膳食营养素日供给量标准》《军队食物和营养素供给量标准》发布，作为评定运动员、部队战士膳食质量和指导平衡膳食的依据。1991 年、2002 年、2004 年、2009 年《国家食物成分表》和各省代表值食物成分数据相继出版；1992 年、2002 年和 2012 年在我国共计近 50 余万城乡居民中开展了营养与健康状况调查，获得了大量有价值数据，揭示了我国人群膳食营养现状及存在的问题，居民体质和膳食行为的变化；中国营养状况、营养不良和慢性病发生率有了较好的认识。贫困地区和学生营养干预项目，大大提高了全民健康水平。我国政府于 1993 年实施和推广了妇女口服补充叶酸项目（2009 年开始实行免费补充），为预防和全面降低我国新生儿神经管畸形的发生率做出了突出贡献；1994 年起普及碘盐作为一项国策推行，至 2000 年中国已基本实现消除碘缺乏病的重大阶段目标。针对我国居民营养知识方面存在的问题，中国营养学会组织营养学家研究，并先后发布了《中国居民膳食指南》（2007），《孕妇、乳母膳食指南》及《0～6 岁儿童膳食指南》《青少年膳食指南》《老年膳食营养指南》《零食指南》等；经过多年的推广应用，已发挥了积极作用。近年来，随着国民经济的增长和人们生活水平提高，居民膳食营养与健康意识和需求也在不断提高；据此，中国营养学会于 2014 年 2 月启动了《中国居民膳食指南》的修订工作，预计将在两年内完成并向社会发布。尤其值得一提的是，2015 年中国营养学会和广大营养工作者倡导获得了政府的支持，成功设立了"全民营养周"，以唤起人们积极参与科学饮食，合理营养，促进健康的活动；经过广泛的传播和科学指导，极大地提高了亿万人民群众的营养与健康知识水平，有效地改善了我国居民的健康状况。

一个学科发展的核心是其专业理论和技术发展，营养学是一个综合性、基础性、实验性和应用性的自然科学学科，在医学和食品科学发展中起到重要基础理论和技术支撑作用，并且在人类健康和整体社会发展中具有重要作用和地位。

二、本学科发展现状

（一）各分支学科理论研究发展

近年来，随着科学技术的不断进步，我国营养学科也得到了快速发展和提高。营养学人才队伍不断发展壮大，营养科学研究更加广泛和深入，已形成稳定的多个分支学科及研究方向，如基础营养、公共营养、妇幼营养、老年营养、特殊人群营养；临床营养、慢病控制、食物营养等；结合我国经济建设和社会发展的需要，针对我国居民存在的膳食营养与健康问题，广大营养科技工作者积极工作，取得了辉煌的成就，为我国居民的营养健康做出了积极贡献。

1. 公共营养学

公共营养学是营养学科中理论与实践紧密结合的重要分支学科之一，具有实践性、宏观性、社会性和多学科性特点。随着我国国民经济的快速发展，人民生活水平的不断提升，疾病谱发生了很大的变化，饮食不当导致的慢性非传染性疾病发病率和死亡率明显上升。由此，公共营养学针对我国的营养问题和社会需求，开展了膳食营养素参考摄入量和膳食指南修订、人群营养监测和评估、营养宣传教育、食物与营养的政策和法规等方面的研究，取得了一些成就，收到了显著的社会效益。

（1）膳食营养素参考摄入量（2013 版）的出版发行

膳食营养素参考摄入量（DRIs）是在推荐膳食营养素供给量（RDA）基础上发展起来的每日平均膳食营养素摄入量的一组参考值，以保证人体合理摄入营养素，避免缺乏和过量，对指导居民合理营养、维护健康具有重要价值。2010 年开始，中国营养学会组织百余位营养学专家，广泛收集国内外有关文献，采用循证营养学及定量分析方法，历时 3 年完成了《中国居民膳食营养素参考摄入量（2000 版）》修订工作，新修订的《中国居民 DRIs（2013 版）》已于 2014 年 10 月出版发行；其主要内容分为三篇：概论、能量和营养素、水和其他膳食成分，并细化了营养素摄入指标。对于平均需要量、推荐摄入量、适宜摄入量和可耐受最高摄入量等基本指标，按照最新的营养研究成果增加或修改了数值；针对慢性疾病的一级预防，提出了"宏量营养素可接受范围"（AMDR）和几种微量营养素的"预防非传染性慢性病的建议摄入量"（PI–NCD），另外，对植物营养素提出了可耐受最高摄入量和特定建议值（SPL）等；这些内容对指导我国居民平衡膳食、合理营养，制定国家食物生产规划和食物营养相关标准，修订和完善膳食指南等工作提供科学依据，也对营养食品的研发，促进全面健康具有积极的参考作用。

（2）中国居民营养状况调查和监测分析

营养调查是公共营养学的重要研究内容。采用营养流行病学方法可收集和获取大量的居民膳食营养数据、健康状况、身体活动以及社会经济数据，以了解我国人群的营养状况及其相关影响因素，可为分析和探讨膳食营养对健康的影响提供必要的资料和依据。2012年在国家卫生和计划生育委员会及中国疾病预防控制中心（营养健康所）的组织领导下，全国各地营养工作者的共同努力下，在20余万人群中完成了营养与健康状况的流行病学调查研究工作，获得了大量有关食物消费、膳食结构和营养及健康状况的数据资料；初步掌握了自2002年以来的十年间我国居民营养状况和慢性病发病及死亡的变化。根据公开报道的结果显示：我国居民膳食能量供给充足，居民体格发育与营养状况总体改善。成人营养不良率为6.0%，比2002年降低2.5个百分点；儿童、青少年生长迟缓率和消瘦率分别为3.2%和9.0%，比2002年降低3.1和4.4个百分点。6岁及以上居民贫血率为9.7%，比2002年下降10.4个百分点；其中6~11岁儿童和孕妇贫血率分别为5.0%和17.2%，比2002年下降了7.1和11.7个百分点。慢性病患病情况调查分析发现：2012年全国18岁及以上成人高血压患病率为25.2%，糖尿病患病率为9.7%，与2002年相比，患病率呈上升趋势。这些调查研究结果及时反映了国家经济社会发展、人口健康素质和卫生保健水平。值得一提的是2014年国务院办公厅正式发布《中国食物与营养发展纲要（2014—2020年）》（以下简称《纲要》），立足保障食物有效供给、优化食物结构、强化居民营养改善，绘制出至2020年我国食物与营养发展的新蓝图。《纲要》提出了三个发展重点：优先发展三个重点产品（优质食用农产品、方便营养加工食品、奶类与大豆食品）、优先关注三个重点区域（贫困地区、农村地区、流动人群集中及新型城镇化地区）、优先改善三类重点人群（孕产妇与婴幼儿、儿童青少年、老年人）。这为我国居民膳食结构的改善和国民身体素质的提高，以及为我国公共营养学研究提出了新的目标任务。

（3）营养法规及营养标准制（修）订

营养政策、法规和标准研究是公共营养学的一项重要内容。公共营养学不仅发现人群中存在的营养问题，其根本目的是分析人群营养问题的形成条件和营养状况的制约因素，研究并制定解决营养问题的政策和策略，有效地改善人群营养与健康状况，促进全民健康素质提高。中国营养学会组织专家积极开展营养政策和法规建设工作，2004年在国务院批示建议下，开始了《营养改善条例》草案研究和编制工作，2009年启动了制定《营养改善工作管理办法》工作，并于2010年8月正式发布；2014年10月，受国家卫计委疾控局的委托，中国营养学会先后组织了《营养改善条例》草案修订的多次论证会，于2014年年底完成了《营养改善条例》草案修订。

在营养标准研究与编制方面，我国营养专家积极参与营养标准的制（修）定工作。2010年2月成立了食品安全国家标准委员会营养与特殊膳食食品分会，组织起草并审议通过了30余项标准；其中包括营养强化剂、营养标签、婴儿配方食品及特殊医学用途配方食品等标准，对于指导和规范我国营养食品的发展起到了重要作用。此外，"十二五"期间还先后制定了《营养标准专业委员会章程》《营养标准体系框架》等涉及营养标准专业委员会未来发展的一系列重要文件。同时，通过营养标委会的引导和组织，每年都有4～5项营养标准完成编制工作，截止到2014年共上报22项营养标准，目前已有13项获得发布。

（4）中国居民膳食指南修订

国家膳食指南是根据营养学原则，结合国民营养健康状况及差距，食物与健康最新证据等而制（修）定的，以引导公众平衡膳食、合理营养、促进健康为目的指导性意见。近年来，尽管我国主要农产品生产总量持续增加，食物供应充足，居民的膳食质量及营养状况得到进一步改善；但膳食结构仍然不尽合理，微量营养素缺乏和营养失衡并存的现象依然存在，高血压和糖尿病等慢性疾病的患病率均呈增高趋势，严重威胁我国居民的健康。为了在膳食结构显著变化时期指导居民合理膳食，达到控制营养不良和减少慢性病的目的，中国营养学会组织百余名营养学家及其相关学者于2014年年初启动对2007版《中国居民膳食指南》（以下简称《膳食指南》）和中国居民平衡膳食宝塔（以下简称膳食宝塔）的修订工作。新版指南将通过有针对性地指导我国居民改善膳食结构，起到引导食物合理生产与消费、促进健康政策发展等重要作用；新版《膳食指南》将于2016年年初完成修订并发布。

2. 妇幼营养

妇幼营养学是营养学的一个分支，包括孕妇和乳母营养及婴幼儿（0～3岁）营养。该分支学科根据妇幼人群的不同生理特点，结合营养学基础和科学研究成果，提出改善营养、提高健康水平的科学问题和改善措施。下面分别简要介绍孕妇乳母营养及婴幼儿营养的研究现状及主要成果。

（1）孕妇乳母营养

近年来，流行病学研究显示我国孕妇能量及蛋白质、脂肪等摄入水平能够满足需要，但普遍存在能量摄入过多，脂肪和蛋白质供能比例过高，碳水化合物摄入不足的问题，而胆固醇摄入水平过多。微量营养素、不饱和脂肪酸摄入不足较为普遍，维生素D缺乏仍然存在。乳母膳食呈现高脂肪、低碳水化合物的膳食模式，贫血的检出率超过10%，且普遍存在对贫血的重视程度不够的情况。

调查研究显示我国母乳喂养不容乐观。目前中国的起始母乳喂养率较高（90%以上），但纯母乳喂养率低、母乳喂养持续时间短等问题突出。传统的喂养方法如在婴儿6个月前添加水和辅食是非常普遍的，对纯母乳喂养造成极大影响。婴儿配方奶粉等母乳代用品的盛行，也给纯母乳喂养和持续时间带来障碍。

（2）婴幼儿营养

目前，我国婴幼儿的营养状况基本呈现"营养缺乏和营养过剩并存"的现象。婴儿辅食添加有待加强。婴幼儿时期形成的饮食行为模式可以长期延续并可能对人体健康产生深远的影响。与此同时，婴幼儿营养摄入和饮食行为模式也与其父母或喂养者的养育理念和养育方式，以及父母或喂养者自身的饮食行为模式密切相关。调查研究显示我国婴幼儿辅食喂养行为总体水平较低，婴幼儿辅食喂养行为存在一系列问题。喂养人与婴幼儿语言交流和目光交流不足，而且普遍缺乏交流的技巧；对儿童进食鼓励普遍不足，儿童自主进食者较少；喂养人对儿童拒食的处理方式有欠妥当，增加了儿童挑食偏食的可能性；婴幼儿进餐环境嘈杂，进餐位置不固定，进餐时看电视、玩玩具、追着喂食的现象十分普遍。

近年来，国内外研究认为从胎儿期到出生后 2 岁是决定儿童营养与健康状况的关键时期，生命早期 1000 天概念和程序化调控学说成为妇幼营养研究领域的新热点。婴幼儿营养对脑和神经及认知功能发展影响的研究一直备受关注；研究显示早产/低出生体重婴儿，其出生早期的营养和喂养对脑和神经及认知功能发展有显著的影响，甚至可增加婴幼儿成年后慢性疾病的发生风险。

3. 老年营养

老年人指年龄大于 60 岁及以上的成年人群。老年营养学是研究老年人机体营养规律及改善措施的科学，重点探索老年人营养需要与营养代谢的特点、营养与老年人健康及长寿的关系，以及老年营养相关疾病预防及辅助治疗、老年营养改善或营养支持及营养促进成功老龄化的方法等方面的内容。下面简介老年营养学科的最新研究进展。

成功老龄化与膳食营养密切相关。经过不断研究，现已初步形成了营养与成功老龄化的研究体系。营养是成功老龄化的基本保障，营养指标融合在成功老龄化各方面的维度中。老年人的营养状况影响着他们的健康、脑功能退化的进程，合理营养可促进成功老龄化。自 2013 年以来，我国营养专家积极参与《中国居民膳食营养素参考摄入量》修订工作，重新调整了老年人能量和各种营养素的参考摄入水平；2014 年组织编写和修订了《中国老年人膳食指南》，明确提出老年人要"做到成功衰老"，并提出了实现成功老龄化的主要途径与方法，推出了《中国老年人平衡膳食宝塔》，对老年人的食物结构、各种食物摄取量、食物搭配提出了具体要求。为了规范各种养老机构与老年供餐机构的营养行为，组织专家起草了卫生行业标准《老年人膳食指导》。2015 年中国疾病预防控制中心营养健康所牵头起草的《老年营养餐技术标准》，已获商品业部门批准。

老年人群营养不良风险筛查及营养干预是老年营养学的重要任务。近年来，先后引进国外营养风险筛查的简便工具，对老年人进行营养不良快速筛查、营养风险便捷评估，获得了诸多筛查成果。老年人群营养干预可在社区与养老机构老年人群和医院患病老年人群开展。在社区，主要通过营养教育与指导干预，促使老年人群的饮食行为发生了改变，从而改善了老年人的营养水平；对医院患病老人则需要采取营养支持，主要由医院营养科、内分泌科、外科等科室的医师采取必要的肠内营养和肠外营养，开展营养支持，取得了较好的效果，降低了医院的感染率，缩短了患者住院的时间。

老年肌肉衰减综合征可严重影响老年人晚年的生活质量，已成为老年营养研究的热点问题。研究发现随着年龄的增加，肌肉组织逐渐减少，有肌肉衰减综合征的老年人经常摄取肉类、奶类的比例明显低于无肌肉衰减症的老年人。2014年中国营养学会老年营养分会牵头组建"老年人少肌症膳食营养与运动干预中国专家共识工作小组"，撰写并发布了《老年人少肌症膳食营养与运动干预中国专家共识》。

4. 特殊营养

特殊营养学研究对象是特殊职业或特殊环境作业人群，是一个新兴学科领域。内容是研究特殊环境与特殊作业条件下机体的营养代谢、营养需要量、合理膳食模式以及特殊的营养保障措施等，制定特殊的营养素供给量和膳食指南，并开展相应营养干预，以维护机体的健康、提高机体对各种特殊环境与特殊作业因素适应能力。

（1）特殊环境营养

人体在高原、高温和低温等特殊环境条件下，机体营养代谢和营养状况可能发生显著变化，甚至出现一些重要生理功能异常。因此，及时调整和满足特殊环境条件下机体的营养需要十分重要。近年来，对驻高原部队或者进行高原集训的运动员开展了膳食营养调查和营养素（特别是微量营养素）补充干预研究，有效地改善了高原作业人员高原适应能力及高原地区儿童营养状况。高温或低温环境可引起人体代谢（包括物质代谢和能量代谢）和生理功能发生一系列应激反应。当外界高温环境超出了机体耐受限度，则将影响人体的健康，甚至于危及生命。近年来，有关低温营养的研究文献很少。少量的研究主要集中在生活工作在寒冷地区特殊人群的营养调查，在发现白色脂肪组织与棕色脂肪组织进行转化以后，有关低温环境动物代谢特点的研究也是近年来的研究热点之一。

（2）特殊人群营养

运动员和军人作为特殊职业人群，对营养素的种类和数量可能有着特殊的需要。运动可引起机体糖、脂肪、蛋白质、维生素、矿物质、水等营养素代谢变化，在应用中强调维持运动者在运动前、中、后的生理功能和稳态，保障持续的运动训练过程中的营养；有关运动所引起的能量代谢改变及其对能量平衡调节的影响受到更多的注意。军人良好的营养对保证军人高强度的训练质量和战斗力十分重要。特殊营养学分会近年来组织专家积极开展部队军人营养调查结果，参与新版《军人食物定量》标准制定；实施后可见，部队基层单位官兵的膳食营养状况较好，但也有调查报告显示一些驻守边防或贫困地区的部队由于环境或食物资源等方面的因素，尚有不少人员出现营养不足或缺乏的症状；有待进一步研究加以改善。

5. 食物营养

食品营养学（food nutrition）主要研究食物营养（及其含量）以及食物功能、评价方法和技术，食物与人体生长发育和健康的关系；食品中含有多种营养物质，对人体健康十分重要，以下简要介绍食物营养及微量元素研究进展。

（1）食品营养成分研究

食品中含有多种营养成分，如蛋白质、脂肪、碳水化合物、维生素、矿物质，以及其他生物活性成分等。近年来，食品营养素及其他组分的快速检测和评价技术，以及食品功能研究（方法学）得到了快速发展。

食品组分检测及评价技术的应用。采用各种先进的分析技术，如光谱技术、色谱分离技术及联用技术，实现了对食品营养成分、功效成分的快速检测和评价，不仅获得 30 多种具有生物活性的食物成分结构及含量分布，在全国食物成分监测体系下建立适用于评价食物营养价值的营养素活性当量、抗营养因子等，利用高通量技术、多组分特征聚类分析等建立了食物营养质量鉴别和生理学参数测评。"十二五"期间，开始利用脂肪酸指纹图谱等技术开展肉、奶类制品资源品质的评估，利用毛细管及双向电泳技术鉴定植物化学物，如黄酮类、多酚类等物质，利用多维色谱及质谱技术分离免疫活性物质并建立了指纹图谱以区别混杂成分等。

（2）食物以及成分的保健功能研究

植物性化学物是植物性食品中含有的对人体健康有益的一类化学成分，如花色苷、类黄酮、大豆异黄酮、叶黄素等；其中有些物质已成为保健食品或称"功能食品"的主要功效组分，具有各种不同的生物学功能。近年来，我国科学家利用国家科技部科技支撑项目和多项国家自然科学基金项目的资助，分别开展了叶黄素、EGCE 等在体内的代谢动力学研究，大量花色苷辅助降血脂、改善心血管疾病相关的危险因素研究；枸杞多糖对糖尿病患者的干预效果研究，以及葡萄籽提取物软胶囊对人体抗氧化能力影响的研究等。在食品功能评价技术上我国与美、韩、日建立了广泛的横向联系，中国营养学会与韩国营养学会持续 4 年在植物化学物的研发及理论研究方面开展互访交流，有效地支持了保健食品的发展。由中国疾病预防控制中心牵头承担的"十二五"国家支撑计划项目"功能食品和传统食品营养与健康效益优化评估体系及应用研究"，拟开展的不同地区、品种类型主要特色传统食品和"药食同源"功能性食品原料资源特征性营养物质、功能因子的含量及分布研究；构建传统食品和功能食品原料特征成分数据库，开发共享网络查询系统；利用体内外评价技术，对关键因子功能量效关系、作用机制及健康效应进行系统评估。

（3）食物营养评价和方法学研究

类黄酮及多酚类物质具有多种生物活性，抗氧化是其主要特征，还包括抗突变、抗炎性反应等；据统计以类黄酮类、酚类物质为主要功效成分进行申报的保健食品约占保健食品总量的 16%，是目前应用较多的一类物质。

食品营养标签建设和推广应用。为推进营养信息的科学传播、增强消费者知情权、加强食品贸易竞争力、规范食品广告宣传，中国疾病预防控制中心营养健康所、中国营养学会等联合开展了食品标签营养标识状况的基线调查，营养成分科学表达及规范表达的基础研究，食物成分分析技术研究，国内外相关法规的比较研究，制定了适用于食品标签的营养素参考值，建立了营养素功能声称规范用语。在国家卫生计生委的支持下，颁布实施了《国家食品安全标准预包装食品营养标签通则》，营造食品营养宣教环境，为推动食品营养化做出了积极努力。

通过主成分分析与聚类分析，综合探讨优势原料资源筛查措施，建立原料品质标准、功能识别、价值分类分级测评程序和相关体系管理标准，发掘新的功能食品资源；利用区域资源针对不同健康状况居民优化营养设计方案，研制开发便携式查询电子设备，为功能食品和传统食品的合理利用、宣传提供支持。目前，该项研究已完成了预定的目标和任务，获得了200余种食物活性成分检测数据，发表了数十篇研究论文，获得了多项专利，开发了相关应用产品；已取得了预期的研究成果。

（4）食物与健康科学证据分析

高质量科学证据是做好《膳食指南》的重要基础。在《膳食指南》的编写过程中，科学家们更加注重食物与健康的最新科学证据的收集和评价，先后组织了50余名营养及流行病学专家查阅了国内外最新科学研究报道，采用循证医学meta分析方法和参照世界卫生组织推荐的等级评价体系评价了20余种常见的食物过多或过少摄入可能对机体健康带来有益影响或不良风险，获得了大量食物与健康的科学结论。该项研究工作涉及的食物包括5大类，即：粮谷类、蔬菜水果类、动物性食物、奶豆类、纯热能食物，以及母乳、加工食品等；分析评价了食物消费与肥胖、糖尿病、高血压、血脂异常、心血管疾病、高血压、中风、骨质疏松等疾病的关系，以及公众关注的膳食模式、素食饮食、体重水平与人群健康。本项研究工作累计综合评价和推荐了150余条食物与健康关系科学结论，如汇总国内外10项研究，涉及欧美人群434万人（年）的队列研究分析结果显示，与较少摄入全谷物的人群相比，每天摄入48～80g克全谷物，心血管疾病发病风险可降低21%；每天摄入48～80g全谷物2型糖尿病的发病风险可降低26%，而每增加90 g/d全谷物食品，其发病风险可降低32%。过多摄入畜肉类食物（猪肉、牛肉、羊肉等）可能对健康产生不利影响，汇总样本量为144万人群的资料分析显示，与摄入量最低组（14.2～17.0g/d）比较，摄入畜肉量最高组（92.3～146.0g/d）男性全因死亡风险增加17%，等等。目前，该科学研究证据资料已汇编成册，于2015年12月出版。这些都对我国居民全面了解食物与健康的关系，解除社会流传的一些偏见和误解，具有一定的帮助和积极的指导作用。

6. 临床营养

膳食营养与人体健康与多种疾病的预防和治疗密切相关。正常人健康的维持离不开营养，临床患者疾病的治疗和康复也离不开营养。近年来，临床患者营养以及慢性非传染性疾病人群的营养问题及其研究越来越受到重视，以下简短介绍其最新研究进展。

临床营养是研究人体在疾病状态下的营养需求与供给，通过消化道或静脉途径供给病人适宜的能量和各种营养素，满足病人的营养需求，达到促使疾病好转或痊愈的目的。近年来，主要研究进展表现在以下几个方面。

（1）营养筛查和评估研究

营养筛查和评估是营养支持的重要内容。在临床上，开展营养筛查，有助于发现病人可能存在的营养问题和营养需要；通过营养评估及时发现和诊断疾病相关营养不良问题，有效地开展营养治疗。已有营养不良或有营养风险（nutrition risk）的患者给予临床营养支持，多数时候可以改善其临床转归，如减少并发症发生，缩短住院时间等。"营养风险筛查（NRS）"的概念，是指根据患者本身的营养状态，结合临床疾病、代谢应激等因素可能造成的营养功能障碍，共同确定患者面临的营养风险。这种方法能够动态地评估患者有无营养风险，对临床营养支持的应用有重要的意义。

（2）肠内肠外营养研究

肠内营养可给患者提供能量和各种营养素，同时可维持肠道的屏障功能、免疫功能、内分泌功能，并调节机体代谢。近年来，对于重症及外科患者在肠内营养支持可能对患者有益，早期肠内营养优于无营养支持，也优于肠外营养。重症患者肠外营养支持，临床上已经逐步转移到肠内营养支持的方式。大型的多中心临床研究发现，补充静脉营养与单纯的肠内营养相比对 ICU 患者是不利的；如果患者肠内营养应用受限，可给予低剂量的肠内营养，可达到与全肠内营养相同的效果。肿瘤患者的营养支持可改善的营养状态，增强机体的免疫力，提高患者对手术及放、化疗的耐受力，改善生活质量，缩短住院时间。目前，我国肿瘤营养治疗的思路基本统一。恶性肿瘤患者一经明确诊断，即应进行营养风险筛查和综合营养评定，以制定营养支持治疗方案，国内现阶段多采用 NRS2002 和 PS-SGA 工具筛查和评估恶性肿瘤营养风险，强调若病人存在营养不良或有营养风险时，需进行肠外营养或肠内营养支持。炎症性肠病（IBD）包括克罗恩病（CD）和溃疡性结肠炎（UC）患者常有营养不良，通常为蛋白质—能量营养不良及微量营养素的缺乏，如维生素 B_{12}、叶酸、维生素 D 缺乏、缺铁性贫血等；因此，营养支持有助于改善 IBD 患者营养状况，促进肠粘膜修复，改善临床治疗效果；对于克罗恩病营养支持方案应选择单一（完成由肠内提高营养）肠内营养，少食多餐、避免咖啡和酒精、补充维生素和矿物质等，方可达到较好效果。

（3）临床新产品及其应用

近年来，特殊膳食食品和新原料不断出现，如低蛋白米（面）、富钾食盐、乳清蛋白、γ- 谷氨酸、植物甾醇、L- 阿拉伯糖等，部分产品作为临床营养新产品得到了较好应用。低蛋白米是脱除或降低主食大米中的蛋白质和磷的新产品，可作为慢性肾病患者的主食长期食用；其口感和价格均优于以淀粉为原料制成的人工米；低钠高钾食盐是全球范围内推荐的食盐，有助于控制血压，和普通食盐具有相同的咸度，但是钠盐摄入可减少20% ~ 30%，可部分实现减少钠盐的摄入。γ- 谷维素（γ-ryzanol）可以明显改善胰岛素细胞功能，提高胰岛素的敏感性，抑制食欲而减轻体重，用于糖尿病控制和肥胖治疗具有良好前景。中链甘油三酯（碳链中碳原子 6 ~ 12 个）可以升酮用于治疗儿童难治性癫痫和老年性痴呆。美国、日本已经有相关产品在进行临床研究，初步的研究显示中链甘油三酯具有较好地防止老年性痴呆进展的作用。总之，这些新产品的应用，不仅改善了患者的营养状况，在疾病治疗、辅助治疗以及康复中都发挥着重要作用。

7. 营养与慢性疾病防治

慢性非传染性疾病的发生发展与膳食营养密切相关，如肥胖、糖尿病、高血压、血症异常、高尿酸血症等，也被称为营养相关疾病。营养与慢性病防治已成为营养学的一项重要任务，其发展现状及成果可简述如下。

1）膳食营养变化影响慢病发生发展。由中国疾病预防控制中心（CDC）组织的 2002 年和 2012 年两次全国营养调查，比较结果显示：与 10 年前相比，居民膳食结构有所变化，脂肪摄入量过多，平均膳食脂肪供能比超过 30%。慢性病患病情况分析显示 2012 年全国 18 岁及以上成人高血压患病率为 25.2%，糖尿病患病率为 9.7%，与 2002 年相比，患病率呈上升趋势。2013 年我国癌症发病率达到 235/10 万，肺癌和乳腺癌分别位居男、女性发病首位，十年来我国癌症发病率呈上升趋势。

2）慢性病干预，成效显著。近年来，我国在慢性疾病的预防和控制方面开展了一些试点干预研究，如大庆糖尿病干预项目、减盐防控高血压项目和维持健康体重与血压控制项目等，取得了一定的效果，积累了经验，为全国范围内推广实施提供了科学依据。

大庆糖尿病干预项目开始于 1986 年，前后持续 20 年时间。初期筛查出 577 例糖耐量受损（IGT）患者，随机分为 4 组，即对照组、饮食干预、运动干预和饮食与运动干预 4 组。前 6 年为干预期，后 14 年未实施干预仅进行随访；结果显示，与对照组相比，干预组在 6 年间发生糖尿病的风险减少一半，在 20 年间减少了 43%；20 年间干预组中 80% 的人患上糖尿病，对照组中 93% 发生糖尿病；干预组比对照组人群平均晚发病 3.6 年。这一研究成功证明一级预防是预防糖尿病的重要手段，得到 WHO 和学术界的高度认可。2011 年 3 月启动为期 5 年的减盐防控高血压项目，总体目标为完善减盐政策措施，建立减盐环境支持体系，强化健康教育，进一步增强居民低盐膳食防控高血压和科学健康饮食意识，到 2015 年全省居民人均每日食盐摄入量降到 10g 以下。由中国疾控中心慢病中心在全国推广社区综合防控推动为全国慢病综合示范区（县）创建项目，项目对 10560 例超重、肥胖或中心型肥胖人群进行个体化膳食与身体活动指导，并定期随访；体重管理对社区中超重、肥胖或中心性肥胖人群有较好的控制效果。该项目推动了我国社区层面以体重和血压管理控制为核心的综合防控体系。

3）健康宣教唤醒百姓参与。营养健康教育对改善我国居民营养状况，预防和控制慢性疾病的发生发展具有重要作用。从 2007—2015 年围绕"日行一万步、吃动两平衡、健康一辈子"的理念，开展各项活动。从 2010—2015 年，全国累计开展现场活动与讲座近 7 万次，各类媒体报道 2 万多次，并在全国开发推广了控油壶、限盐勺、腰围尺、BMI 速算盘等健康支持工具，促进居民提高健康生活方式意识与技能。近年来，营养与健康宣教活动越来越多，如倡导"半斤水果一斤菜"，设立"步行日""营养周"等，这些活动从下而上发动群众主动参与，调动社区居民的自觉能动性来推动慢性病防控，在我国慢性病防控工作中起重要作用。

8. 基础营养学和营养代谢研究

代谢营养学是研究饮食和营养对机体新陈代谢影响的科学，是基础营养学的重要组成部分。随着分析测试技术及生物学技术的不断发展和深入应用，分子营养学、营养代谢组学、基因组学、蛋白组学等不断得到发展；近年来，与营养有关的代谢性疾病分子机制、营养代谢感应机制以及方法学研究方面取得了较快发展。

（1）营养代谢分子机制研究

营养代谢分子机制研究是利用分子生物学方法研究膳食营养对机体代谢的影响，我国科学家积极开展了人体代谢性疾病相关的遗传和营养因素、分子生物表型、代谢感应及通路的研究。

中国人群遗传和营养代谢特征。我国科学家在国家科技部"973"项目、"863"项目及多项国家自然科学基金支持下，开展了膳食与营养代谢标记物研究，发现了与维生素D、必需脂肪酸、红肉等摄入相关的营养代谢标记物，以及其与代谢综合征和2型糖尿病等患病或发病风险的关系；揭示加工来源的反式脂肪酸对中国人群代谢异常的影响有限，奶制品摄入有助于降低2型糖尿病的发病风险。遗传因素研究，在中国人群中新发现了17个与2型糖尿病和脂肪酸相关的位点，并验证了38个与2型糖尿病、脂肪酸、维生素D和铁蛋白相关的位点；其中GRK5和KCNQ1为中国或者东亚人群所特有，而TCF7L2、FTO和CDKL1等基因则在基因结构、等位基因频率和基因功效等方面在中西方人群中存在显著差异。此外，探讨 n-3 不饱和脂肪酸与基因相互作用研究；肥胖合并高脂血症人群餐后硬脂酸变化，以及植物化学物花色苷预防AS的效应研究等，也已取得较好的结果。

近年来，我国科学家已开展了营养感应机制和通路研究，发现葡萄糖能够刺激胰岛 β - 细胞中 IRE1α 的磷酸化；长期禁食或喂食产酮饲料能导致肝脏中 IRE1α-XBP1-PPARα 信号通路的激活，参与调节肝细胞中脂肪酸氧化和酮体生成的代谢途径，参与调节肝细胞中脂肪酸氧化和酮体生成的代谢途径。此外，氨基酸营养感应及其机制方面的研究，营养与肝脏脂质代谢机制研究，以及葡萄糖等营养感应与代谢性疾病的研究等方面，均做了大量深入研究工作，取得了一些可喜的进展。

（2）微量元素代谢及需要量研究

微量元素是维持机体正常生理功能和健康的不可缺少的营养素，在人体内的含量极少，不足人体重量的0.01%。已知的微量元素达40余种，研究较多的微量元素有：铁、碘、锌、硒等。近年来，我国营养科学家在微量元素代谢、DRIs（膳食参考摄入量）研究、人群微量元素监测等方面开展了大量工作，取得了显著成就。

由中国疾病预防控制中心营养健康所牵头，利用稳定同位素标记和稀释技术完成了"我国重点人群铁、钙需要和膳食评估应用研究"项目；获得了大量有价值的研究数据，初步了解了普通膳食条件下人体钙、铁生物利用率，确定了人体生理需要量。在严格控制的我国代表性实验膳食条件下，获得我国成年男、女性人群膳食铁的生物利用率数据；开展哺乳期妇女和南北两区域的青春期儿童、绝经期妇女不同钙摄入量，骨矿物质量、骨密度动态变化的追踪研究，确定了使青春期儿童、哺乳期妇女、绝经期妇女达到最佳骨矿物质储备或最少骨质流失所需钙的适宜摄入量。在中国南北方开展青春期儿童、哺乳期妇女和绝经期妇女实验流行病学研究，将研究对象随机分为4组，双盲补充4种剂量的钙，以双光子骨密度仪测定全身和局部骨密度，并结合双稳定同位素标记的钙平衡实验，对部分人群提出膳食铁需要量的建议值。这些工作的开展，为制定我国人群铁、钙等微量元素的膳食参考摄入量提供了详实的数据，为合理补充微量元素，促进健康提供了科学依据。

在此基础上，我国营养专家积极开展了微量元素代谢机制研究。中国科学院营养研究所铁代谢研究组以全基因关联研究为基础，将可能影响人体铁代谢的多个基因缺铁性贫血的中国人群中进行了分析和验证。结果发现，在众多基因中，只有 TMPRSS6 基因多态性位点与我国汉族和壮族缺铁性贫血存在显著关联。TMPRSS6 基因编码蛋白 Matriptase-2 参与调控激素 Hepcidin 表达和分泌，进而影响小肠上皮细胞的 Fpn1 介导的铁吸收过程。该成果为揭示缺铁性贫血高发的遗传机制，并为高发人群中缺铁性贫血防治提供重要靶点。军事医学科学院微量元素研究组探讨了心理应激损伤与神经元的钙、锌状态变化作用、心理应激条件下锌对不同脑区金属硫蛋白表达的影响；第二军医大学的研究团队在"锌与脑"领域也开展了系统研究，发现锌缺乏明显抑制神经干细胞的功能。近年来，碘缺乏问题得到了很好地预防与控制，但还存在因高水碘而造成的高碘性甲状腺肿的流行。因此，在纠正碘缺乏的同时如何科学、安全地补碘，探讨人群碘的安全摄入剂量已成为亟须解决的重要的公共卫生问题。天津医科大学课题组完成了我国成人碘安全摄入量的研究工作，与国外既往的研究相比，该研究有更多的研究对象、更细化的分组和更长的实验周期，此成果受到国际同行高度关注，并为修订我国人群微量元素碘 DRIs 标准提供坚实依据。

（3）分子营养学研究

分子营养学作为营养学与现代分子生物学原理和技术有机结合而产生的一门新兴边缘学科，主要是研究营养素与基因之间的相互作用。它一方面研究营养素对基因表达的调控作用；另一方面研究遗传因素对营养素消化、吸收、分布、代谢和排泄的决定作用。在此基础上探讨二者相互作用的生物体表型特征影响的规律，从而针对不同基因型及基因变异、营养素对基因表达的特异调节，制订出个体营养素需要量，为促进健康、预防和控制营养缺乏病、营养相关疾病和先天代谢性缺陷提供真实、可靠的科学依据。哈尔滨医科大学研究团队近年来的主要研究内容在营养素对基因表达的调控，基因多态性对营养素吸收、代谢和利用的影响，营养素与基因相互作用在疾病发生中的作用获得显著进展。

（4）分析检测技术研究和应用

我国科学家在营养与代谢方法学方面开展了研究，发展了核磁共振与色谱—质谱相结合的优化型代谢组分析系列技术；开展了血浆代谢组与脂肪酸组成分析；研究了低剂量没食子酸对大鼠血浆、肝脏、尿样和粪样代谢组影响规律；发现了肠道内容物代谢物组成与肠道功能及动物发育的某些规律，建立了粪样代谢组分析与微生物组成之间的相关性分析方法；等等。

9. 营养教育和改善

营养教育是以改善人民营养状况为目标，通过营养科学信息交流，帮助个体或群体获取食物与营养知识，形成科学合理饮食行为的教育活动和过程，是健康教育的重要组成部分，也是公共营养学的重要工作内容。

（1）大型营养教育活动

我国人群普遍存在营养素养摄入偏低状况，也存在许多不良的饮食行为，增加了各种疾病的患病风险。针对这些问题，我国营养工作者先后开展了各种形式的营养宣传教育活动。2010年至今的5年期间，全国各地围绕《膳食指南》在社区、学校、公共场所等地积极开展的大众科学饮食，促进健康的教育活动。2012年中国疾病预防控制中心启动了"国家食品营养标签健康教育行动"，经过3年营养标签健康教育行动，示范点居民对营养标签知晓率提高80%。营养标签标准释义一书也出版。

"全民营养周"是由中国营养学会、中国疾病预防控制中心营养健康所、农业部食物与营养发展研究所、中国科学院上海生科院营养科学研究所联合组织发起，时间为每年5月第三周。2015年"全民营养周"是17—23日，主题为"天天好营养，一生享健康"；先后在北京、上海、广州、山西、山东等全国26各省范围内，在各地学校、广场、社区、机关事业单位开展营养与健康宣传教育活动；中央电视台、陕西电视台等多家电视台及网站及时报道了全民营养周的活动情况，该活动在全国民众中已产生较大反响。可以相信，在明年以及未来的每年"全民营养周"活动中，将有更多的营养工作者及广大民众积极参与这一活动。

（2）营养干预活动

2012年，在国家卫生计生委和全国妇联联合组织下，各地营养及医疗卫生工作者积极工作，为贫困地区6~24月龄婴幼儿免费发放营养包，同时开展婴幼儿科学喂养和营养知识的培训，到2014年底已覆盖21省300县的近110余万名6~24月龄婴幼儿；已累计投入4亿元经费购置营养包，2015年投入增加到5亿。监测评估结果显示，项目开始前6~24个月儿童平均贫血率达到32.9%，约3名儿童中就有一个患贫血；而实施一年后该地区儿童贫血率平均降至26.0%，下降比率达20.9%，生长迟缓率也由10.1%下降至8.4%。此外，自2011年开始至今，国家投入大量（累计月472亿元人民币）经费开展学生营养改善工作，到2015年全国共有30个省份一千多个县13万所学校实施了农村义务教育学生参加了营养改善，受益学生达到3220万人。随着膳食质量的提高，学生的微量营养素摄入量增加，微量元素缺乏的状况将得到改善。其他的大型营养干预项目还包括2012年开始在29个省农村寄宿制试点学校食堂推动铁强化酱油的应用并同步进行营养知识教育；结果显示农村寄宿学校的贫血率平均为6.9%，经过铁酱油营养一年的干预后，贫血率在基线基础上下降了28%，且学生和教师的营养健康知识显著提升。中国营养学会在雀巢支持下的中国儿童营养健康教育项目，已经进行三年，覆盖儿童学生近百万人。对营养知识态度行为的改变起到良好促进作用。

（二）学科建设方面的主要成就

我国医学科技发展"十二五"规划的重点任务中在营养学方面提出：基础研究中需加强营养、肥胖、生活方式等所致疾病的机理和防治研究；预防研究中需加强营养、生活方式和行为方式等高危因素综合干预和新的防治措施研究，在科学评价的基础上制定和优化重点疾病三级预防方案，促进有效的防治措施在不同区域的推广和应用；加强儿童营养缺乏的监测与干预技术研究；公共卫生中针对食品安全和营养卫生，开展相关研究，以有效提高食品安全水平；食品科技中重点围绕食物营养和人类健康发展营养型农业和食品工业产品。营养与代谢研究在国家基础研究发展"十二五"专项规划中，纳入学科发展布局的发展重点。

1. 科技论文分析

为了准确搜索营养相关文章，对关键词进行定义。在生物科学、医药卫生、农业科学和工业技术（食品科技）领域开展的营养学研究的相关论文界定为"大营养学"（或及相关学科）。另外单独分析医学领域营养学研究的状况，即将论文界定为营养学学科领域。

（1）中文论文发表趋势分析

我国营养学领域的早期研究（1989—1999 年）主要在医药卫生领域开展。2000 年以来，生物科学和食品科技领域关于食品与营养的相关基础研究迅速增加（图 1）。

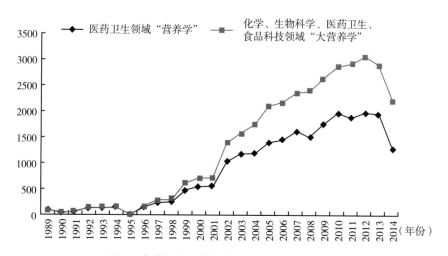

图 1　大营养学、营养学研究论文的年度分布

限定在医药卫生相关的二级学科（即在医药卫生领域开展的研究和文献引用），共 23208 篇。医药卫生相关营养学研究论文的期刊分布更集中，超过 1/4（26.4%）的论文发表在《营养学报》《卫生研究》《肠外与肠内营养》《中国老年学杂志》和《中华预防医学杂志》上，也说明临床营养和老年营养是研究较多的领域（表 2）。

表 2　医药卫生相关营养学研究论文的期刊分布

来　源	数量（篇）	百分比（%）
营养学报	2668	11.50
卫生研究	1064	4.58

续表

来 源	数量（篇）	百分比（%）
肠外与肠内营养	891	3.84
中国老年学杂志	621	2.68
中华预防医学杂志	471	2.03
中国公共卫生	420	1.81
中国组织工程研究与临床康复	366	1.58
中国地方病学杂志	346	1.49
第三军医大学学报	330	1.42
中华医院感染学杂志	317	1.37
广东医学	314	1.35
中国全科医学	300	1.29
中国实用外科杂志	297	1.28
中华护理杂志	284	1.22
中华显微外科杂志	278	1.20
中华儿科杂志	246	1.06
中国实用儿科杂志	202	0.87
食品科学	193	0.83
中华流行病学杂志	185	0.80
第四军医大学学报	163	0.70

（2）英文论文发表趋势分析

1982—2014 年，中国营养学领域共发表 SCI 论文 8959 篇（含主导发表和参与发表）。其中，以我国的营养学研究机构（包括疾病预防控制体系和科学院系统的营养学研究所、医院临床营养科、大专院校公共卫生学院营养系等）作为第一单位或通讯作者单位发表的论文共计 5043 篇（不含参与发表），最早发表的是 1982 年的 4 篇，见表 3 和图 2。

表 3　1982 年中国营养学相关机构以第一或通讯作者单位发表的 4 篇论文

标　题	期　刊	发表年份	文献类型	第一 / 通讯作者
A Dietary Survey of Qi-Bao Middle School Students	American Journal of Public Health	1982	Article	SHAO, YF 上海第一医学院营养与食品卫生系
Concerning The Study of Nutrition In China	Proceedings of The Society For Experimental Biology And Medicine	1982	Review	HOU, HC 军事医学科学院
Total Parenteral-Nutrition	Chinese Medical Journal	1982	Article	ZENG, XJ 中国医学科学院 CAPITAL HOSP 外科
Parenteral-Nutrition – Results of A Study Over 10 Years	Chirurgie（外科）	1982	Article	ZENG, XN 中国医学科学院 CAPITAL HOSP 外科

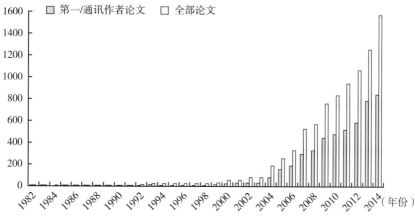

图2　1982—2014 年我国在营养学领域发表的 SCI 论文

同时，随着科研合作现象越来越显著，多作者合作论文也越来越多。从目前国际科技合作及学术论文发表的普遍规则看，通讯作者一般都是起主导作用的学者。在中国，首席科学家（principal investigators，PI）在一个独立的研究团队中起着主导作用。他们负责整个研究团队的方向，设计研究路线，分配科研任务，指导进行实验，并审核所产出的学术论文的逻辑思路。他们通常是整个研究团队中最重要的角色，通常担任多作者合作论文的通讯作者。因此，用中国作为第一作者单位或通讯作者单位的论文可反映中国做出主要贡献或主导型研究的产出情况。

（3）期刊分布

如图3所示，在排名前 20 位的期刊上发表的论文数量占全部营养学领域论文数量的

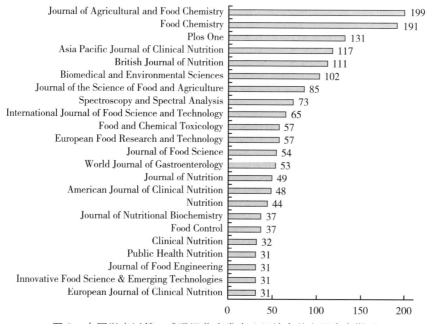

图3　中国学者以第一或通讯作者发表 SCI 论文的主要发文期刊

1/3，但多为农业领域的食品科学与技术学科方向的期刊。同时，排名前20位的期刊也是中国营养学领域研究人员以第一或通讯作者发表SCI论文的主要发文期刊，约占发文总数的1/3。

（4）高被引论文

自1983年以来的前10篇高被引论文见表4。纳入标准：原始研究论文、营养与健康相关论文。排除标准：综述、系统综述、荟萃（Meta）分析类论文；营养相关疾病的分子生物学的研究；分子设计与营养工程相关论文。

表4 我国营养学相关机构以第一或通讯作者发表的Top 10高被引论文

序号	标　题	来　源	年份	第一作者或通讯作者单位	被引次数
1	Nutrition Intervention Trials In Linxian, China – Supplementation With Specific Vitamin Mineral Combinations，Cancer Incidence，And Disease–Specific Mortality In The General–Population	Journal of the National Cancer Institute	1993	中国医学科学院肿瘤医院	1163
2	Endemic Selenium Intoxication of Humans in China	American Journal of Clinical Nutrition	1983	中国医学科学院健康研究所营养与食品卫生室	384
3	Rates of adult schizophrenia following prenatal exposure to the Chinese famine of 1959–1961	JAMA	2005	中国科学院上海生命科学院营养科学研究所	248
4	Theaflavins in black tea and catechins in green tea are equally effective antioxidants	Journal of Nutrition	2001	香港中文大学生物化学系	196
5	Antioxidant activities of peel，pulp and seed fractions of common fruits as determined by FRAP assay	Nutrition Research	2003	军事医学科学院卫生学环境医学研究所营养学研究室	190
6	Low–dose growth–hormone and hypocaloric nutrition attenuate the protein–catabolic response after major operation	Annals of Surgery	1989	北京协和医院外科	190
7	Double–blind，controlled calcium supplementation and bone–mineral accretion in children accustomed to a low–calcium diet	American Journal of Clinical Nutrition	1994	香港中文大学医学院儿科学系	173
8	Evaluation of antioxidant properties of pomegranate peel extract in comparison with pomegranate pulp extract	Food Chemistry	2006	军事医学科学院卫生学环境医学研究所营养学研究室	168
9	Jasmine green tea epicatechins are hypolipidemic in hamsters（Mesocricetus auratus）fed a high fat diet	Journal of Nutrition	1999	香港中文大学生物化学系	155
10	Effectiveness of selenium supplements in a low–selenium area of China	American Journal of Clinical Nutrition	2005	中国预防医学科学院营养与食品卫生研究所	150

2. 专利和技术发展

由图 4 可以看出，2000—2014 年营养学相关专利在我国的年申请趋势（2014 年有部分申请专利还未公开）。近十五年营养学领域专利申请基本分为三个阶段：2000—2007 年的专利申请较为平缓；2007—2010 年快速发展，年申请量突破百项；2011 年有所回落，但之后又继续快速发展，至 2013 年年申请量达到了 138 项。

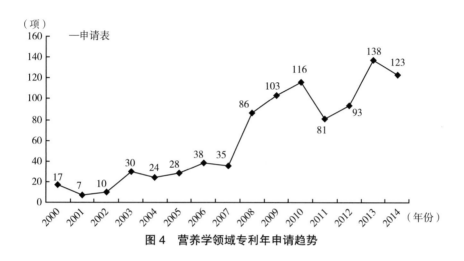

图 4　营养学领域专利年申请趋势

营养学领域专利涉及最多的技术分类包括营养物质和物质的处理方法以及检测方法等；涉及物质包括含糖物质、食物纤维、氨基酸、蛋白质类，含水果或蔬菜汁的食品，含矿物质的食品，可可，蛋糕，豆类植物等；借助于测定材料的颜色、光谱性质来测试或分析材料，微生物的存在或种类的测定等；检测方法包括酶、微生物、核酸的测定或检验方法（表 5）。

表 5　IPC 技术分类排名

序号	IPC	申请量（项）	IPC 所代表技术分类
1	A23L1/29	81	改变食品的营养性质；营养制品
2	A23L1/09	35	含有碳水化合物糖浆；含有糖；含有糖醇，例如木糖醇；含有淀粉水解产物，例如糊精
3	C12Q1/68	28	方法学——包括酶、微生物、核酸的测定或检验方法
4	A23L1/308	21	添加不易消化的物质，例如食用纤维
5	A23L1/305	18	氨基酸类、肽或蛋白质类
6	A23L1/30	16	含添加剂的食品、食疗或非酒精饮料及其制备或处理，例如烹调、营养品质的改进、物理处理
7	A23L2/38	12	含添加剂的非酒精饮料及其制备或处理，例如烹调、营养品质的改进、物理处理

续表

序号	IPC	申请量（项）	IPC 所代表技术分类
8	A23L1/10	11	含有源自谷类的食品或食料及其制备或处理，例如烹调、营养品质的改进、物理处理
9	G01N21/25	10	借助于测定材料的颜色、光谱性质来测试或分析材料
10	A23L2/02	8	含有水果或蔬菜汁的食品、食疗或非酒精饮料及其制备或处理，例如烹调、营养品质的改进、物理处理
11	A23L1/304	8	含无机盐类、矿物质、微量元素的食品或食料及其制备或处理，例如烹调、营养品质的改进、物理处理
12	A21D13/00	7	焙烤用成品或半成品的面粉或面团的处理
13	A23G3/36	7	可可；可可制品，例如巧克力；可可或可可制品的代用品；糖食；口香糖；冰淇淋；其制备
14	A21D13/08	6	糕点，例如蛋糕、饼干、油酥点心
15	A23L1/20	6	豆类植物，即豆科植物果实的处理，用于制造食品或饲料；豆类产品的制备；快速烹煮此类食品的化学方法，例如以磷酸盐处理
16	C12Q1/04	5	微生物的存在或种类的测定；用于试验抗菌素或杀菌剂的选择性培养基的使用；其含化学指示剂的组合物
17	A23C9/152	5	含有添加物的乳制品，如奶、黄油、干酪；奶或干酪的代用品及其制备
18	G01N30/02	5	柱色谱法测定或分析材料
19	A23L1/105	5	含淀粉的谷类或谷物的发酵；添加酶或微生物
20	C12Q1/02	5	包含活的微生物的测定或检验方法
21	A21D2/36	5	焙烤前或焙烤期间通过添加入植物材料来处理面粉或面团

专利的新颖性、创造性和实用性是其能够真正获得肯定的根本，并且所申请专利权在未来二十年将受到保护。检索发现，康比特、中国食品发酵工业研究院、中食月太所获授权专利量均为 7 项，其次是中国农业科学院、江南大学、上海交通大学等。各机构的授权比（即：授权专利量 / 申请专利量 ×100%）情况，见表 6。

表 6 发明授权专利的申请人排名

序号	获得授权的发明专利申请人	授权专利量（项）	申请专利量（项）	授权比（%）
1	北京康比特体育科技股份有限公司	7	8	87.5
2	中国食品发酵工业研究院	7	7	100
3	中食月太（北京）健康科技有限公司	7	7	100
4	中国农业科学院	6	20	30
5	江南大学	5	10	50
6	上海交通大学	5	10	50
7	河南工业大学	3	4	75
8	华南农业大学	3	4	75
9	江苏大学	3	10	30

续表

序号	获得授权的发明专利申请人	授权专利量（项）	申请专利量（项）	授权比（%）
10	青岛海百合生物技术有限公司	3	3	100
11	中国检验检疫科学研究院	3	3	100
12	北京东方兴企食品工业技术有限公司	2	2	100
13	福建省农业科学院	2	3	66.67
14	嘉吉有限公司	2	2	100
15	内蒙古蒙牛乳业（集团）股份有限公司	2	2	100
16	浙江大学	2	7	28.57
17	中国农业大学	2	4	50

3. 科技奖励

医学科技成果奖励是促进全民健康、推动社会发展的重要力量。目前，国内外都采取了一定的措施来进行医学科技成果奖励的管理，以便更好地推动医学科技的发展，服务于社会。目前，与营养学相关的科技成果奖励来源主要包括国家科学技术进步奖、国家技术发明奖、教育部科学技术奖、中华医学科技奖、中华预防医学会科学技术奖、中国营养学会科学技术奖，以及省级科学技术奖。通过网络公开渠道查询，获取上述奖项从初设年至今所有的科技奖励；从中筛选营养学领域的获奖项目，并进行分类。

从奖励来源看，除中国营养学会的奖项外，较多的来源主要是中华预防医学会科学技术奖、中华医学科技奖和教育部科技进步奖（图5）。

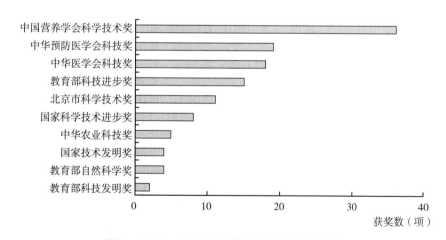

图5　1998—2014年营养学相关科技奖励来源
注：省级科技奖励仅统计了北京市科学技术奖。

从研究领域看，与食品科学交叉的食物营养学科获得了超过1/3的奖项，其次是临床营养（22%）、营养调查与监测（16%）、儿童与青少年营养（12%）、基础营养与分子营养（9%），见图6。

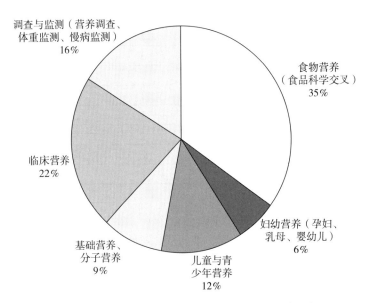

图 6   1998—2014 年营养学相关科技奖励领域分布

从不同研究领域获奖的年度分布看，营养学领域早期获奖主要是与食品科学与技术领域交叉的食物营养领域，以及临床营养、儿童与青少年营养领域。而与营养相关的调查与监测研究自 2008 年以来几乎每年都能获得科技奖励，见图 7。

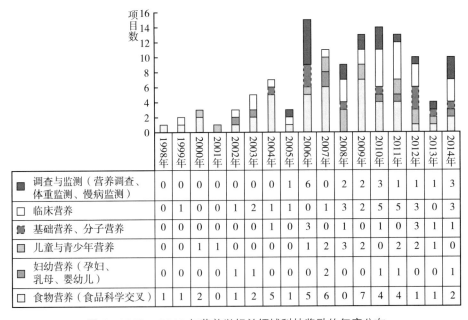

图 7   1998—2014 年营养学相关领域科技奖励的年度分布

4. 学科创新团队

（1）论文贡献团队

中国学者以第一或通讯作者发表 SCI 论文最多的营养学相关机构主要包括中国农业大学食品科学与营养工程学院，其发表论文占我国全部论文的近 1/4（23.4%），其次是浙江大学食品科学与营养系、中国科学院上海生命科学院营养科学研究所、天津科技大学教育部食品营养与安全重点实验室和中国疾病预防控制中心营养与健康所，上述机构发表论文均超过 200 篇（表 7）。

表 7　中国学者以第一或通讯作者发表 SCI 论文最多的营养学相关机构

序号	机构名称	论文数（篇）	百分比（%）
1	中国农业大学食品科学与营养工程学院	1181	23.4
2	浙江大学食品科学与营养系	398	7.9
3	中国科学院上海生命科学院营养科学研究所	384	7.6
4	天津科技大学教育部食品营养与安全重点实验室	318	6.3
5	中国疾病预防控制中心营养与健康所	233	4.6
6	中山大学公共卫生学院营养学系	150	3.0
7	北京大学公共卫生学院营养与食品卫生学系	130	2.6
8	华中科技大学同济医学院（含公卫学院营养学系、附属医院临床营养科）	104	2.1
9	上海交通大学（含公卫学院营养学系、Bio-X 研究院、附属医院临床营养科）	103	2.0
10	江南大学食品学院（国家一级重点学科）	95	1.9

另外，排除以食品科技领域为重点方向的机构外，分析以下典型机构，包括中国科学院上海生命科学院营养科学研究所、中国疾病预防控制中心营养与健康所、中山大学公共卫生学院营养学系、北京大学公共卫生学院营养与食品卫生学系、上海交通大学（含公卫学院营养学系、Bio-X 研究院、附属医院临床营养科）和华中科技大学同济医学院（含公卫学院营养学系、附属医院临床营养科）以第一或通讯作者单位发表的 SCI 论文的年度趋势。

中国科学院上海生命科学院营养科学研究所自 2003 年成立以来，发表 SCI 论文数量呈直线上升趋势，研究方向主要集中在以下三个方面：①基于营养与代谢为中心的人群、分子机制研究；②食品安全研究；③转化医学研究。中国疾病预防控制中心营养与健康所开展营养学相关研究的历史最长，自 1989 年以来就有成果在国际陆续发表。中山大学公共卫生学院营养学系增长趋势最显著，北京大学公共卫生学院营养与食品卫生学系、上海交通大学（含公卫学院营养学系、Bio-X 研究院、附属医院临床营养科）和华中科技大学同济医学院（含公卫学院营养学系、附属医院临床营养科）的发展势头也十分迅猛（图 8）。

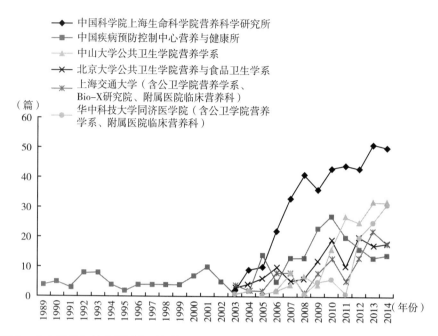

图 8　六家营养与健康领域典型机构以第一或通讯作者单位发表的 SCI 论文的年度趋势

2. 奖励团队分析

汇总分析国家级、教育部、中华医学会、中华预防医学会科技奖励中营养学领域获奖单位，中国疾病预防控制中心营养与食品安全所作为第一完成单位共获得 18 次奖励，作为参与完成单位获奖 1 次，名列第一位；北京大学、中国海洋大学、哈尔滨医科大学、江南大学、上海交通大学均作为第一完成单位获得 3 次奖励；青岛大学医学院、浙江大学、复旦大学、中日友好医院、中山大学作为第一完成单位获得 2 次奖励，具体见表 8。

表 8　国家级、教育部、中华医学会、中华预防医学会科技奖励营养学领域获奖单位汇总

序号	单位名称	第一完成单位项目数	参与完成项目数
1	中国疾病预防控制中心营养与食品安全所	18	1
2	北京大学	3	1
3	中国海洋大学	3	1
4	哈尔滨医科大学	3	—
5	江南大学	3	—
6	上海交通大学	3	—
7	青岛大学医学院	2	2
8	浙江大学	2	2
9	复旦大学	2	—

序号	单位名称	第一完成单位项目数	参与完成项目数
10	中日友好医院	2	—
11	中山大学	2	—
12	华南理工大学	1	2
13	中国医学科学院北京协和医院	1	2

2000—2014 年国家技术发明奖营养学领域获奖单位共 7 家，浙江大学作为第一完成单位获奖 2 次，作为参与完成单位获奖 2 次，名列第一位，见表 9。2000—2014 年国家科学技术进步奖营养学领域获奖单位中，上海第二医科大学附属新华医院、中国医学科学院北京协和医院、上海交通大学附属第六人民医院、中国科学院理化技术研究所、山东省立医院、中国医科大学附属盛京医院、国家大豆工程技术研究中心等单位均作为第一完成单位获得 1 次奖励。

表 9　2000—2014 年国家技术发明奖营养学领域获奖单位汇总

序号	单位名称	第一完成单位项目数	参与完成项目数
1	浙江大学	2	2
2	中国海洋大学	1	1
3	中华全国供销合作总社南京野生植物综合利用研究院	1	1
4	浙江新和成股份有限公司	—	1
5	北京林业大学	—	1
6	华南理工大学	—	1
7	中国石化胜利石油管理局井下作业公司	—	1

1998—2014 年教育部高校科学技术奖营养学领域获奖单位中，上海交通大学、华南理工大学、南京大学、北京化工大学、北京大学、北京工商大学、中国海洋大学、东北农业大学、江南大学、中山大学、江西省人民医院、哈尔滨医科大学、中国协和医科大学、复旦大学、香港中文大学、重庆医科大学、内蒙古农业大学等 17 家单位作为第一完成单位获奖 1 次。

2001—2014 年中华医学科技奖营养学领域获奖单位中，中国疾病预防控制中心营养与食品安全所作为第一完成单位获奖 8 次，名列第一，见表 10。2007—2013 年中华预防医学会科学技术奖营养学领域获奖单位中，中国疾病预防控制中心营养与食品安全所作为第一完成单位获奖 10 次，名列第一，见表 11。

表 10 2001—2014 年中华医学科技奖营养学领域获奖项目单位汇总

序号	单位名称	第一完成单位项目数	参与完成项目数
1	中国疾病预防控制中心营养与食品安全所	8	—
2	中日友好医院	2	—
3	青岛大学医学院	1	1
4	首都医科大学附属北京安贞医院	1	1
5	北京大学	1	
6	哈尔滨医科大学	1	
7	河北省人民医院	1	
8	南京大学医学院附属鼓楼医院	1	
9	四川大学华西医院	1	
10	新疆医科大学	1	
11	中国人民解放军南京军区南京总医院	1	
12	中山大学公共卫生学院	1	

表 11 2007—2013 年中华预防医学科学技术奖营养学领域获奖项目单位汇总

序号	单位名称	第一完成单位项目数	参与完成项目数
1	中国疾病捡防控制中心营养与食品安全所	10	1
2	北京大学	1	1
3	北京大学公共卫生学院	1	1
4	青岛大学医学院	1	1
5	北京大学人口研究所	1	—
6	哈尔滨医科大学	1	—
7	山西医科大学	1	—
8	上海市疾病预防控制中心	1	—
9	首都儿科研究所	1	—
10	中国医科大学公共卫生学院	1	—

2015 年中国营养学会首次组织评选优秀团队奖项。其中，天津市第三中心医院营养科、中国疾病预防控制中心营养与健康所（前身为营养与食品安全所）、中国科学院营养与代谢重点实验室、北京市营养源研究所、南昌大学食品学院营养与食品安全教研室、哈尔滨医科大学营养与食品卫生学教研室、复旦大学附属华东医院营养科、营养学报编辑部、第三军医大学营养与食品安全研究中心、新疆医科大学第一附属医院临床营养科等10 个团体获得优秀科研团队奖；甘肃省营养学会、广东省营养学会、河南省营养学会、江苏省营养学会、上海市营养学会、四川省营养学会、浙江省营养学会、重庆市营养学

会、中国营养学会公共营养分会、中国营养学会老年营养分会、中国营养学会临床营养分会、中国营养学会营养与保健食品分会等 12 个团队获得优秀团队奖。

5. 人才培养

（1）我国营养教育现状

我国营养师制度起步并不晚，新中国成立前已经开展正规营养师教育。1922 年燕京大学最早成立家政系（Home Economics），学制四年，设两个专业，一为营养，另一为儿童保育。之后，家政系多属于大学的理学院，毕业后授予理学学士学位。北京（平）辅仁大学、成都华西协和大学、南京金陵女子文理学院、上海震旦女子文理学院、天津的津塘工商学院等均设有家政系。至 1945 年，中国营养学会成立，我国营养学科由此得到了极大的发展。

1985 年开始，白求恩医科大学首办《营养与食品卫生（检验）专业》（1985 年和 1986 年为四年制，之后改为五年制），浙江医科大学和中山医科大学首办《临床营养专业》。其后，其他一些高等医学院校相继兴办或开始筹办。前卫生部高教司与国家教委协调，国家教委在制定新的高等院校专业目录之前，组织专家进行了专业论证。随后，1987 的专业目录中，在临床医学下设立了医学营养专业（0309）三级专业；卫生专业中亦设置了营养与食品卫生专业（0204）三级专业。1988 年，上海市高教局批准上海第二医科大学设置医学营养专业，学制五年。1985—1988 年，中山医科大学、浙江医科大学、青岛医学院以及上海第二医科大学 4 所院校先后成立医学院营养学系，并招收医学营养专业学生，培养目标为临床营养医师，学制五年。与此同时，部分医学院校，如白求恩医科大学、上海医科大学、同济医科大学、华西医科大学、哈尔滨医科大学、江西医学院等院校开始招收营养与食品卫生专业学生，以满足卫生防疫机构或食品企业公共营养医师的需要。

1995 年，医学专业进行目录调整，取消三级专业，于是四所医学院校的医学营养专业从此不再单独招生，各学校的营养与食品卫生专业也于 1995 年前后分别停止招生。1995 年以后，医学营养学归并到临床医学专业中，学生可在后期根据志愿选择临床营养方向。至此，医学营养专业已名存实亡，仅中山医科大学保留了下来。此后，我国医学营养本科教育很长一段时间内基本处于空白。

2012 年，教育部《高等院校专业目录》（2012 版），调整营养学、食品营养与检验教育专业为"食品卫生与营养学"，为公共卫生与预防医学类一级学科下面的二级学科，授理学学位。至今，共有 25 所院校的该专业得到了批准（2012—2013 年）。2014 年，10 所院校向教育部申报了该专业，非常遗憾的是当年该专业没有一家院校被批准，见表 12、表 13。

表 12　全国本科院校营养专业招生情况（1997—2012 年）

招生学校	学　制	学　位	招生起始年	隶属专业	招生人数（名）
四川大学	四年	理学	1997	临床医学院	10
上海交通大学	四年	理学	2004	营养系	30
山东中医药大学	四年	理学	2006	基础医学院	50
重庆医科大学	四年	理学	2006	公共卫生与管理学院	60
蚌埠医学院	四年	理学	2007	预防医学系	40
上海中医药大学	四年	理学	2009	医技学院	30
徐州医学院	四年	理学	2009	公共卫生学院	40

注：引自柳园，胡雯，饶志勇，等。医学营养本科教育的发展历程与展望. 华西医学，2013，28（1）：142-144.

表 13　我国目前与营养相关的本科专业及院校构成

专　业	院校数量（所）	构成比（%）
食品科学与工程	286	44.9
食品质量与安全	200	31.4
预防医学	95	14.9
食品卫生与营养	25	3.9
其他	31	4.9
合计	637	100.0

（2）我国临床营养工者现状

我国医院的营养师主要为以下 4 类人员：①医学院校的医学营养专业获得医学学士及以上学位者；②临床医学专业毕业或由临床医生转岗到营养科（这两类医师都具备临床执业医师资格）；③护校或医学院营养培训班的营养师（这部分人员基本都获得了认证的国家第一批临床或公卫执业医师资格）；④医学院校的预防医学专业（营养与食品卫生）毕业者，具备公卫执业医师资格证书。

我国营养师职称评定的现状及途径如下。

1）初级职称：在医学院校毕业，获得医学学士学位及以上者；按照临床营养住院医师规范化培训要求，经过临床科目轮转培训并考核合格，成为合格的营养科住院医师；由护士转岗或近年来大专毕业不具备报考执业医师考试条件者，则经全国初级营养师考试成为营养技师。

2）中级职称：营养师的中级晋升均按照以考代评方式进行。考试通过后，具有医师资格证的医师为营养科主治医师，技师为营养科主管技师。营养中级考试暂未细分出医师和技师两类题库。

3）高级职称：临床营养高级职称晋升执行各省任职晋级规定。如广东［1999］23 号

《关于印发广东省卫生技术人员高、中级专业技术资格条件的通知》文件精神，申报医技专业副主任医（技）师要求如下："第一条 适用范围 本资格条件适用于直接从事医学影像（放射、核医学、超声等）、检验（卫生检验、临床检验等）、病理等。"

营养师的执业范围是在国家卫计委直属医院或各省份，在执业范围的第十七条"省级及以上行政部门增设的其他学科"里增加"临床营养"一项，所以一些省营养科医师的执业范围多为内科、预防保健和公共卫生。

（3）疾病预防控制系统人才队伍培养现状

疾病预防控制系统是目前全国唯一的拥有由中央到地方的营养工作队伍的机构。尽管在2010年前人员队伍极度萎缩，但随着2010年国家营养监测项目的全面开展，这部分营养工作队伍得到了部分恢复。该队伍的维持需要有可持续的工作任务和配套资金。

在《省级疾病预防控制机构营养工作规范》中，规定了疾控系统开展营养工作所需的部门和人员的配制，对人员的资质也进行了要求；规范了营养工作的职责。应该说从营养健康保障的角度着眼，疾控系统的营养工作内容及框架的搭建是全面的。但从工作的可行性方面看，尚缺乏资金的安排和保障。

据中国疾病预防控制中心营养与健康所的调查了解，各省疾控中心目前基本安排了与营养工作相对应的部门，多数命名为营养所，人员配置在5～7人。要完成以上的工作内容已非常紧张，但由于营养工作经费的欠缺，许多工作不能开展。为了维持工作队伍，各省疾控中心把食品安全的相关工作均分配给了营养所，进一步挤占了人员的工作空间。因此，要想把营养工作常态化，还需要使工作资金可持续化。

对于具有营养相关职能的农业部门、商务部门以及卫生与计划生育委员会的其他相关部门如妇幼保健院等，营养工作机制还不系统。因此，需要国家从提高全民营养健康素质出发，给相关部门的营养工作进行定位，分析相应的营养需求，建立营养工作内容和框架，并给以资金的保障。

（4）营养人才培养展望

未来，营养人才培养应在以下几方面进行重点建设。

1）教育部需要发展营养专业本科教育，培养营养高级人才。

2）国家应建立和健全我国的营养师培训、认证制度。

3）呼吁政府，特别是经济发达地区政府建立营养法规，明确营养岗位。

4）卫生管理部门、人力资源和社会保障部门需要重新调整相关政策和规定，赋予营养师进行营养咨询门诊的权利、设立"营养师"职称的晋升系列等，使本科营养师人才得到应有的发展空间和保障。

三、国内外科技投入和研究进展比较

创新型国家的发展策略是通过科学技术投入和创新，达到跨越式发展。开展营养科学科技竞争力比较研究，对提升营养科技水平、推动科技跨越式发展具有重要的作用。文章通过对国内外关于营养科技投入研究项目分析，科技产出和科技研究聚焦点的综述，分析了国内营养科技竞争力现状，提出在未来研究中营养科技的特点，构造科技竞争力的方向。

（一）国外科技投入和发展态势分析

营养科技是近年来各国投资未来和慢性病解决方案的重要突破点。本报告分析和总结了美国、加拿大、澳大利亚、法国和德国的科技投入和投入方向，以此分析比较科技走势。由于营养学是一个跨学科、多学科的研究领域，有着诸多项目和基金来源，本文仅分析政府支持的研究项目和方向。

1. 美国联邦政府在营养科技投入和方向

美国联邦政府的 Federal Reporter 平台汇集了美国联邦政府以下 13 个部门的科研项目信息，包括农业部、国防部、教育部、环保部、卫生部（含国立卫生研究院）、国家航空航天局、国家科学基金会和退伍军人事务部等。本文获取 2008—2014 财年的数据，分析了近年来营养科学研究领域的资助全景。

在美国 Federal Reporter 基金资助数据库中，检索 2008—2014 财年营养学领域的资助项立项课题 18050 项，经费共 62 亿美元。其中，健康与人类服务部（DHHS）的营养学资助项目分布见图 9；政府各部门资助情况如表 15 所示；获得资助项目机构见表 16。

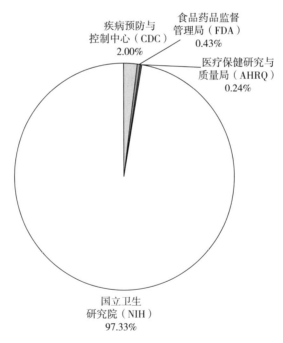

图 9　健康与人类服务部（DHHS）的营养学资助项目分布

表 15　美国各大政府部门营养学资助的项目数及经费数

部　门	项目数	资助总额（美元）
HHS	14285	5593374451
USDA	2821	379483421
NSF	629	179247839
VA	188	—
DoD	102	45993735
EPA	14	12186814
DoED	9	11462562
NASA	2	165000
合　计	18050	6221913822

表 16　接受资助项目数前 20 位的单位信息

序号	单　位	项目数	总额（美元）
1	UNIVERSITY OF NORTH CAROLINA CHAPEL HILL	348	132000472
2	JOHNS HOPKINS UNIVERSITY	288	115848602
3	UNIVERSITY OF MINNESOTA TWIN CITIES	282	107192951
4	BRIGHAM AND WOMEN'S HOSPITAL	282	167386782
5	UNIVERSITY OF COLORADO DENVER	276	105931772
6	VANDERBILT UNIVERSITY	267	123086692
7	COLUMBIA UNIVERSITY HEALTH SCIENCES	261	103746971
8	UNIVERSITY OF MICHIGAN AT ANN ARBOR	252	86518654
9	HARVARD UNIVERSITY SCHOOL OF PUBLIC HEALTH	246	137158906
10	UNIVERSITY OF WASHINGTON	236	82043972
11	UNIVERSITY OF PITTSBURGH AT PITTSBURGH	234	104181087
12	UNIVERSITY OF ALABAMA AT BIRMINGHAM	226	81677001
13	UNIVERSITY OF CALIFORNIA LOS ANGELES	211	79783967
14	WASHINGTON UNIVERSITY	205	75873990
15	UNIVERSITY OF CALIFORNIA DAVIS	194	68934899
16	UNIVERSITY OF ILLINOIS AT CHICAGO	189	66833837
17	UNIVERSITY OF FLORIDA	186	56636607
18	BAYLOR COLLEGE OF MEDICINE	183	77641896
19	UNIVERSITY OF WISCONSIN MADISON	179	58176195
20	DUKE UNIVERSITY	171	64262192

从表 16 可以看出，这些大学都是在营养学领域的知名大学。美国农业部食品营养服务局（FNS）发布的 2010—2014 财年食品和营养服务项目经费情况如表 17 所示。这些项目多从食品援助和特殊人群的营养补充为主。

表 17　2010—2014 财年食品和营养服务项目经费　　　　（单位：百万美元）

食品和营养计划名称	FY 2010	FY 2011	FY 2012	FY 2013	FY 2014
营养补充援助计划（SNAP）	68284	75687	78411	79933	74130
全国学校午餐项目（NSLP）	10880	11300	11578	12220	12658
学校早餐计划（SBP）	2859	3034	3277	3514	3686
儿童和成人看护中心食品计划（CACFP）	2638	2724	2855	2994	3133
暑期食品服务计划（SFSP）	359	373	398	428	466
妇女和婴幼儿营养专项补充计划（WIC）	6690	7179	6800	6479	6294
食用商品补充计划（CSFP）	165	198	209	203	198
印第安保留区食品分配计划（FDPIR）	95	94	97	100	110
营养服务激励计划（NSIP）	2.5	1.7	2.7	2.5	1.8
紧急食品援助计划（TEFAP）	631	532	444	693	629

如表 17 所示，美国把全民营养改善作为重要战略部署，美国联邦政府农业部（USDA）统管食物生产与营养改善工作，设立专门的食品营养服务局（Food and Nutrition Service）。近年来，每年投入约 800 亿～1000 亿美元，为全美 1/4 人口提供营养援助，以保证穷人、儿童、母亲、老人获得所需的营养和食品。USDA 实施的国内食品援助计划，包括食品分配计划、儿童营养计划、营养补充援助计划（SNAP）/ 食品券计划、妇女和婴幼儿营养专项补充计划（WIC）。儿童营养计划包括了全国学校午餐项目（NSLP）、学校早餐计划（SBP）、暑期食品服务计划（SFSP）、儿童和成人看护中心食品计划（CACFP）、特别牛奶计划（SMP）和新鲜蔬菜和水果项目（FFVP）；WIC 计划包括了农贸市场营养计划（FMNP）和高级农贸市场营养计划（SFMNP）。其他营养计划还有：波多黎各及太平洋诸岛食品援助计划、营养服务激励计划（NSIP）、营养援助计划、无家可归儿童营养计划、营养教育和培训计划等。

另外，美国农业部经济研究服务局（ERS）启动并实施了"食品补助与营养研究计划（FANRP）"，致力于国家补助与营养计划的研究需要。FANRP 对 SNAP，儿童营养计划和 WIC 项目等的实施进行研究，跟踪项目进度，评估项目结果，分析膳食与营养，满足美国人的需求等。FANRP 关于食品补助计划的研究旨在满足管理机构、国家政府、项目经理、政策制定者、研究团队及普通大众的关键信息需求。

在 2015 年 2 月 2 日奥巴马发布的 2016 年预算中在营养补充援助计划 SNAP 投入 836.92 亿美元，在妇女和婴幼儿营养专项补充计划 WIC 投入 66.23 亿美元，包括 1.5 亿美元的额外预算用于支持 850 万名预期受理数量的妇女、婴儿和儿童；也包括 WIC 母乳喂养朋辈咨询（6000 万美元），基础设施和技术支持（1400 万美元）等。6700 万美元用于扩充暑期食品服务计划的补充计划——暑期电子福利转账向导。3500 万美元用于学校设备基金。

在所有研究中，肥胖是目前单项投入最大的科研项目。美国国立卫生研究院（NIH）作为美国政府唯一的公立医学科研和行政管理机构，具有 27 个独立的研究所和中心。其以基金的形式对医学科研进行投入和调控，资助的领域和强度反映出该领域研究的重要性和紧迫性，以及热点和关键技术，可以作为当前医学科研重点和热点以及发展趋势。

NIH 的资助领域为研究、病症和疾病领域（Research、Condition and Disease Categories，RCDC），即资助的学科类别，目前共分为 244 个研究/疾病领域（Research/Disease Areas，http：//report.nih.gov/categorical_spending.aspx）。其中，营养学（Nutrition）是 244 个研究/疾病领域之一，相关的领域还有肥胖（Obesity）和食品安全（Food Safety）。这两个领域的资助情况见图 10。

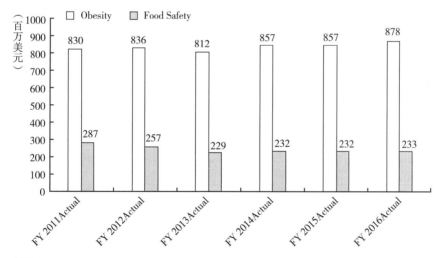

来源：http://report.nih.gov/categorical_spending.aspx.

图 10　NIH 对肥胖、食品营养领域的资助力度

儿童营养项目是美国第一夫人米歇尔·奥巴马所倡导的"让我们行动起来"运动的里程碑，其目标是在 2030 年将儿童肥胖患病率降至 5% 以下。2010 年 10 月 12 日，USDA 提供 200 万美元，首次资助行为、营养经济学和健康饮食的研究，旨在鼓励行为经济学研究参与 USDA 儿童营养项目，促进全民营养和公共卫生的发展。

实际上，早在 1969 年美国召开了关于食物、营养和健康的白宫会议，促使民众开始关注营养在生活和国家利益中的重要作用，并作出多个影响深远和持久的重要政策，包括扩大食品券计划、WIC 项目和学校午餐计划等促进了美国人群的蔬菜水果的摄入和运动的

增加，目前超重和肥胖问题仍然比较严重，因此，美国 2000 年国家营养学峰会提出终身关注营养和生活方式，特别是超重和肥胖人群。

为增加联邦资助或组织的人类营养研究的整体有效性和生产力，美国于 1983 年设立了跨机构的人类营养研究委员会（ICHNR），ICHNR 在美国多个国家部门拥有代表，包括农业部（USDA）、健康与人类服务部（HHS）、国防部（DOD）、商业部（DOC）、联邦贸易委员会（FTC）、国家宇航局（NASA）、国家科学基金会（NSF）、国际发展局（USAID）、环保局（EPA）、退伍军人健康管理局（VHA）、白宫科技政策办公室（OSTP）。2013 年，ICHNR 开始筹划联邦人类营养研究计划，并于 2015 年 5 月完成《"国家营养学研究路线"草案》，该草案指出了人类营养学 2015—2020 年的优先研究领域，描述了 ICHNR 各部门在未来 5 ~ 10 年的工作重点，针对每个优先研究领域分析了研究和资源的差距及机会，并提出了相应的短期和长期计划（表 18）。

表 18　人类营养学 2015—2020 年的优先研究领域

1. 为改善和维持健康更好地理解和选择饮食模式	
主题 1	增强关于健康促进和疾病预防和治疗中营养的作用的认识
主题 2	增强对饮食反应中营养状态和变化具有个体差异的认识
2. 帮助人们选择健康的饮食模式	
主题 1	更有效地显示影响饮食选择的人口、行为、生活方式、社会、文化、经济和环境因素的相互作用
主题 2	多层次提出、促进、评估改善和维持健康饮食模式的干预措施
主题 3	应用营养学研究的系统科学，以模仿模式促进多种干预作用的研究
主题 4	以跨学科研究确定增强健康饮食模式的环境支撑的有效方法
3. 以创新方法系统加速人类营养的发现	
主题 1	加强在测量包括使用生物标记物的饮食暴露中的创新
主题 2	基本生物行为科学用于更好地理解饮食行为
主题 3	用行为经济学理论和其他社会科学创新改善饮食模式
主题 4	通过使用大数据创新研究促进营养科学

2. 加拿大科技投入和研究趋势分析

加拿大的科技投入数据收集比较零散，大致从加拿大政府、国际发展署（CIDA）加拿大卫生研究院（CIHR）以及国家科技基金委员会等数据中获悉。资助重点和投入规模如下。

（1）营养教育

加拿大政府于 2011 年 4 月 1 日发布加拿大北部营养计划（NNC），包括科学研究和为北部居民营养食物供应。其中社区营养教育研究投入 290 万美元，作为 NNC 计划的一部分，每年再补贴 5390 万美元。2014 经济行动计划（EAP 2014）为 NNC 在 2014—2015

年新增了 1130 万美元投资。加拿大土著事务和北部开发部（AANDC）提供每年 5% 的增长用于补贴零售商和供应商。该增长从 2014—2015 年度开始应用，补贴预算在这两年将达到 1 亿 3370 万美元（2014—2015 年：6520 万美元；2015—2016 年：6850 美元）。2011 年 2 月，卫生部为支持加拿大北部营养计划，开始对营养教育项目进行资助，资助额达 443 万美元。

（2）妇幼营养

加拿大国际发展署（CIDA）投入 11 亿美元，开展孕产妇、新生儿和儿童卫生计划，用于改善营养。所资助的项目有助于改善营养，增加获得健康和有营养的食物和必要的微量营养素补充剂，改善和拯救生命。加拿大公共卫生署（PHAC）为促进健康出生和儿童健康发育启动了儿童社区行动计划（CAPC）和加拿大产前营养计划（CPNP）两个项目。

（3）营养与代谢

2012—2015 年，加拿大自然科学与工程研究理事会（NSERC）和加拿大健康研究院（CIHR）联合提供 22.5 万美元资助营养、代谢与糖尿病研究所，开展食品供应中减少钠摄入及相关健康的研究。加拿大卫生研究院（CIHR）营养、代谢和糖尿病研究所（INMD）2012 年发布的食品与健康资助计划经费共 1000 余万美元，资助 5 个项目，相关研究领域为：营养需求，特别是在特殊人群包括孕妇、儿童和老年人中的营养需要量研究；阐明人口变化和对特定的营养干预措施的不同反应；基因风险的人群识别；营养缺乏（如土著居民、收容所人群、老年人）的营养干预研究；营养改善行动、疾病预防研究作为政策和计划的基础；识别和评估生物和营养的变化对公共卫生的影响；跨学科研究如确定食物和营养政策的实施目标是否得到实现；开发知识转化的方法和工具及其实现和市场化的支持。

2008—2014 年 CIHR 营养学相关领域资助情况见图 11。资助的项目共 628 项，资助金额累积超过 1.21 亿美元。

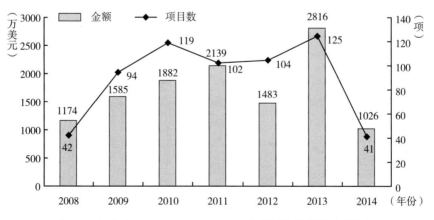

图 11　加拿大 CIHR 2008—2014 年营养学相关领域资助情况

3.澳大利亚科技投入分析

澳大利亚全国卫生与医学研究委员会（NHMRC）直接受国家卫生部领导，负责全国的卫生和医学研究工作，是澳大利亚最大的医学研究资助和指导部门。NHMRC 在营养学相关领域主要资助方向有：新食品技术（包括营养和膳食补充剂）、营养缺乏及过剩（包括肥胖）、营养与膳食等。新食品技术包括微量矿物质、维生素、膳食补充剂、营养基因组学、转基因食物、功能食品等；营养缺乏包括青少年、儿童、老年人营养与膳食问题、能量平衡、营养相关慢性病、母婴营养等；营养与膳食包括营养学和营养基因组学、未分类的营养和膳食学、营养生理学、公共营养和社区干预等。

2000—2014 年 NHMRC 在新食品技术（包括营养和膳食补充剂）领域共资助 241 项，累计金额 4136 万美元；在营养缺乏（包括肥胖）相关研究方向资助共 3106 项，金额达 4 亿 6 千万美元。2001—2013 年在营养与膳食领域共资助 94 项，累计金额 5907 万美元，见图 12—图 15、表 19。

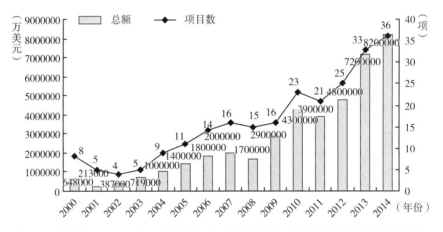

图 12　澳大利亚 NHMRC 在新食品技术（包括营养和膳食补充剂）领域资助情况

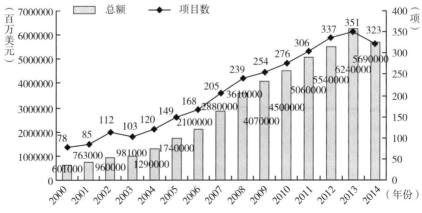

图 13　澳大利亚 NHMRC 在营养缺乏（包括肥胖）的研究资助情况

表 19 澳大利亚 NHMRC 在营养与膳食领域资助情况 　　　　　　（单位：美元）

年　份	营养学和营养基因组学	未分类的营养和膳食学	营养生理学	公共营养干预	临床和运动营养	项目数（个）
2001	0	98528	0	0	0	1
2002	0	988536	0	0	0	4
2003	0	1670025	0	0	0	4
2004	0	948021	0	0	0	3
2005	0	842978	0	0	0	3
2006	0	5152771	0	0	0	5
2007	0	2742388	0	0	0	8
2008	0	4694601	0	0	0	7
2009	71650	4738267	4354459	5657079	354716	18
2010	0	757157	1481510	122672	0	9
2011	210823	6635328	2553484	2270747	292494	18
2012	363271	625593	3096166	9282889	0	11
2013	0	399521	0	1345032	719144	8

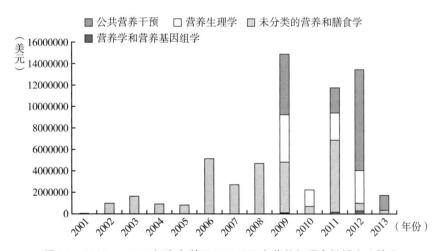

图 14 2001—2013 年澳大利亚 NHMRC 在营养与膳食领域资助情况

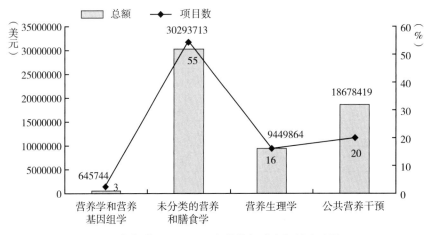

图 15　澳大利亚 NHMRC 在营养与膳食领域资助情况

4. 英法德营养科技投入和研究趋势分析

由于数据分散和部分语言的原因，法国和德国资料收集较少，现合并英法德基本情况如下。

（1）英国

英国政府以英国医学研究理事会（MRC）预算计划和未来发展为中心，经与各政府部门、研究理事会、慈善机构等广泛协商后制订年度资助计划，就如何实现临床研究、保持战略优势和创新能力、加速研究步伐、促进国民健康水平和提高经济发展速度进行了分析总结，指出年度研究战略目标（SR）预算计划和优先资助领域。"资助与全球性健康问题相关的新研究课题""全球健康研究计划（Global Health Research Enterprise）"是较大战略，并已在 SR2006 在营养、贫困、环境等研究领域开始并增加了投资。

MRC 设有人口和系统医学委员会，负责包括营养、能量代谢、肥胖在内的资助项目，支持国际营养组织（ING）对代谢和传染病引起的营养不良等的基本机制进行新的探索，为全世界的贫困人口的有效干预提供更有力的理论基础。在肥胖研究的投资中，组合了因新的代谢疾病方向，资金投入也因此得到扩增。

在 MRC Delivery Plan 2015/16 中指出将与 BBSRC（英国生物技术和生物科学研究理事会）加强食品与营养方面的合作，加大资金投入。MRC 在营养方面的资助计划主要有：①联合创新项目：健康饮食、健康生活、肠道微生物联合行动；②联合创新项目：健康饮食、健康生活、营养和认知功能。简单分析 MRC 和 BBSRC 等 7 大机构资助项目投入（图 16）。

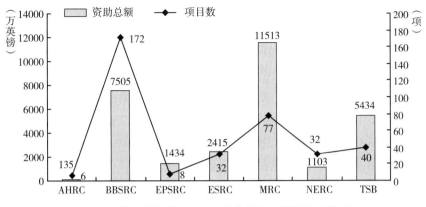

图 16 英国各机构 2014 年在营养相关领域资助情况

（2）法国

法国的 2012 健康战略，与 2010 年 6 月八国集团（G8）首脑会议发布《马斯科卡倡议》内容一致，旨在保护妇女、儿童权益。法国将母婴健康作为健康国际合作中的重要领域，提出将营养支持作为减少母婴死亡率的一项重要行动，并促进婴儿健康。为解决老年人营养不良的问题，法国开展 Aupalesens 项目，对 4 个方面的内容进行研究，包括：①对老年人口在知觉、营养、社会和心理方面进行广泛探讨；②开发愉悦身心的方法和优化产品；③与膳食相关的老年人感知研究；④饮食习惯、居家养老、知觉和环境改善的影响评估。该项目预算为 1945000 欧元，包括法国研究署资助的 744000 欧元。

同时，在联合创新项目即"健康饮食，健康生活"的背景下，法国国家研究署（ANR）也开展了两项营养相关项目，即营养与健康生物标志物鉴定的转化研究与营养和认知功能转化研究。

（3）德国

德国 2010 年发布的 2020 高科技发展战略强调以人为本，以技术变革为人类利益服务，将保健和营养作为 5 个重点关注领域之一。2013 年 2 月，德国联邦经济合作与发展部与比尔及梅琳达·盖茨基金会及德国业界开展了总额为 8000 万欧元的食品保障和干预计划。2013年 6 月德国联邦教研部在前期实施"饮食动机""少儿肥胖症源于母体吗？"以及"饮食医学——功能食品"等科研计划的基础上，公布了《营养和预防研究行动计划》，计划 2013—2016 年投入 1.25 亿欧元，以加强营养和疾病预防领域研究。该行动计划围绕生物医学基础、流行病学、预防和营养等四个研究重点，确立了"建立生物医学和流行病学研究网络——风险因素识别以及作用机制阐述""强化预防研究——进一步完善预防和促进健康的措施及其科学基础""提升营养研究水平——制定改善营养习惯和营养供给的新策略"等项目。

（二）中国营养科技投入和研究趋势分析

营养学领域的研究项目分布在医药卫生、农业、生物和社会发展等不同领域。在中国医学科技发展"十二五"规划的重点任务提出在营养学方面，基础研究中需加强营养、肥胖、生活方式等所致疾病的机理和防治研究；预防研究中需加强营养、环境、心理、生活方式和行为方式等高危因素综合干预和新的防治措施研究，在科学评价的基础上制定和优化重点疾病三级预防方案，促进有效的防治措施在不同区域的推广和应用；保健康复中需加强儿童营养缺乏的监测与干预技术研究；公共卫生中针对食品安全和营养卫生开展相关研究，有效提高食品安全水平。国家基础研究发展"十二五"专项规划中将营养与代谢归入医学领域，纳入学科发展布局的发展重点。

我国政府及相关部门通过国家和地方自然科学基金项目、"985"项目、"863"项目、"973"项目、国家科技支撑项目、医疗卫生研究专项基金，以及民间资本等不断加大投入，开展营养与健康的科学研究。本文主要总结国家自然科学基金、国家科技部相关基金和中国营养学会等科技界重视的项目情况。

1. 国家自然科学基金

国家自然科学基金一直是业界重要的科技基金。"十一五"学科发展战略和优先资助领域中，医学科学部的"营养相关疾病的研究"研究方向为构建我国不同种族人群营养相关基因表达数据库，作为营养学领域研究人员以及个体共享的资源；寻找与人体营养素需要量相关的分子标记物，根据个体的营养素需求和差异指导个体的营养与膳食；具有健康促进作用的植物化学物筛选及其预防营养相关疾病的分子机制研究；肥胖、糖尿病、高血压等营养相关疾病的分子营养学机制研究；寻找食物中有害物质引起人体中毒的分子标记物，为提高食品安全提供新的检测技术奠定理论基础。国家自然科学基金"十二五"重点领域中，营养、环境与健康关系的基础研究的主要研究方向为膳食和营养的综合研究、营养医学、环境（膳食）与健康效应的评价方法和模型；早期效应、易感性标志物和远期临床效应，等等。

分析总结国家自然科学基金委 1987—2014 年领域课题，共资助营养学相关 1441 项，资助总额为 53620.26 万元，见图 17。可见，从"十一五"期间开始，国家自然科学基金委对该领域的资助开始明显呈上升趋势，但在近两年有所下降。人类营养、食品营养与健康、粮油与健康是国家自然科学基金委在营养学方面的主要资助领域，见表 19、图 20。资助主要内容包括：不同营养素和植物化学物（膳食中除传统营养素以外的生物活性物质）对人体基因的转录、翻译表达有不同的影响；高血压、肥胖、血脂异常等营养相关疾病膳食营养干预；营养基因组学、营养素（植物化学物）与基因相互作用等。

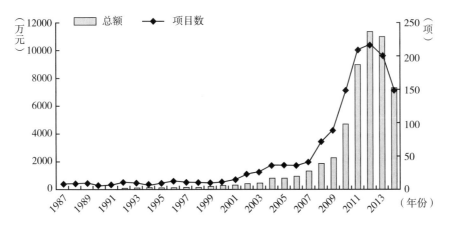

图 17 国家自然科学基金委 1987—2014 年各年度在营养学相关领域资助情况

表 20 国家自然科学基金委 1987—2014 年营养学相关领域资助情况

批准年度	资助总额（万元）	资助项目数	批准年度	资助总额（万元）	资助项目数
1987	22.5	8	2002	405.4	23
1988	26.9	10	2003	463.0	26
1989	27.9	10	2004	784.2	37
1990	20.0	6	2005	793.46	36
1991	24.5	7	2006	926.2	36
1992	47.5	11	2007	1282.2	42
1993	98.5	10	2008	1877.1	72
1994	49.5	7	2009	2278.7	89
1995	81.5	10	2010	4673.0	150
1996	127.0	13	2011	8958.0	210
1997	134.0	12	2012	11370.3	218
1998	113.0	11	2013	10959.9	201
1999	223.0	10	2014	7297.0	149
2000	260.5	12	总　计	53620.26	1441
2001	295.5	15			

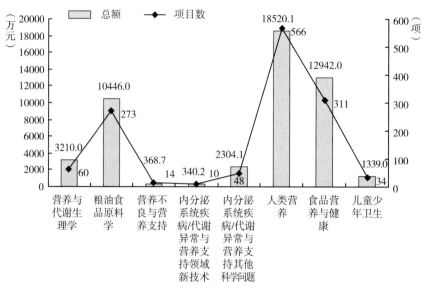

图 18　国家自然科学基金委 1987—2014 年营养学领域各学科资助情况

2. 国家科技部基金资助项目

国家科技部项目高技术研究和基础研究发展计划，农业、生物和社会发展等部研究计划。

（1）国家高技术研究发展计划（"863"计划）和国家重点基础研究发展计划（"973"计划）

从"十五"开始，营养和食品科技领域的支持不断提升。2007 年，国家高技术研究发展计划（"863"计划）现代食品生物工程技术专题中的"功能肽的生物制备技术""活性多糖生物分离技术""食品用纳米材料及纳米营养物制备技术"和"益生菌定向筛选与功能开发关键技术""863"计划还包括了"食品高效分离制备技术与设备"等。2012 年，"糖工程关键技术与重大产品开发"主题项目（项目编号：2012AA021500），该项目下的营养学相关课题包括：糖链加工与功能寡糖的研制、糖醇合成与功能性糖醇的研制、单糖转化技术与稀少糖的研制、糖链修饰与糖衍生物的研制、天然多糖的制备与功能多糖的研制等。

2014 年，"863"计划农村领域营养学相关资助方向与内容见表 21，生物和医药技术领域营养学相关资助方向、内容及经费见表 22。

表 21　2014 年"863"计划农村领域营养学相关资助情况

主　题	方　　向	研究内容
食品加工与安全	食品营养组学研究及质量控制	食品素材营养组学研究及其基因身份确证技术
		典型加工过程对食品营养组分的影响及其量化确证技术
		基于营养组分与基因之间相互关系的膳食干预技术
		脂质营养组学解析与营养强化干预技术
		微量营养素组学研究及个性化营养干预技术
		天然植物化学营养组学及协同干预技术
		肠道微生物营养组学研究与健康调控技术

表22　2014年"863"计划生物和医药技术领域营养学相关资助情况

主　题	方　向	研究内容	国拨经费（万元）
医药生物技术	人体营养素检测关键技术与产品开发	人体维生素与抗氧化能力等检测系统及配套试剂的研发	1000
		人体微量元素分析系统及半自动/全自动人体肠道微生态分析仪的研制	1000
工业生物技术	营养化学品生物合成技术	抗氧化类营养化学品生产菌的系统优化	1500
		多不饱和脂肪酸的发酵生产	1500
		维生素类营养化学品生产菌的系统优化	1000

国家重点基础研究发展计划（"973"计划）营养学相关项目共6项，详细信息见表23。

表23　"973"计划营养学相关项目信息

序号	项目编号	项目名称	前两年专项经费（万元）	后三年专项经费（万元）
1	2006CB503902	2型糖尿病发病机制和营养干预的代谢组学研究	220	170
2	2007CB108800	作物特殊营养成分的代谢及其调控研究	1497.4	1532
3	2011CB100800	牛奶重要营养品质形成与调控机理研究	1410	1423
4	2012CB524900	营养失衡导致脂代谢紊乱疾病的病理生理学机制与早期干预研究	1402	1419
5	2013CB127000	作物特殊营养品质的评价、形成机理与分子改良	1746	1719
6	2015CB553600	中国人代谢综合征的分子营养机制及干预研究	1589	—

（2）国家科技支撑计划

"十一五"国家科技支撑计划重点项目"营养膳食对健康影响的研究"重点使用稳定性同位素标记等先进技术，在我国不同人群中开展铁生理需要量和生物利用率、维生素A转化率、能量代谢和钙平衡的研究；结合我国人群试验，提出我国成年居民（参考人群）膳食能量、铁推荐摄入量，青春期儿童、哺乳期妇女、绝经期妇女膳食钙推荐摄入量，儿童维生素A膳食推荐摄入量；研制针对贫困农村地区儿童营养不良的适宜干预技术；研制针对城市地区儿童肥胖的适宜干预技术；研究实用的、符合我国妇女产褥期妇女膳食营养的干预模式；填补我国常见食物中主要植物化学物含量的空白，并研究其对人群健康的影响。从而，为指导改善我国居民微量营养素缺乏和预防营养失衡，以及制定营养健康政策，提供科学依据和适宜技术。其具体课题方向如表24所示。

表24　国家科技支撑计划重点项目"营养膳食对健康影响的研究"课题

序号	课题名称	国拨经费（万元）
1	我国成年人膳食能量代谢及关键技术研究	380
2	我国重点人群铁、钙需要和膳食评估应用研究	860
3	我国儿童维生素 A 需要量及膳食评估新技术研究	280
4	贫困农村地区儿童营养缺乏改善适宜技术的研究	360
5	以膳食营养为主的儿童肥胖综合防控技术的研究	380
6	食物中主要植物化学物含量、人群摄入量及健康效应的研究	470
7	我国妇女产褥期膳食营养干预的研究	120

另一项"功能性食品的研制和开发"是营养学相关的"十一五"国家科技支撑计划重点项目，其下设课题及经费信息如表25所示。

表25　国家科技支撑计划重点项目"功能性食品的研制和开发"课题

序号	课题名称	国拨经费（万元）
1	功能性食品评价技术的研究	500
2	功能性食品有效成分检测和鉴伪技术的研究	500
3	食品功能因子高效分离与制备关键技术的研究	450
4	功能因子生物活性稳态化技术的研究	400
5	辅助降血脂、降血压、降血糖功能食品的研究与产业化	550
6	抗氧化功能食品的研究与产业化	550
7	减肥功能食品的研究与产业化	400
8	辅助改善老年记忆功能食品的研究及产业化	400
9	功能化传统食品研究与产业化示范	550
10	功能性食品资源分析评估与科技发展战略研究	300

"十二五"国家科技支撑计划营养学相关立项项目有：功能食品设计及制造关键技术与产品、临床营养关键技术及其产品研发、公众健康知识及技术筛选与评价研究和代谢疾病发病机制与干预康复研究。项目信息见表26所示。

表26　"十二五"国家科技支撑计划营养学相关立项项目

序号	项目名称	主要承担单位
1	功能食品设计及制造关键技术与产品	中国疾病预防控制中心营养与食品安全所、中国检验检疫科学研究院、吉林大学、天津科技大学、江南大学、南昌大学、中国海洋大学、浙江大学、海南思坦德生物科技有限公司、广东省农业科学院农业生物技术研究所、湖南农业大学
2	临床营养关键技术及其产品研发	中生北控生物科技股份有限公司、中山大学、中国医学科学院北京协和医院等

序号	项目名称	主要承担单位
3	公众健康知识及技术筛选与评价研究	中国医学科学院医学信息研究所、中华医学会、中国社区卫生协会、中国心理卫生协会、中国药学会、中华中医药学会、中国营养学会、中国体育科学学会、中华预防医学会
4	代谢疾病发病机制与干预康复研究	中日友好医院、哈尔滨医科大学、浙江大学、中南大学、上海交通大学等

另外，2006—2014年国家星火计划营养学相关立项项目也资助了功能性大豆浓缩蛋白改性技术及产业化开发、传统食品功能化、预防心血管疾病功能食品的研究与开发、营养配餐食品加工集成技术引进与应用等21个项目。

（3）农业领域

"十二五"国家科技计划农业领域首批预备项目征集指南将与营养学相关的"农产品与食品加工"领域中的"功能食品与传统食品"及"农村民生"领域中的"农村医疗卫生与营养健康"纳入征集的领域和方向。"十二五"农村领域科技计划首批预备项目评审通过的营养学相关项目如表27所示，"十二五"农业领域科技计划2014年预备项目评审通过的营养学相关项目见表28。农业领域科技计划中每个项目申请国拨经费原则上不超过1000万元人民币。

表27 "十二五"农业领域科技计划首批预备项目评审通过的营养学相关项目

项目编号	项目名称
NC2010KA0094	食品组分与功能调控关键技术
NC2010KA0259	营养方便早餐食品的设计制造关键技术集成与新产品示范
NC2010KA0299	中国母乳营养成分研究及适合中国婴幼儿的配方乳粉开发
NC2010KB0096	重要海洋临床肠内营养制品与功能食品的开发示范
NC2010KB0106	膳食纤维食物恶资源综合利用及产品开发关键技术研究与应用
NC2010KB0111	现代功能性食品开发关键技术的研究
NC2010KB0120	果实中肥胖干预因子的功效评价及减肥食品产业化关键技术研究与示范
NC2010KB039	调节糖脂代谢功能食品研究与产业化
NC2010KB0143	功能食品资源优化及评价共性技术研究
NC2010KB0144	食用菌功能因子产业化关键技术的研究与应用
NC2010KB0153	海洋食品原料功效成分制备技术研究与功能食品开发产业化示范
NC2010KB0176	功能性膳食纤维的规模化制备关键技术及其结构和生物活性研究

项目编号	项目名称
NC2010KB0189	生姜功能成分高效分离关键技术研究与功能食品开发
NC2010KB00202	特色园艺植物节脂代谢功能食品开发关键技术研究与示范
NC2010KB00228	传统食品功能化：预防心血管疾病功能食品的研究与开发
NC2010KB00238	食源性功能肽生物制备技术研究
NC2010KB0239	临床营养功能食品设计制造关键技术集成与新产品示范
NC2010KB0248	"三降"与免疫调节功能食品的设计与制造关键技术研究与开发
NC2010KB0253	杂粮保健作用的物质基础及其机理研究
NC2010KB0254	功能性油脂现代制造关键技术研究与示范
NC2010KB0264	食源性抗癌活性物质的研究与开发
NC2010KC0084	典型营养强化剂的生物合成关键技术及应用
NC2010KD0117	食用农产品源激素和毒素相关疾病监控技术研究
NC2010RA0030	苏北农村居民医疗卫生服务与营养健康改善研究
NC2010RA0042	农村妇儿营养不良筛查和控制适宜共性技术研究和集成
NC2010RA0084	西部回族地区农村医疗卫生与营养健康的干预研究与示范
NC2010RA0089	面向村民的医疗卫生与营养健康智能服务关键技术研究与应用示范

表29 "十二五"农业领域科技计划2014年预备项目评审通过的营养学相关项目

序　号	项目名称
1	乳品经典加工过程对产品营养组分的影响极其量化确证技术
2	天然植物化学营养组学及协同干预技术
3	粮油产品营养强化及加工质量安全控制关键技术研究与示范
4	基于营养组分与基因之间相互关系的膳食干预技术
5	食品素材营养组学研究及其基因身份确证技术
6	基于营养组分与基因之间相互关系的膳食干预技术
7	典型加工过程对食品营养组分的影响及其量化确证技术
8	粮油产品营养强化及加工质量安全控制关键技术研究与示范
9	粮油产品营养强化及加工质量安全控制关键技术研究与示范
10	脂质营养组学解析与营养强化干预技术

序　号	项目名称
11	天然植物化学营养组学及协同干预技术研究
12	基于营养组分与基因之间相互关系的膳食干预技术
13	天然植物化学营养组学及协同干预技术
14	肠道微生物营养组学研究与健康调控技术
15	天然植物化学营养组学及协同干预慢性非传染性疾病技术研究
16	肠道微生物营养组学研究与健康调控技术
17	蒙古族人群肠道微生物基因组研究以及益生乳酸菌健康调控技术
18	糙米营养化关键技术集成研究及其产业化示范
19	脂质营养组学解析与营养强化干预技术
20	基于食物多酚调节代谢和免疫的膳食干预技术研究
21	基于营养组分与糖脂代谢基因互作的膳食干预技术

3. 行业专项

为落实《国家中长期科学和技术发展规划纲要（2006—2020）》，在"十一五"期间（2006年），中央财政科技投入新增了"公益性行业科研专项经费"用于支持公益性科研任务较重的行业部门，包括：卫生部、农业部、水利部、气象局、林业局、环保局、海洋局、地震局、质检局、中医药局等。

卫生行业科研专项中营养学相关领域，早期有临床营养研究如"溃疡性结肠炎治疗和康复的研究"涉及溃疡性结肠炎活动期患者营养治疗规范，以及探索营养素对溃疡性结肠炎活动期患者肠屏障的作用机制，进而初步确定适用于溃疡性结肠炎患者的肠内营养配方。2010年和2011年将营养卫生作为公共卫生中重点支持领域之一，2015年公益性行业科研专项将营养学列为重点支持领域之一。在2012卫生行业专项中，"控制微量营养素缺乏的关键技术研究及应用"，研究任务包括：铁缺乏及贫血预防的控制研究、碘相关疾病的预防与干预研究、中国居民维生素A和维生素D等微量营养素现况与健康相关基础数据库建立、食物关键微量营养素检测共性技术和基础数据研究。

教育部科研基金中，高等学校博士学科点专项科研基金来源于中央财政专项拨款，用于经国务院学位委员会批准的高等学校博士学科点的基础研究和应用基础研究工作，优先资助学术思想新颖、促进新学科新专业的形成与发展，以及促进学科间渗透的课题，也涉及对营养学领域相关课题的资助。霍英东教育基金是霍英东教育基金会与教育部合作，于1986年成立的专项基金。该基金旨在鼓励中国高等院校青年教师脱颖而出和出国留学青年回国内高校任教，对从事科学研究和在教学与科研中做出优异成绩的青年教师，进行资助和奖励。

4. 非政府组织和社会资助项目

（1）中国营养学会营养科研基金

中国营养学会有 3 个科研基金。最早始于 2003 年，连续 5 年出资 1000 万资助科学研究。2011 年，中国营养学会与帝斯曼（中国）有限公司合作，设立"中国营养学会营养科研基金——帝斯曼专项科研基金"，旨在促进我国营养科学技术的发展，为推动营养健康食品的发展提供科学依据，改善老年人营养健康状况。资金资助范围为：老年营养研究（不含产品开发性研究），其中优选课题包括：维生素、Omega-3 脂肪酸和植物化学物对中国老年人群健康效应的实验性研究；改善老年特殊人群营养状况的研究，特别是老年饮食障碍（包括咀嚼与吞咽），食物质构调整及营养强化的实验性或干预研究；维生素、Omega-3 脂肪酸和植物化学物对 PM2.5 及空气污染引起的健康问题的干预研究（包括人体和动物试验）。该基金每年提供 150 万元用于资助研究项目，每年资助 10 ~ 20 个项目，每个项目执行期为 1 ~ 2 年。截止到 2014 年，"帝斯曼专项科研基金"已运作 4 年，共有 43 个项目获得资助，项目累计投入 500 余万元。

2013 年，中国营养学会与内蒙古伊利实业集团股份有限公司合作，设立"中国营养学会营养科研基金——伊利营养与健康研究基金"。该基金旨在促进我国乳及乳制品营养研究科技水平的提高，推动健康食品产业的进步。资金资助研究方向：①乳糖方向：牛奶对人体肠道乳糖酶表达的影响研究；牛奶、水解乳糖牛奶、豆浆对乳糖不耐受人群的骨骼健康的作用，包括描述性和干预性研究；②乳蛋白方向：乳蛋白利用度相关——不同亚型酪蛋白的消化和吸收研究；乳蛋白功能相关——乳蛋白强化型乳制品、营养食品对肌肉衰减综合征的干预研究。该基金年经费 150 万元，每年资助 4 ~ 6 个项目，资助强度为 20 万 ~ 30 万元，项目执行期为 1 ~ 2 年。截止到 2014 年，"伊利营养与健康研究基金"已资助 8 个项目，累计投入 230 余万元。

（2）达能营养中心膳食营养研究与宣教基金

中国疾控中心和达能亚太集团合作的达能营养中心膳食营养研究与宣教基金，专门资助与营养健康相关的研究项目和营养健康教育项目。该基金开始于 1997 年，已顺利完成了 16 次面对全国营养学工作者的招投标工作，每年资助总额在 200 万元人民币左右，目前，累计有 187 个项目得到资助，资助额近 3200 万元人民币。

（3）汤臣倍健营养科学研究基金

汤臣倍健营养科学研究基金始于 2012 年，资助膳食营养补充剂的研发创新和实践应用研究，涉及的范围包括传统营养素的功效研究、植物化学物的功效研究、营养素与慢性疾病预防、不同人群营养素标准探索等。该基金从每年提供 100 万元人民币用于资助科研招标项目。每个项目资助不超过 30 万人民币，完成时间在 1 ~ 2 年内。

另外，除上述基金外，其他的研究基金和教育项目还包括来自雀巢、百事等社会力量基金。

（三）营养科学论文态势分析

在当前的科技评价与测度中，科技论文作为科技工作者开展科学研究的系统总结和理论结晶，仍然是衡量创新活动特别是基础研究活动的主要分析对象。本研究分析近 30 年我国营养学科领域在国际期刊上发表学术论文情况，包括高被引论文、高影响力期刊论文及其涉及的细分领域、重要研究机构和学者等。

1. 数据来源

本报告涉及的论文数据主要取自国际和国内颇具影响的文献数据库，主要包括：① Web of Science，国内科研界常称为 SCI 数据库，即《科学引文索引》，在 Web of Science 的 251 个学科类别中，专门设有 nutrition and dietetics 这一学科领域，共包括 79 种专业期刊；②中国科学引文数据库（CSCD），2007 年中国科学引文数据库与美国 Thomson-Reuters Scientific 合作，中国科学引文数据库以 ISI Web of Knowledge 为平台，实现与 Web of Science 的跨库检索，中国科学引文数据库是 ISI Web of Knowledge 平台上第一个非英文语种的数据库。CSCD 数据库可反映中国在权威期刊和核心期刊上发表的，具有相对较高水平的中文论文。

营养学科的界定，采用 InCites 平台进行营养学领域研究态势国际比较。InCites 是汤森路透集团在汇集和分析 Web of Science（SCIE/SSCI/AHCI）引文数据的基础上建立起来的科研评价参考工具，综合了各种计量指标和 30 年来各学科各年度的全球基准数据。为使全球在相同的统计口径进行比较，采用 InCites 中内设的 251 个 Web of Science 学科类别之一——nutrition and dietetics 为入口。

2. 论文定量分析和比较

1981—2014 年，全球在 Web of Science 数据库 nutrition and dietetics 学科类别下的 79 种专业期刊上共发表学术论文 182579 篇，总被引次数为 3660214 次，篇均被引次数 20.5 次，超过 87% 的论文均被引用。按照论文量位列前 20 的国家 / 地区如下（表 29）。

表 29　学科类别论文量位列前 20 的国家 / 地区

国家 / 地区	论文数	占学科领域的论文份额 (%)	被引次数	篇均被引次数	相对于所属学科领域的影响力
USA	62870	34.43	1641160	26.10	1.30
UNITED KINGDOM	17601	9.64	452535	25.71	1.28
JAPAN	11103	6.08	144360	13.00	0.65
FRANCE	10659	5.84	199355	18.70	0.93
CANADA	10349	5.67	229383	22.16	1.11
GERMANY	8623	4.72	149953	17.39	0.87
SPAIN	8411	4.61	137059	16.30	0.81

续表

国家 / 地区	论文数	占学科领域的论文份额 (%)	被引次数	篇均被引次数	相对于所属学科领域的影响力
ITALY	7661	4.20	145832	19.04	0.95
AUSTRALIA	7036	3.85	139246	19.79	0.99
NETHERLANDS	6294	3.45	168523	26.78	1.34
China 中国（含香港澳门）	5688	3.12	78257	13.76	0.69
China Mainland 中国大陆	5180	2.84	67718	13.07	0.65
BRAZIL	4877	2.67	46448	9.52	0.48
INDIA	4246	2.33	57847	13.62	0.68
SWEDEN	4159	2.28	111558	26.82	1.34
SOUTH KOREA	3243	1.78	36512	11.26	0.56
DENMARK	3052	1.67	78,405	25.69	1.28
SWITZERLAND	3034	1.66	82,035	27.04	1.35
FINLAND	2457	1.35	67274	27.38	1.37
BELGIUM	2438	1.34	53904	22.11	1.10

1981—2014 年的 34 年间，美国在营养学领域产出论文量独占鳌头，所占比例超过了全球总量的 1/3。中国大陆的论文量排在第 15 位，篇均被引次数为 13 次，与日本、印度大致相当，仅高于前 20 国家 / 地区中的巴西和韩国。

相对于所属学科领域的影响力（Impact Relative to Subject Area）是指某国家 / 地区在某学科领域发表论文的篇均被引频次与全球同学科领域篇均被引频次的比值。该值大于 1，即表明该组论文的篇均被引频次高于其所属学科领域的全球平均水平；小于 1，则反之。表 29 可见，芬兰、瑞士、荷兰、瑞典和丹麦等北欧国家在营养学领域发表论文的篇均影响力超出全球平均水平最多，为全球平均水平的 1.2 ~ 1.3 倍，其次是美国、英国和加拿大。中国（含香港澳门）的篇均影响力只占全球平均水平的不到 70%，而排除香港澳门后，中国大陆的篇均影响力只占全球平均水平的 65%。

为反映发展与进步，选择科研产出总量最多的 3 个国家（美国、英国、日本），以及与中国科研产出量相近的 3 个国家（韩国、印度、巴西），比较论文量的年度变化。可以看出在 2008—2012 年，中国的论文量开始超越日本，且呈现显著增长趋势。尽管在过去的 34 年间，中国的论文总量落后，但 2008 年以来的最近 5 年，中国在营养学领域的论文量已位居全球第 3 位，且与英国的差距越来越小（图 19）。

同其他学科领域一样，美国发表的 SCI 论文的世界份额在显著下降，营养学领域从 45% 下降到 27%。而英国在过去的 34 年间营养学领域论文的世界份额一直稳定在 10% 上下；日本先升后降，且已降到 5%；中国的份额则一直呈现上升趋势，从 20 世纪 80 年代的仅占全球总量的 0.13%，增长到世界总量的 7%。从中可以看到中国在营养学领域科研产出的国际显示度的明显增加（图 20）。

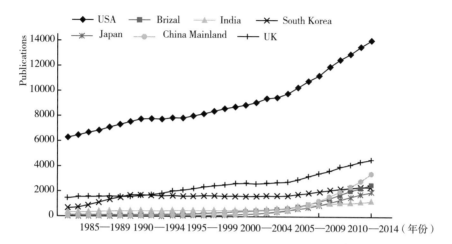

图 19　营养学领域美国、英国、日本、韩国、中国、印度、巴西年度论文量

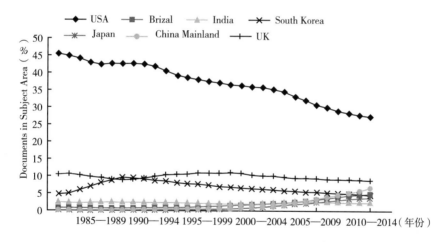

图 20　营养学领域美国、英国、日本、韩国、中国、印度、巴西年度论文在世界所占份额

3. 研究方向和发展分析

按照 Web of Science 的学科分类，1981—2014 年我国营养学领域 SCI 论文涉及的主要学科包括：食品科学与技术、营养与膳食、化学、生化与分子生物学、农业、生物技术、毒理学、药学、公共卫生、内分泌与代谢。在营养与膳食学科领域期刊共 76 种，见表 30 所示。

表 30　Web of Science 中营养与膳食学科领域 76 种期刊情况

序号	期　　刊	ISSN	影响因子 （JCR 2014 年版）
1	ANNU REV NUTR	0199–9885	10.459
2	AM J CLIN NUTR	0002–9165	6.918
3	NUTR REV	0029–6643	5.541
4	P NUTR SOC	0029–6651	4.937
5	ADV NUTR	2161–8313	4.891
6	J NUTR BIOCHEM	0955–2863	4.592
7	J NUTR	0022–3166	4.227
8	CURR OPIN CLIN NUTR	1363–1950	3.972
9	CLIN NUTR	0261–5614	3.94
10	NUTR METAB CARDIOVAS	0939–4753	3.875
11	NUTR RES REV	0954–4224	3.861
12	EUR J NUTR	1436–6207	3.84
13	INT J BEHAV NUTR PHY	1479–5868	3.675
14	GENES NUTR	1555–8932	3.419
15	NUTR METAB	1743–7075	3.355
16	BRIT J NUTR	0007–1145	3.342
17	NUTRIENTS	2072–6643	3.148
18	JPEN–PARENTER ENTER	0148–6071	3.143
19	NUTRITION	0899–9007	3.046
20	MATERN CHILD NUTR	1740–8695	2.973
21	EUR J CLIN NUTR	0954–3007	2.95
22	J PEDIATR GASTR NUTR	0277–2116	2.873
23	ANN NUTR METAB	0250–6807	2.747
24	J NUTR HEALTH AGING	1279–7707	2.659
25	NUTR CANCER	0163–5581	2.635
26	NUTR J	1475–2891	2.635
27	NUTR RES	0271–5317	2.585
28	J NUTRIGENET NUTRIGE	1661–6499	2.581
29	J RENAL NUTR	1051–2276	2.548
30	PUBLIC HEALTH NUTR	1368–9800	2.483
31	J ACAD NUTR DIET	2212–2672	2.444
32	PLANT FOOD HUM NUTR	0921–9668	2.416
33	J CLIN BIOCHEM NUTR	0912–0009	2.294

序号	期　　刊	ISSN	影响因子 （JCR 2014 年版）
34	APPL PHYSIOL NUTR ME	1715–5312	2.225
35	NUTR NEUROSCI	1028–415X	2.114
36	J HUM NUTR DIET	0952–3871	2.074
37	NUTR CLIN PRACT	0884–5336	2.058
38	INT J SPORT NUTR EXE	1526–484X	1.982
39	FOOD NUTR RES	1654–6628	1.785
40	J AM COLL NUTR	0731–5724	1.676
41	NUTR DIABETES	2044–4052	1.517
42	J INT SOC SPORT NUTR	1550–2783	1.5
43	FOOD NUTR BULL	0379–5721	1.496
44	J NUTR EDUC BEHAV	1499–4046	1.474
45	ASIA PAC J CLIN NUTR	0964–7058	1.36
46	NUTR HOSP	0212–1611	1.25
47	INT J FOOD SCI NUTR	0963–7486	1.202
48	NUTR RES PRACT	1976–1457	1.129
49	INT J VITAM NUTR RES	0300–9831	1
50	J NUTR SCI VITAMINOL	0301–4800	0.868
51	ECOL FOOD NUTR	0367–0244	0.78
52	NUTR DIET	1446–6368	0.659
53	NUTR CLIN METAB	0985–0562	0.621
54	REV NUTR	1415–5273	0.345
55	ARCH LATINOAM NUTR	0004–0622	0.243
56	CURR TOP NUTRACEUT R	1540–7535	0.19
57	PROG NUTR	1129–8723	0.127
58	CAN J DIET PRACT RES	1486–3847	0.544
59	ERNAHRUNGS UMSCHAU	0174–0008	0.224
60	PROG LIPID RES	0163–7827	12.963
61	CRIT REV FOOD SCI	1040–8398	5.548
62	INT J OBESITY	0307–0565	5.386
63	OBESITY	1930–7381	4.389
64	J AM DIET ASSOC	0002–8223	3.922
65	FOOD CHEM	0308–8146	3.259
66	INT J EAT DISORDER	0276–3478	3.033

续表

序号	期　　刊	ISSN	影响因子（JCR 2014 年版）
67	FOOD REV INT	8755–9129	2.541
68	APPETITE	0195–6663	2.52
69	LIPIDS	0024–4201	2.353
70	FOOD POLICY	0306–9192	2.331
71	LIPIDS HEALTH DIS	1476–511X	2.31
72	EUR J LIPID SCI TECH	1438–7697	2.033
73	OBESITY FACTS	1662–4025	1.705
74	J MED FOOD	1096–620X	1.699
75	BENEF MICROBES	1876–2883	1.5
76	OBES RES CLIN PRACT	1871–403X	0.697
77	ACTA ALIMENT HUNG	0139–3006	0.427
78	FOOD DRUG LAW J	1064–590X	0.34
79	CORRESP MHDN	2100–9619	0
58	CAN J DIET PRACT RES	1486–3847	0.544
59	ERNAHRUNGS UMSCHAU	0174–0008	0.224
60	PROG LIPID RES	0163–7827	12.963
61	CRIT REV FOOD SCI	1040–8398	5.548
62	INT J OBESITY	0307–0565	5.386
63	OBESITY	1930–7381	4.389
64	J AM DIET ASSOC	0002–8223	3.922
65	FOOD CHEM	0308–8146	3.259
66	INT J EAT DISORDER	0276–3478	3.033
67	FOOD REV INT	8755–9129	2.541
68	APPETITE	0195–6663	2.52
69	LIPIDS	0024–4201	2.353
70	FOOD POLICY	0306–9192	2.331
71	LIPIDS HEALTH DIS	1476–511X	2.31
72	EUR J LIPID SCI TECH	1438–7697	2.033
73	OBESITY FACTS	1662–4025	1.705
74	J MED FOOD	1096–620X	1.699
75	BENEF MICROBES	1876–2883	1.5
76	OBES RES CLIN PRACT	1871–403X	0.697

Web of Science 的学科分类是以期刊为依据，一种期刊可能属于两个及以上的学科类别。根据我国营养学领域 SCI 论文发表的期刊，对 Web of Science 的学科分类进行聚类，见图 21。

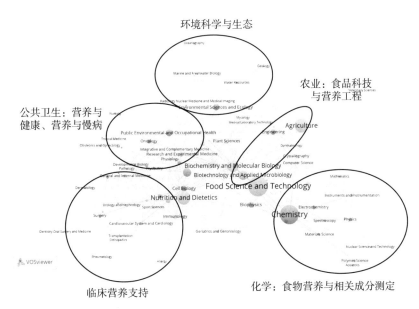

图 21　我国营养学领域 SCI 论文涉及的学科领域聚类

可见，营养学的相关研究形成了几个研究阵地，包括：

1）化学主导的食物营养与相关成分测定，采用光谱分析技术，以及各种先进的色谱技术、质谱分析、磁共振、放射分析，以及免疫和酶联等分析检测方法，测定不同食物（品）的营养素、生物活性物质或食物的"功效成分"等。

2）食品科技与营养工程。食品成分提取、分析，营养功能研究和改造；食物或膳食营养等。

3）环境科学。膳食为环境因素之一，膳食与各种疾病关系研究。

4）预防医学与公共卫生主导的研究：营养与健康、妇幼营养、公共营养、营养与慢病如肿瘤，等等。

5）临床医学：临床营养特别是在外科（Surgery）和内科的应用，膳食营养和营养支持等。

为聚焦中国营养学科的主要关注方向，排除食品科技相关研究，只纳入 Nutrition & Dietetics 和 Public nutrition，Environmental and Health 两大学科类别下期刊上发表的 1240 篇进行分析。这些论文主要发表于以下期刊。发文量最多的前 25 本期刊共含论文 1041 篇，占全部论文的 84%，见表 31 所示。

表 31 1240 篇论文涉及的前 25 种期刊

序号	期　　刊	发文量
1	Food Chemistry	191
2	Asia Pacific Journal of Clinical Nutrition	117
3	British Journal of Nutrition	111
4	Biomedical and Environmental Sciences	102
5	Journal of Nutrition	49
6	American Journal of Clinical Nutrition	48
7	Nutrition	44
8	Journal of Nutritional Biochemistry	37
9	Clinical Nutrition	32
10	European Journal of Clinical Nutrition	31
11	Public Health Nutrition	31
12	Nutrition and Cancer–An International Journal	28
13	Lipids in Health and Disease	24
14	Nutrition Research	24
15	International Journal of Food Sciences and Nutrition	23
16	BMC Public Health	21
17	Nutrients	20
18	Journal of Parenteral and Enteral Nutrition	19
19	Journal of Nutrition Health & Aging	18
20	European Journal of Nutrition	14
21	Journal of Nutritional Science and Vitaminology	14
22	Journal of Medicinal Food	12
23	Critical Reviews in Food Science and Nutrition	11
24	Lipids	10
25	Nutrition Metabolism and Cardiovascular Diseases	10

提取这 1240 篇论文标题和摘要中的核心关键词，并按照这些词在同一篇文章中出现的频次进行聚类，可见排除与食品科技交叉的营养学研究外，中国营养学科在国际上的相关研究明显分为 4 大部分：①分子营养、基础营养；②食物营养与功能食品。主要是新方法新技术、探索食物 / 成分 / 结构与健康关系及其作用机制、研制新产品及配伍组成等内容；③临床营养。主要是营养支持患者的临床结局，包括：住院经济耗费、平均住院日、病死率、并发症发生率等；④公共营养和人群营养、老年营养、妇幼营养、营养与慢病领域的相关研究。其中，公共营养主要涉及全国性营养调查、膳食模式、膳食指南等，而老年营养、营养与慢病多有交叉（图 22）。

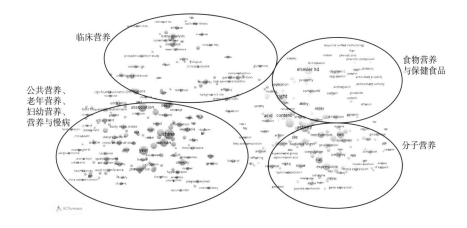

图22　1240篇论文的核心关键词聚类形成的研究领域

4.国内外学科合作分析

如仅纳入 Article、Review、Letter、Editorial 4 种文献，1981—2014 年，中国大陆在 Nutrition and Dietetics 学科类别下的76种专业期刊上共发表学术论文5300篇，其中有1987篇未参与国际合作。与中国大陆合作最多的国家/地区包括美国、澳大利亚、日本、加拿大、中国香港、英国、瑞士、德国、韩国和瑞典（图23）。

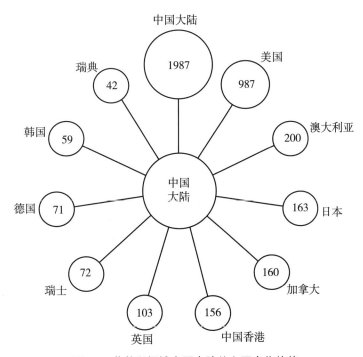

图23　营养学领域中国大陆的主要合作伙伴

四、学科发展趋势和展望

应用文献计量学，对营养学领域的前沿进展、近5年权威国际会议的讨论议题，以及权威资助机构近5年最新资助立项课题等进行综合分析，从而梳理营养学科领域理论研究和实践应用的热点和前沿主题，探究学科未来的发展趋势。

（一）战略需求分析

根据我国营养与慢性病监测报告，以及国家食物营养刚要的指导方针，营养科学研究的政略性优先需求分析以下9个主要方面。营养在健康维护中的作用，贫困和特殊人群的营养改善，营养在医疗管理中的作用，个体化的饮食需求，国家营养健康信息系统建设，营养相关行为，营养食品和健康产业创新，营养知识传播和健康生活方式促进以及食品供应与环境等。

1. 营养在健康维护中的作用研究

营养在健康维护中的作用研究方向包括：最佳身体机能、状态、能量平衡、预期寿命延长等。根据贫困和低收入的判断原则，2014年在全国现有592个县（旗、市）为国家扶贫开发工作重点县。它们集中在少数民族地区、革命老区、边境地区和特困地区。贫困人群健康改善的目标是：保障食物供应和满足营养健康需求，缩短城乡的差距。主要任务：改善贫困地区孕产妇、儿童营养；提高贫困农村孕产妇和儿童保健的覆盖率；减少贫困地区生长迟缓、营养不良、贫血和碘缺乏等发生率；加强营养监测和调查，开展不同人群的营养需求研究。

2. 老龄人群健康老龄化和营养促进

研究和解决老龄人群健康关键问题，实现健康老龄化。研究衰老生理机制和延缓衰老的措施，完善老年健康支持体系和产品开发，为老年人健康提供强大的科技支持。

3. 营养在医疗管理中的作用研究

降低疾病负担，提高患者生存质量为目标，有效控制重大病的营养支持和治疗处置、导向防控和科技支撑能力。主要任务包括：重大疾病进展营养治疗（Disease progression）和特殊人群的营养支持（Nutrition support for special subgroups）。特殊人群的营养支持研究方向包括：慢性病患者、儿童、老年人等的营养需求相关研究和早产儿的早期营养干预等。对恶性肿瘤、高血压、慢性阻塞性肺部疾患、糖尿病等慢性病的提供规范化和针对性营养治疗。

4. 针对肥胖、糖尿病等代谢性疾病的研究

研究能量和代谢关系，探究碳水化合物和脂肪代谢机制，提供规范化和针对性的肥胖和糖尿病防治措施；在社区层面上加强随访和疾病膳食管理，减少并发症。在社区层面上加强随访和疾病管理，减少并发症，降低发病率和死亡率，改善患者生存质量，减轻疾病负担。

5. 国家营养健康信息系统建设

建立食物和人体营养数据，建立国家、省、地市等三级信息平台；加强区域性卫生信息平台建设，促进信息共享。建立统一高效、系统整合、互联互通、信息共享的国家营养信息系统，支撑健康产业发展。

6. 营养相关行为研究

我国文化和饮食等相关，行为改变是健康改版的重要环节。营养相关行为研究方向包括：①驱动食物选择的机制研究（Drivers of food choice），包括理解行为与食物选择之间的关联，有助于应对肥胖及其他营养相关行为等公共健康优先领域的问题。个人食物选择可能受多种不同的驱动影响，包括政府的政策（Government policy）、环境（Environmental cues）、文化（Cultural differences）、社交网络和食品营销（Communication tools，such as social networking and food marketing）等；②营养与脑功能（Nutrition and brain functioning）。③印迹（Imprinting）等。

7. 营养食品和健康产业创新

加强营养保健、健康管理等人类健康紧密相关的产业的研究，重点扶持营养食品、功能食品、特殊医疗食品、婴幼儿食品、互联网＋营养等新兴战略性支柱产业，以及与健康生活方式和老年护理相关的健康服务业。拉动相关产业增长，推动家庭健康护理行业发展。营养学与传统医学交叉借鉴，加强中医膳食管理和营养学理论借鉴，加强植物化合物和药食同源食物的营养资源挖掘和研究；加强代营养学与中医药的互动，促进健康产业发展。

8. 营养知识传播和健康生活方式促进

研究和促进国家政策性支持环境，大力开展科普教育，促进居民生活方式改善，控制和减少相关慢性病的发生。开展家庭官媒和自媒体营养知识传播，鼓励创作动手和可视性科普如健康膳食、身体活动等有关的知识和技能推广工作，研究与开发相关产品与技能。

9. 食品供应与环境研究

食品供应与环境研究很少，几个方向包括食品环境与食物选择，研究当前的膳食指导是有效沟通改变饮食的途径；食品援助项目是否促进了有益的膳食模式，还是导致了负面的膳食及健康后果；食品广告在不同年龄组和教育水平中的食物决策中的作用；农场到餐桌食品系统如何影响饮食习惯和行为；如何用于促进健康行为和改善公众健康等。

（二）国外营养研究的趋势预测

2012 年美国营养学会（ASN）举办的科学年会（Scientific Sessions & Annual Meeting）提出了营养学科 6 大优先研究需求（The Top 6 Nutrition Research Needs）以及推进营养研究的跨领域工具（Cross-cutting Tools to Advance Nutrition Research），并将此作为 ASN 的营养研究的优先领域（List of Nutrition Research Priorities），此部分内容在 2014 年 ASN 年会上再次进行大会报告。美国英国以其他学者和专业杂志也对未来进行预测和分析，如 2014 年，在加利福尼亚大学营养学 10 周年 Kosuna 卓越讲座（10th anniversary of the

Kosuna Distinguished Lecture in Nutrition at the University of California）上，营养科学家讨论预测了 2020 年营养研究中最热点的领域（The Hottest Areas of Nutrition Research）。如个体对饮食的反应变异，营养对健康成长、发育与生殖的影响，营养在健康维护中的作用，营养在医疗管理中的作用，营养相关行为，以及食品供应与环境。营养学研究优先研究领域的总体内容汇总于表 32。

表 32　营养研究优先研究领域汇总表

研究方向	研究领域	研究前沿	研究范畴与热点内容
6 大优先营养研究需求（The 6 Top Nutrition Research Needs）	个体对饮食的反应变异（Variability in individual responses to diet and foods）	组学（Omics）	包括营养遗传学（Nutrigenetics）、营养基因组学（Nutrigenomics），如表观遗传学（Epigenetics）、转录组学（Transcriptomics）、蛋白质组学（Proteomics）以及代谢组学（Metabolomics） 通过 Omics 预测个体健康；提供个体化营养需求信息；研究营养与疾病的新生物标志物（Biomarkers）
		微生物组（Microbiome）	对微生物群（Microbiota）进行定义并确定其随饮食、年龄、生理状况以及疾病的变化；研究微生物组在饮食与食品成分的生物反应差异方面的作用，以及在疾病预防和进展方面的重要性；研究微生物组如何被饮食与其他环境因素所影响
		生物网络（Biological Networks）	个体基因组（DNA/RNA 蛋白谱），以及这些网络是如何影响个体对饮食的代谢反应； 环境的相互作用，包括营养素与其他饮食成分、细菌、病毒以及化学污染物等，都可能影响对特定食品及全部饮食的生物网络反应
		组织特异性与临时性（Tissue specificity and temporality）	
	营养对健康成长、发育与生殖的影响（Impact of nutrition on healthy growth development, and reproduction）	表观遗传学 / 印迹（Epigenetics/imprinting）	
		早期营养（Early nutrition）	
		营养和生殖健康（Nutrition and reproductive health）	
	营养在健康维护中的作用（Role of nutrition in health maintenance）	最佳身体机能（Optimal bodily function）	
		能量平衡（Energy balance）	

研究方向	研究领域	研究前沿	研究范畴与热点内容
6大优先营养研究需求（The 6 Top Nutrition Research Needs）	营养在医疗管理中的作用（Role of nutrition in medical management）	疾病进展（Disease progression）	
		特殊人群的营养支持（Nutrition support for special subgroups）	包括慢性病患者、儿童、老年人等的营养需求相关研究；早产儿的早期营养干预等
	营养相关行为（Nutrition-related behaviors）	食物选择的驱动（Drivers of food choice）	理解行为与食物选择之间的关联，有助于应对肥胖及其他营养相关行为等公共健康优先领域的问题 食物选择可能受多种不同的驱动影响，包括政府的政策、环境线索、文化差异、通信工具如社交网络和食品营销等
		营养与脑功能（Nutrition and brain functioning）	
		印迹（Imprinting）	
	食品供应与环境（Food supply & environment）	食品环境与食物选择（Food environment and food choice）	当前的膳食指导是有效沟通改变饮食的途径吗 食品援助项目促进了有益的膳食模式还是导致了负面的膳食及健康后果 食品广告在不同年龄组和教育水平的食物决策中的作用是什么 随着对地方农业生产和消费的日益重视，农场到餐桌食品系统如何影响饮食习惯和行为 农场到餐桌食品系统最终能如何用于促进健康行为和改善公众健康 我们如何能最有效地衡量、监测和评价饮食改变
		食品成分、新的食品及食品原料（Food composition and novel foods and food ingredients）	
		公私伙伴关系（Public/private partnerships）	食品和农业产业，政府、学术界和非政府组织间的公私关系
推进营养研究的跨领域工具（Cross-cutting Tools to Advance Nutrition Research）	组学（Omics）		
	生物信息学（Bioinformatics）		
	数据库（Databases）		
	生物标志物（Biomarkers）		
	成本效果分析（Cost effectiveness analysis）		

（三）学科发展展望

虽然营养学是在生物化合物和生理学等学科基础上孕育和发展起来，技术创新是科研工作和学科创新发展的基础。如果没有包括组学、生物信息学、数据库、生物标志物、成本效果分析等方法学工具，营养科学就无法出现跨领域研究和转化研究。在研究"135"科技战略和学科发展报告的基础上，中国营养学会组织专家，就我国未来5年营养学研究热点领域进行讨论，归纳总结出以下几个热点研究方向如下。

1. 营养在生命周期中的健康维护作用研究

生命周期的各个阶段营养对后代、预期寿命和生命质量的影响；多少疾病发源于宫内和早期发育阶段，而如何进行营养干预能够改变可能的负面成长轨迹；最佳身体机能（Optimal bodily function）和能量平衡（Energy balance）等。妊娠营养对后代的影响，胎儿最好的营养，不同器官和组织在发育过程中都有其自身特点和不同的发育时期的营养供应，儿童少年的生长发育和营养需求等。营养可能影响基因表达，对这一问题了解程度的不断加深，将使人们逐渐意识到饮食建议应考虑个体的遗传背景。

2. 能量代谢和肥胖干预研究

我国的权威数据表明，肥胖是最重要的营养和健康相关的优先议题。肥胖及其并发症（包括糖尿病和血管疾病）治疗的全球经济负担仍将继续增加。尽管肥胖的发生受多种因素影响，但总体仍表现为能量摄入与能量消耗之间的不平衡。未来研究热点将把能量平衡看作是一个多维度的系统，而不再是各自孤立的研究三大营养素的摄入、储存、甚至运动消耗等。对能量平衡和能量流通（Energy flux）的更深入理解将可能为解决我国肥胖问题提供新的见解和解决方案。

营养代谢的研究如细胞能量（Cellular energy）和线粒体功能（Mitochondrial function），血糖调节以及炎症反应等将是为能量平衡机制提供帮助。

3. 肠道微生物菌群与健康关系以及机制研究

人类基因组以及人体相关的微生物菌群基因表达的营养设计将是未来营养学研究领域的重要议题。多种微生物包括细菌、病毒在体表和体内生存，形成了微生物组（Microbiome），估计其是个体细胞的10倍。每个有机体的微生物组都是独特的，其微生物的类型和数量都存在差异。因此，对微生物群（Microbiota）进行定义，研究饮食—宿主—微生物组（diet-host-microbiome）的相互作用，并确定其随饮食、年龄、生理状况及疾病的变化情况；确定微生物组在饮食与食品成分的生物反应差异方面的作用，以及在疾病预防和进展方面的重要性。

未来5年，肠道微生物组的研究以及对身体其他部位健康的影响机制，这些特别是微生物其代谢活性产物是如何影响人体健康的，将被更深入的研究和了解。随着"组学"（-omic）技术、计算统计、高通量分析方法等多学科的合作，在评估饮食和环境对不同微生物群落成员、相对大小和多样性将会有更好完善。

肠道菌群的差异对肥胖、免疫调节、多种疾病（包括癌症、胃肠功能紊乱、神经退行性疾病）患病风险，甚至衰老过程的影响机制将被研究和揭示。细菌对水果和蔬菜组分产生次生代谢产物的作用，及其所涉及的遗传和表观遗传变异情况将得到进一步的研究。

4. 植物化合物和人体健康

阐释植物营养素含量和摄入量，界定的植物化学成分在基因表达调控中的作用，以及继代影响将会得到进一步阐释。到未来几年，食物植物化合物等成分将会越来越清晰明了，个性化饮食和营养建议将越来越被普遍认同。这将对营养补充剂、营养食品和饮料的销售产生巨大的影响。还将涉及公共机构（如学校、军队、食堂）的就餐方案和针对低收入人群的公共营养计划。

5. 重大疾病的临床干预和营养支持

应用营养支持和治疗，研究糖尿病、癌症等重大疾病的治疗，收集基因、代谢组学谱等数据，确定相关指标和生物标志物，进行针对营养与癌症的及时的、高性价比的临床干预。研究膳食模式和有益成分的促炎和抗炎作用，研究不同疾病状态，炎症反应平衡（Balance of inflammation）保持理想状态。拓展营养素、特殊医疗食品的用途，以及建立标准化的诊疗和营养支持规范，补充常规医疗的方法，增加化疗或放疗的疗效，提高生活质量。

6. 衰老和长寿研究

老龄化人口的需求将是未来营养学研究领域的重要议题。我国13%的居民已超过65岁，成为世界上人数最多的"高龄社会"。就提高人群的生活质量来说，最重要的是提高健康预期寿命（Healthy life expectancy）。老年营养从肌肉减少、老年营养不良、味觉改善、食欲研究、运动锻炼、记忆障碍改善等多个层面进行研讨，围绕最新的热点研究机体自噬相关问题，从基础到临床概括总结，主要针对细胞维持稳态的机制。除了慢性疾病外，营养研究必须关注老年人中其他严重问题，包括肥胖、代谢综合征、运动系统综合征、认知功能障碍，以及味觉、咀嚼、吞咽等相关问题。

7. 组学和分子营养学研究

组学研究包括营养遗传学（Nutrigenetics）、营养基因组学（Nutrigenomics），如表观遗传学（Epigenetics）、转录组学（Transcriptomics）、蛋白质组学（Proteomics）以及代谢组学（Metabolomics）。组学研究将有助于确定特殊营养物与基因、蛋白、代谢物间的交互作用，从而预测个体健康；组学研究可以提供个体化营养需求信息，包括营养物的消化、吸收、代谢以及在体内的功能；组学研究将有助于确定和反映个体营养状况，并帮助研究出营养与疾病的新的生物标志物（Biomarkers）。鼓励营养学家与组学（Omics）专家共同合作，开展营养遗传学（Nutrigenetics）、营养基因组学（Nutrigenomics）的应用研究，以促进基础、转化与临床营养学研究。

8. 营养教育（Nutrition Education）

激励人们做出健康的食物选择将是膳食指南永远的话题。食物选择是非常个性化的，改进食物摄入量也同样是一个复杂的问题，需要很多新的研究和持续不断的营养教育，包括口味、经济、可用性和方便。未来几年，互联网＋营养解决办法将出现和发展。需要通过研究来确定哪些信息和媒介，将有效地到达听众并影响其行为改变。

9. 新技术和转化营养学

营养研究的多学科交叉必将是发展趋势，将更强调转化研究，需要基础与临床研究、营养流行病学和生物统计学、食品科学之间的协作。转化研究方面的主要内容包括：①开发改进与营养支持治疗相关的从实验室到临床的转化研究动物模型；②确定在不同的人群和疾病状态中，诊断和识别技术和试剂、标准；③利用对生物样本的基因组技术、识别营养不良及其对特定营养疗法；④开发更多用于最佳营养个性化方案。

10. 营养健康新产品开发

不仅是以健康人群为对象的功能食品和营养补充品的研究，而是着重研究各种类型的膳食补充物或其成分，以及能够改进或维持健康、减少慢性疾病患病风险膳食补充剂。包装食品要营养化，着重研究低钠、低油、低糖和富含微量营养素的食物。

── 参考文献 ──

［1］ International Union of Nutritional Sciences.（http：//www.iuns.org/）

［2］ International Food Policy Research Institute（IFPRI）. Global Nutrition Report 2014（http：//www.ifpri.org/publication/global-nutrition-report-2014）

［3］ Hackman RM, Aggarwal BB, Applebaum RS, et al. Forecasting nutrition research in 2020［J］. Am Coll Nutr, 2014, 33（4）：340-346.

［4］ Davis CD, Ohlhorst S. The future of nutrition research at the National Institutes of Health［J］. Adv Nutr, 2014, 5（5）：537-540.

［5］ Kang JX. Future directions in nutrition research［J］. Nutrigenet Nutrigenomics, 2013, 6（4-5）：I-III.

［6］ Ioannidis JP. Implausible results in human nutrition research［J］. BMJ, 2013, 347：f6698.

［7］ Chan LN, Compher C, DiBaise JK, et al. Research Committee; American Society for Parenteral and Enteral Nutrition. American Society for Parenteral and Enteral Nutrition research agenda［J］. Parenter Enteral Nutr, 2014, 38（1）：13-18.

［8］ Ohlhorst SD, Russell R, Bier D, et al. Nutrition research to affect food and a healthy lifespan［J］. Adv, Nutr, 2013, 4（5）：579-584.

［9］ Ohlhorst SD, Russell R, Bier D, et al. Nutrition research to affect food and a healthy life span［J］. Am J Clin Nutr, 2013, 98（2）：620-625.

［10］ Isaak CK, Siow YL. The evolution of nutrition research［J］. Can J Physiol Pharmacol, 2013, 91（4）：257-267.

［11］ Pelletier DL, Porter CM, Aarons GA, et al. Expanding the frontiers of population nutrition research：new questions, new methods, and new approaches［J］. Adv Nutr, 2013, 4（1）：92-114.

［12］ Strengthening implementation and utilization of nutrition interventions through research：a framework and research agenda［J］. Annals of the New York Academy of Sciences, 2014, 1332（1）：39-59.

［13］ Andrew T, Fred K. Improving Health Through Nutrition Research：An Overview of the U.S. Nutrition Research

System. Economic Research Report (EB/OL). 2015.（http：//www.ers.usda.gov/media/1760111/err–182.pdf）

［14］ Rebecca B C，Catherine M，Joseph L，et al. Yetley. Update on Nutrition Research Methodologies：A Selective Review ［J］. Nutrition Today, 2011, 46（3）：116–120.

［15］ 中国营养学会. 中国居民膳食营养素参考摄入量（2013 版）［M］. 北京：中国标准出版社，2014.

［16］ 中国营养学会. 中国居民膳食指南［M］. 拉萨：西藏人民出版社，2008.

［17］ 国务院办公厅关于印发中国食物与营养发展纲要（2014—2020 年）的通知（EB/OL）. 2014. http：//www. moa.gov.cn/zwllm/zwdt/201402/t20140210_3754351.htm）

［18］ 国务院办公厅关于印发国家贫困地区儿童发展规划（2014—2020 年）的通知（EB/OL）. 2014. http：// www.gov.cn/zhengce/content/2015–01/15/content_9398.htm）

［19］ 杨桂莲，刘建建，龚灿辉，等. 产后 42 ~ 60d 乳母膳食调查［J］. 实用预防医学，2011，18（12）：2333–2334.

［20］ 吐尔逊江·买买提明，王晓军，王艳萍，等. 乌鲁木齐市 255 名汉族、维吾尔族孕妇营养状况调查［C］// 中国营养学会妇幼营养第七次全国学术会议论文集，2010：397–402.

［21］ 王杰，赵丽云，朴建华，等. 2009 年中国 8 省（市）孕妇营养与健康状况结果分析［J］. 卫生研究，2011：40（2）.

［22］ Ma DF，Ning YB, Gao HC，et al. Nutritional status of breast–fed and non–exclusively breast–fed infants from birth to age 5 months in 8 Chinese cities ［J］. Asia Pac J Clin Nutr, 2014, 23（2）：282–292.

［23］ 王念蓉，黄建，李开平，等. 重庆城区婴幼儿超重与肥胖状况及影响因素的研究［J］. 中国当代儿科杂志，2013，15（3）.

［24］ 郭鑫，张玲，张洪远，等. 婴幼儿超重与肥胖状况及影响因素的研究［J］. 中国妇幼保健，2014，29（8）.

［25］ 李涛，戴耀华，朱宗涵，等. 我国西部农村地区婴幼儿营养和儿童早期教育状况调查［J］. 中国妇幼健康研究，2012，23（6）：697–700.

［26］ Song S，Song WO.National nutrition surveys in Asian countries：surveillance and monitoring efforts to improve global health ［J］. Asia Pac J Clin Nutr, 2014, 23（4）：514–23.

［27］ 文莉华. 孕期营养指导在围生期保健工作中的应用［J］. 医药前沿，2012，2（1）：15.

［28］ 温彩琼，李敏. 农村孕妇孕期个性饮食指导和营养管理的效果分析［J］. 中外医学研究，2011，9（15）：134.

［29］ 张文涛. 孕妇孕期饮食营养与健康保健探讨［J］. 中国保健营养（中旬刊），2012，（11）：459–460.

［30］ 荫士安，赖建强. 中国 0 ~ 6 岁儿童营养与健康状况［M］. 2002 年中国居民营养与健康状况调查. 北京：人民卫生出版社. 2008：18–22.

［31］ Office of National Health Examination Survey，Health System Research Institute. Report of the fourth Thailand Health Examination Survey：2008–9. Child Health. Thailand，2010.

［32］ 李廷玉，刘达美，王永红，等. 重庆饥荒年出生人群成年血糖情况调查［J］. 基础研究，557–559.

［33］ 张颉，李远碧，李李，等. 生命早期饥荒暴露对 50 岁成年人血脂、血糖水平的影响［J］. 蚌埠医学院学报，2014：39（1）99–102.

［34］ Hui LL，Schooling CM，Wong MY et al. Infant growth during the first year of life and subsequent hospitalization to 8 years of age ［J］. Epidemiology, 2010, 21（3）：332–339.

［35］ Yang Z，Huffman SL. Nutrition in pregnancy and early childhood and associations with obesity in developing countries ［J］. Matern Child Nutr, 2013, 9（1）：105–119.

［36］ 万艳梅. 生命早期营养对后期体格、智力发育的影响［D］. 安徽医科大学，2010.

［37］ Pongcharoen T，Ramakrishnan U，DiGirolamo AM，et al. Influence of prenatal and postnatal growth on intellectual functioning in school–aged children ［J］. Arch Pediatr Adolesc Med, 2012, 166：411–416.

［38］ Mathers JC. Impact of nutrition on the ageing process ［J］. Br J Nutr, 2015, 113（1）：S18–S22.

［39］ 黄承钰. 营养、衰老与成功老龄化［G］. 第二届营养与成功老龄化学术研讨会，2012.

［40］Hunter D J, Reddy K S. "Noncommunicable diseases." N Engl［J］. Med, 2013, 369（14）：1336-1343.

［41］Popkin BM, Du S, Zhai F, et al. Cohort Profile：The China Health and Nutrition Survey--monitoring and understanding socio-economic and health change in China, 1989-2011［J］. Int J Epidemiol, 2010, 39（6）：1435-1440.

［42］Zhang B, Zhai FY, Du SF, Popkin BM. The China Health and Nutrition Survey, 1989-2011［J］. Obes Rev, 2014, 15（1）：2-7.

［43］http：//www.ncncd.chinacdc.cn/xmgz/zhongguoet/xmjsx4/201407/t20140727_100343.htm.

［44］Chen Z, Lee L, Chen J, et al. Cohort profile：the Kadoorie Study of Chronic Disease in China（KSCDC）［J］. Int J Epidemiol, 2005, 34（6）：1243-1249.

［45］Li L, et al. "Epidemiology and the control of disease in China, with emphasis on the Chinese Biobank Study"［J］. Public Health, 2012, 126（3）：210-213.

［46］Committee on Diet and Health, National Research Council.Diet and health：implications for reducing chronic disease risk［M］. Washington：National Academies Press, 1989.

［47］World Health Organization.Nutrition and the prevention of chronic diseases［M］. Geneva：World Health Organization, 2003.

［48］赵文华, 施小明, 张娟, 等. 全民健康生活方式行动的实施策略与科学证据［J］. 中国慢性病预防与控制, 2013, 21（3）：257-259.

［49］李园, 张娟, 王静雷, 等. 全民健康生活方式行动在我国慢性病防控工作中的作用［J］. 中华预防医学杂志, 2014, 48（4）：741-743.

［50］http：//www.jilijihua.com/aboutus/index.html.

［51］http：//www.chinanutri.cn/ShowListArticle.aspx?code=0010404.

［52］http：//etyygs.chinawch.org.cn/.

［53］Bi Z, et al. "Hypertension prevalence, awareness, treatment, and control and sodium intake in Shandong Province, China：baseline results from Shandong-Ministry of Health Action on Salt Reduction and Hypertension（SMASH）, 2011"［J］. Prev Chronic Dis, 2014, 11：E88.

撰稿人：杨月欣　郭俊生　程义勇　马爱国

专题报告

公共营养学学科发展研究

一、引言

公共营养学是研究饮食与营养的社会科学。主要工作是进行营养监测、营养调查和食品经济因素调查，制订膳食营养素参考摄入量标准、营养政策，进行营养宣传和咨询，进行食物资源开发等，以使营养科学在社会实践中造福于人民。

第二次世界大战之后，国外开始研究宏观营养，营养工作的社会性不断得到加强。随后在世界卫生组织和世界粮农组织的努力下，加强了全球营养工作的宏观调控，并进一步发展了公共营养事业。

在19世纪中叶至二次世界大战期间，美国政府为了保障士兵的基本营养需求，预防营养缺乏病而建立起来的战时食物配给制度，调整食物结构政策及战时预防营养缺乏的社会性措施为公共营养的发展奠定了基础。

1943年，美国首次提出的各类人群的膳食营养素供给量建议，为人群合理营养提供了科学依据。至20世纪50年代，基本完成了包括膳食调查、人体测量、临床检查和用生化技术检测人体营养水平的营养调查。战后几十年间，公共营养得到很大发展，其涉及的范围包括人群营养调查与监测、营养素供给量标准的制订、膳食结构调整、营养性疾患的预防、营养教育与宣传咨询以及营养立法等。为了改善公共营养状况，许多国家制定了营养指导方针，采取营养立法手段，建立国家监督管理机构，使现代公共营养领域更富于宏观性和社会实践性。

20世纪初，我国开始建立现代营养学，1913年首次提出我国的营养状况调查报告。1925—1936年，公共营养的教学与科研得到较大发展。在抗日战争的艰难时期，我国老一辈营养科学工作者仍然对一般市民、学生、工人、农民等，开展营养状况调查研究工作，并编著当时仅有的一本《实用营养学》。

从 20 世纪 80 年代开始，我国公共营养事业有了快速的发展。1983 年 10 月 19 日在江苏南京召开了首届公共营养专题讨论会，并成立了公共营养专业组。1984 年正式成立了中国营养学会公共营养委员会。同年，葛可佑研究员在中国预防医学科学院营养与食品卫生研究所首次创建了我国第一个公共营养研究室，翟凤英研究员继而发展了公共营养研究。

多年来，我国的公共营养专业取得了长足进步，也收到了显著的社会效果。1959 年的第一次全国营养调查开创了我国全国性营养调查的先河。随后 1982 年、1992 年的营养调查都获得了我国居民膳食营养状况的大样本数据。2002 年，将营养调查、肥胖、高血压及糖尿病作为一项国家级综合调查项目，完成了 20 多万人群样本的"中国居民营养与健康状况调查"。2010 年开始将营养调查常规化，更名为营养监测，至 2014 年已经完成了新一轮调查监测。这些调查数据成为反映我国人群不同历史时期膳食营养状况的宝贵资料。同时，从 1989 年开始，建立了我国营养研究的人群队列（CHNS），至 2011 年已经完成了覆盖 12 个省（市、区）15000 多人的 9 轮队列追踪调查，形成的数据库为国内外广泛应用，成为世界研究经济变迁、城镇化快速发展、膳食营养变化和慢性病的一个经典范例。从图 1 可以看出，近年 CHNS 调查数据越来越多地被使用。

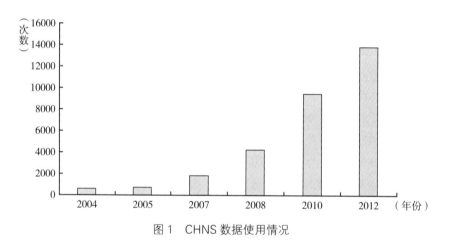

图 1　CHNS 数据使用情况

此外，公共营养工作者还在 DRIs、膳食指南等方面参与了大量科学研究工作。1939 年中华医学会提出了我国历史上第一个营养素供给量建议，1955 年开始制定"每日膳食中营养素供给量"，1997 年正式公布《中国居民膳食指南》《中国居民膳食宝塔》。在此期间，公共营养工作者还组织开展了广泛宣传教育活动，在我国人群推广实施膳食指南中发挥了很大作用。

在卫生部与联合国儿童基金会的支持下，公共营养机构组织开展了"贫困农村地区学龄前儿童营养监测与改善"项目，1985—2000 年在我国 27 个省 101 个贫困县通过开展营养教育，以及贫血和佝偻病防治，扩大家庭菜园、家禽家畜养殖、稻田养鱼等多项改善措施，使儿童的营养状况有了明显改善，贫血率下降 50%、营养不良下降 25%。

在营养政策法规领域，公共营养工作者也投入大量的人力开展相关研究，尤其是 21世纪初，为我国的营养立法工作收集了大量国外法规资料，并进行了系统研究分析，撰写研究报告、营养改善条例草案等，使营养立法工作有了一定的基础，在各方面的努力下，2010 年卫生部颁布了《营养改善工作管理办法》。

二、公共营养学科的最新研究进展及现状

在过去十年中公共营养学科立足于我国的营养问题和社会需求，在营养流行病学、大众营养教育、膳食指南、膳食营养素参考摄入量、营养政策和营养经济学等方面，均取得了长足的进步，并且获得了显著的社会效益。

（一）营养流行病学研究

信息收集是公共营养研究领域的重要环节，营养流行病学则是营养信息收集和分析的基本技术手段，在实践中广泛应用。通过营养流行病学方法在我国获得了大量的居民膳食营养数据、健康状况、身体活动数据以及社会经济环境数据，从而全面了解人群的营养状况及其相关因素，为分析和探讨膳食和非膳食营养状况对健康的影响提供必要的资料和依据。

1. 观察性研究

在公共营养领域观察性研究最为广泛，尤其是我国开展的全国性营养调查和分析，如1959 年、1982 年、1992 年、2002 年和 2012 年的调查，收集了我国人群在不同时期的食物消费、膳食结构和营养及健康状况的数据信息。通过比较分析，可以观察和了解我国人群的营养状况好坏，营养问题及相关影响因素。为制定相应的营养改善政策和措施提供了科学依据；也为开展一系列营养研究提供了基础信息。

2. 跟踪研究

我国在营养领域开展的全国性以及跨省市的跟踪调查研究较少，但区域性或局部的跟踪研究则较多。一项覆盖 9 省的"中国健康与营养调查"是目前国内时间最长的跟踪队列研究，从 1989 年至今已经开展了 9 轮跟踪调查，范围也扩大到 12 个省（区、市）。基于此项调查数据，近年来发表了大量的科研论文。同时，随着调查研究的延续，在跟踪研究方法上也做了一些探索，将计算机辅助面访引入营养调查，通过多次的试点和比较研究，证实经过严格规范的培训，计算机辅助膳食调查在营养流行病学调查中有较好的可靠性和实用性。

3. 膳食模式研究

在膳食与健康关系的研究中，传统的方法主要是探讨单一营养素或者食物与人体健康的关系，没有考虑到营养素或食物之间的相互作用，具有一定的局限性。为了克服传统研究方法的不足，近年来使用膳食模式研究方法，对整体膳食进行分析，从而更全面

实际地反映食物和营养素的综合效应，更有效的研究膳食与人体健康的关系。膳食模式已被广泛地运用在营养流行病学研究中，分析其与肥胖、高血压、心血管疾病等慢性病的关系。这不仅能了解居民膳食结构和营养状况，还能为慢性病的预防提供重要的膳食指导依据。

目前的膳食模式研究是基于各种食物摄入量的相关性，运用因子分析法定义膳食模式，很少提及或探讨各类食物的构成比问题，因此需要进一步探讨膳食模式中各类食物的构成比例及其与健康的关系，从而数量化合理膳食模式。此外，儿童青少年时期是饮食习惯形成的重要阶段，研究儿童青少年的膳食模式变化及与成年期健康的关系，对于慢性病的预防具有重要意义，为此国内研究者也开展了一些相关研究，不断积累膳食模式研究经验和证据。

4. 研究论文

2010 年至今，我国在观察性研究、跟踪研究和膳食模式方面发表的研究论文数量见表 1。从近几年论文数量可看出，2012 年后研究者对我国人群膳食模式的研究有较大增加，发表论文的数量较 2010 年和 2011 年增加了 2 ~ 3 倍。

表 1　2010—2015 年我国营养流行病学研究论文发表数量

论文分类	论文数量（篇）					
	2010 年	2011 年	2012 年	2013 年	2014 年	2015 年
观察性研究	35	46	24	36	31	11
跟踪研究	12	13	16	14	9	2
膳食模式	11	12	20	40	28	16

（二）大众营养教育

我国人群普遍存在营养素养偏低状况，也有很多不良的饮食行为，具有很大的疾病风险。针对这些问题，在营养领域开展了大量营养教育活动，其中围绕《中国居民膳食指南》开展的大众营养教育活动最为多见。然而，对于大众营养教育的方法学研究和效果评价等则探讨较少，且不够深入。仅有少数学者侧重对教育方式、途径等的研究探索，观察不同层次人群喜爱的教育方式，发现受教育程度较高者更愿意从书籍、报刊、网络等途径获得营养知识，而受教育程度较低者则愿意从电视、专家讲座、广播等途径获得营养知识；而且不同职业、不同受教育程度人群的行为改善也存在很大不同。在网络、手机等不断发展的今天，微信、微博等方式正成为新的营养教育途径，受到越来越多的关注和探索应用，只是相关的论文非常少见。

中国疾病预防控制中心于 2012 年启动"国家食品营养标签健康教育行动"，相关论文报道显示：经过 3 年营养标签健康教育行动，示范点居民对营养标签知晓率提高了 80%。

（三）膳食指南

我国在 1997 年就出版了膳食指南。随着经济的发展，我国主要农产品生产总量持续增加，食物供应充足，居民的膳食质量和健康水平伴随着国民经济和社会发展得到了进一步的提高，人群营养状况得到进一步改善。但是膳食结构仍然不尽合理，微量营养素缺乏和营养过剩并存的现象依然存在，高血压和糖尿病等慢性疾病的患病率均呈增高趋势，严重威胁我国居民的健康。为了在膳食结构显著变化时期指导居民合理膳食，从而达到控制营养不良和减少慢性病的目的，中国营养学会以科学证据为基础，密切结合我国居民膳食消费情况和营养状况的变化，于 2014 年启动对 2007 版《中国居民膳食指南》和《中国居民平衡膳食宝塔》的修订工作。此次修订将基于食物、基于科学研究系统分析证据和基于公共卫生问题组织相关专家开展工作。新版指南将通过有针对性地指导我国居民改善膳食结构，起到引导食物合理生产与消费、促进健康政策发展等重要作用。

（四）膳食营养素参考摄入量

我国在 1988 年就制定了"每日膳食中营养素供给量"。根据时代变化需求，中国营养学会在 2010 年开始组织 80 余位营养学专家参与，在应用更多循证营养学研究资料，纳入近十几年来国内外营养学一些新的研究成果的基础上，经过文献检索、科学论证、编写、审校等一系列工作，历时 3 年完成对《中国居民膳食营养素参考摄入量（2013 版）》的修订工作。修订后的《膳食营养素参考摄入量（2013 版）》不仅保留了平均需要量、推荐摄入量、适宜摄入量和可耐受最高摄入量，而且基于非传染性慢病一级预防的研究资料，提出了宏量营养素的可接受范围（AMDR）和一些微量营养素的建议摄入量（PI-NCD）；对有充分科学依据的少数膳食成分，提出了可耐受最高摄入量或 / 和推定建议值（SPL）；同时更加详细地说明营养素参考摄入量的应用程序和方法，为更好应用提供了参考。

《中国居民膳食营养素参考摄入量（2013 版）》的主要内容分为 3 篇：概论、能量和营养素、水和其他膳食成分。并细化了营养素摄入指标，除了平均需要量、推荐摄入量、适宜摄入量和可耐受摄入量等基本指标外，新添加了针对植物营养素的特定建议量、针对慢性病预防的推荐摄入量以及针对宏量营养素的可接受范围。

（五）营养政策

营养政策、法规和标准研究是公共营养领域的重要部分。公共营养学不能仅停留在发现人群中存在的营养问题，其根本目的是分析人群营养问题的形成条件和营养状况的制约因素，研究并制定解决营养问题的政策和策略，改善人群营养状况，促进全民健康素质提高。

1. 营养政策研究与制定

（1）《中国食物与营养发展纲要（2014—2020 年）》

根据国家长期发展和解决实际营养问题的需求，经过 3 年多营养、食品及相关专业人员的研究工作，2014 年 2 月 10 日，国务院办公厅正式发布《中国食物与营养发展纲要（2014—2020 年）》（以下简称《纲要》），这是继《九十年代中国食物结构改革与发展纲要》《中国食物与营养发展纲要（2001—2010 年）》之后，我国政府制定的第三部关于食物与营养发展的纲领性文件。《纲要》是由农业部和卫生计生委共同牵头，发展和改革委、财政部、教育部、科技部、商务部等 5 个部委参与编制完成。发展目标立足保障食物有效供给、优化食物结构、强化居民营养改善，绘制出至 2020 年我国食物与营养发展的新蓝图。

为确保目标任务顺利实现，《纲要》强调了推进食物与营养法制化管理，抓紧进行食物与营养相关法律法规的研究工作，适时开展营养改善条例的立法工作。

（2）《国家贫困地区儿童发展规划》

经过数年的前期研究，2014 年 12 月 25 日，国务院办公厅印发《国家贫困地区儿童发展规划（2014—2020 年）》（以下简称《规划》）。该《规划》部署进一步促进贫困地区儿童发展工作，切实保障贫困地区儿童生存和发展权益，实现政府、家庭和社会对贫困地区儿童健康成长的全程关怀和全面保障。

健康和教育是儿童发展的两个核心领域。保障儿童健康是《规划》的主要目标之一，新生儿出生健康和儿童营养改善是两方面主要任务，强调了加强孕产妇营养补充，改善婴幼儿营养状况（倡导 0 ~ 6 个月婴儿纯母乳喂养，加强母乳喂养宣传及相关知识培训、扩大婴幼儿营养改善试点范围），完善农村义务教育学生营养改善工作机制，提高儿童营养改善保障能力等营养干预措施。

2. 营养法规研究与制定

经过营养专业人员多年的呼吁和倡议，2004 年国务院批示营养立法，中国营养学会开始组织开展《营养改善条例》草案研究和编制工作。2009 年为了在开展《营养改善条例》起草过程中及早出台一部营养相关法规，在卫生部相关司局的支持下，启动了制定《营养改善工作管理办法》工作。经过近两年研究工作，完成了编制任务，卫生部于 2010 年 8 月 3 日以"卫疾控发〔2010〕73 号"文向全国各省、市、自治区卫生厅局正式发布《营养改善工作管理办法》，2010 年 9 月 1 日起实施。《营养改善工作管理办法》的颁布实施，是营养政策法规研制工作迈出的一大步，为继续推进营养立法工作奠定了坚实的基础。

2014 年 10 月，受国家卫计委疾控局的委托，中国营养学会法规标准委员会和中国疾控中心营养与健康所先后组织了《营养改善条例》草案修订的多次论证会。组织开展营养法律法规实施状况的地方调研工作，通过各种渠道广泛征求各方面的意见，收集国内外相关资料信息，于 2014 年年底完成了《营养改善条例》草案修订，在我国营养法规研制中取得了一定进展。

3. 营养标准研究与编制

随着我国经济和居民生活水平的持续快速发展、改善，社会对营养的需求正大幅增加，百姓对营养概念的理解、生活中的应用、治病防病等方面的知识需求越来越迫切。但是，由于多数营养工作方法和措施还停留在科学研究的层面，没有形成统一的标准，难以由国家统一部署，在全国范围内大面积的推广应用。而我国的营养标准非常有限，缺乏基础性标准、人群营养标准、膳食指南标准、食物成分标准、方法标准等，与国外相比已经明显滞后，与国内的经济发展和社会需求亦不相协调。

为了拓展营养政策新的领域，一批营养专业人员积极筹备，经过一年多申请，卫生标准委员会营养标准专业委员会获得卫生部批准，于 2010 年 11 月正式成立。经过前期大量的研究，制定了《营养标准专业委员会章程》《营养标准专业委员会"十二五"发展规划》和《营养标准体系框架》等涉及营养标准专业委员会未来发展的一系列重要文件，为营养标委会工作的顺利开展打下坚实的基础。同时，通过营养标委会的引导和组织，每年都有 4 ~ 5 项营养标准完成编制工作，截止到 2014 年共完成上报 22 项营养标准，目前已有 13 项获得发布，初步构建了符合我国的营养标准体系框架。

（六）营养经济学

将经济学理论引入营养学研究，探讨社会经济发展对膳食营养状况的影响，分析营养缺乏与营养过剩问题对国家发展可能产生的经济负担。

目前，国内关于营养与经济之间关系的探讨尚处于起步阶段，并且绝大多数的研究人员均来源于农业领域，探讨的内容也局限于食物消费量与食物价格之间的关系。由于许多经济因素（如食物价格的改变）与营养素之间的关联性分析与疾病健康之间因果关系的研究尚未开展，因此，农业领域的研究学者在评价和计算人群食物消费结构过程中，往往忽视人群的营养状况，或者未能全面地反映居民的营养状况，因而无法更精确有效地为经济政策（如收入政策、价格政策等）的制定提供依据。

国家在有效地调节居民食物营养结构方面所能采取的最有效措施仍然是价格。价格调节对于居民总体营养结构的改变具有直接导向作用。食物价格水平与收入的比率决定着营养素的摄入。对居民来讲，价格上升在收入不变的条件下，营养素摄入量就会下降。反之亦然。食物价格为居民根据自己的家庭结构来自由配置食物种类和数量提供了可能性。通过食物的营养素含量结构与价格结构的差异来合理购买，追求最佳营养配置。此外，居民餐桌常见食物包括谷类、肉类、蛋类、蔬果类、奶类等，各类食物之间替代的可能性极为广泛。对他们有效而合理地替代，可帮助居民在收入不变甚至收入减少或者物价上涨的情况下仍然使营养结构合理化。目前，我国农村受商品经济的发达程度、交通运输条件等因素的制约，农村居民的营养水平与营养结构与城市居民还有一定差别。为拉平这种差别，充分改善农村居民的营养状况，政府需要进一步采取有效的价格政策，促进农村居民食品需求量和营养结构的改善。

此外，在营养经济学领域还开展了一系列研究，如营养综合干预措施对社区高血压患者的费用效果研究；经济变迁对居民膳食与营养状况的影响及其机制；经济变迁对居民肥胖、糖尿病、高血压、血脂异常等营养相关慢性病的影响及程度；建立经济—膳食—疾病效应模型,对未来发展出现的营养问题进行预测;不同营养问题可能产生的经济负担;开展营养干预改善措施的费用—效果评价等。

三、公共营养学科国内外研究进展

（一）国外研究进展

1. 政策法规

2014年11月19日,第二届国际营养大会通过了旨在解决饥饿和肥胖问题的《营养问题罗马宣言》和《行动框架》。《营养问题罗马宣言》倡导人人享有获得安全、充足和营养食物的权力,并促使各国政府做出承诺,为防止包括饥饿、微量营养素缺乏和肥胖在内的各种形式的营养不良做出努力。《行动框架》明确指出应对营养问题和挑战方面,各国政府均肩负首要责任。

不论是发达国家,还是发展中国家对营养政策法规都开展不同层次的研究,针对儿童营养不良、贫血、维生素缺乏以及肥胖、营养相关慢性疾病等制定相应的政策和法规,并对其政策、法规的有效性开展科学评估。

2. 学术思想

在公共营养专业领域,发达国家,尤其美国、欧洲的研究一直处于领头羊地位。不仅学术成果丰硕,而且创新性地提出许多假说,也建立了一些理论和评价体系,如膳食模式、经济变迁、营养变迁、食物价格弹性、社会经济地位、膳食质量指数等,为公共营养研究注入了很大活力,特别是在以下领域发展更是迅速。

随着全球经济的迅猛发展,居民收入水平大幅增加以及食物价格的改变,经济领域指标及研究方法在公共营养领域中的应用越发广泛,公共营养领域与经济学领域之间的紧密联系也日益得到重视。研究在一定经济条件下的人群营养水平、营养结构、营养行为等问题,以及人类营养水平、营养结构、营养行为的变化对于社会经济状况的影响;揭示人类营养需要量在一定经济条件下的最佳配置规律;指导人们在特定的收入水平下,如何合理、经济地配置营养品,引导人们科学、合理地消费,使营养物品及营养供给在有限的收入条件下达到优化的组合。作为新的学科生长点,营养经济学注重学科渗透和交叉合作,为诸多社会问题的解决提供了新的视角和思路。目前,国际上关于营养与经济之间关系的研究主要集中在四个方面。

（1）探讨经济系统与营养状况的交互作用

营养状况既是经济发展的结果和指征,也是经济发展的重要动力之一。营养状况与经济发展可以形成一个良性循环圈。Lenoir-Wijnkoop等学者在探析经济对营养的影响中指出经济对营养的重要作用日益成为影响健康生活质量的关键要素。Thow等在探讨营养与经济之间内在关联中指出,经济的增长可以减少营养不良的发生,同时,营养的改善则可以直接或间接提高生产效率而产生巨额经济效益。国外开展了大量的针对营养与经济效益的关联性分析研究，如学生早餐、午餐等营养计划实施的效果等。

（2）探讨某些经济要素对人群营养水平的作用机制和后果

Mckinnon 等学者的研究发现，在膳食平衡上，不是越贵的食物就越有营养，科学的饮食不一定需要高额食物支出，收入低的人群可以根据当地食物特色就地取材，从而达到合理营养的目的。同时，他也提到食物价格和家庭收入往往是健康饮食习惯的重要影响因素，并且指出适度的食物价格杠杆比营养健康信息更能影响人们的饮食习惯。

（3）探求营养优化的问题

利用经济领域的线性规划模型来估算食物最低价格，制定居民最低生活保障线、优化食物结构，计算最低食物支出，寻找最优的食物搭配。

（4）研究食物及营养素的价格弹性

目前，许多欧美国家已经开始征收"脂肪税"，如丹麦和墨西哥通过征收脂肪税来提升高脂肪食物的价格，从而降低居民高脂肪食物的摄入量，达到控制超重、肥胖等营养相关慢性疾病的目的。

3. 学科领域

（1）膳食模式研究

为了克服传统研究方法的不足，近年来使用膳食模式研究方法，对整体膳食进行分析，从而更全面地反映食物和营养素的综合效应，更有效的研究膳食与人体健康的关系。膳食模式已被广泛地运用在营养流行病学研究中，分析其与肥胖、高血压、心血管疾病等慢性病的关系。这不仅能了解居民膳食结构和营养状况，还能为慢性病的预防提供重要的膳食指导依据。

有关膳食模式与健康关系的结论多数都是在西方国家人群研究中得出的，尽管这些研究成果对我国慢性病预防具有一定的参考价值，但由于我国在饮食文化、生活方式和风俗习惯等方面与西方存在很大的差异，居民的日常饮食习惯和食物喜好有着自身的特点。而且，已有研究中多数都是一个时间点的横断面调查，假设调查对象的膳食模式是恒定不变的，用一个时间点的膳食模式代表了人群长期的饮食习惯。这种假设显然是不够准确的，尤其是在生活环境快速变化的人群中。

建立国家营养和健康研究队列，应用长期的纵向追踪数据研究我国居民膳食模式变化及与健康的关系，确立适合我国居民的合理膳食模式已经成为专业领域研究的一项迫切需求。目前，膳食模式研究方法还处在发展中，已有的膳食模式研究是基于各种食物摄入量的相关性，运用因子分析法定义膳食模式，很少提及或探讨各类食物的构成比问题，因此需要进一步探讨膳食模式中各类食物的构成比例及其与健康的关系，从而量化合理膳食模式。此外，儿童青少年时期是饮食习惯形成的重要阶段，研究儿童青少年的膳食模式变化及与成年期健康的关系，对于慢性病的预防具有重要意义；另外，还需要开展对不同膳食模式研究方法的有效性和稳定性的评价，从而进一步改善这些方法的实用性。

（2）在外就餐对人群营养健康的影响

随着经济全球化和城市化进程的加快，在外就餐目前已经成为很多国家面临的主要营养问题之一。即使在中低收入国家，在外就餐在饮食中的影响也越来越大。在外就餐食物的特点通常是高能量、高脂肪、低碳水化合物、低维生素和矿物质；并且在外就餐与蔬菜和水果摄入减少以及酒类消费增加有关。因此，亟须制定基于科学研究的政策法规及健康干预措施来应对在外就餐对营养状况潜在的不利影响。

社会经济的发展，为在外就餐流行提供了一系列促进条件。例如，女性就业率的提高，使得双职工家庭增加；家庭规模逐渐缩小；家庭收入水平提高；餐馆环境便利，选择类型增多；在外就餐成本降低，方便经济的就餐形式普及；工作及社交需要；媒体广告，商业促销等。在外就餐的流行，主要体现在以下两个方面：在外就餐花费以及在外就餐食物供能比的持续增加。

首先，在外就餐食物花费在居民食物花费中的比例逐渐增加。美国居民这一比例从1970年的25.9%增长至2012年的43.1%（Economic Research Service，U.S. Department of Agriculture）。中国城镇居民在外就餐食物花费占居民食物花费的比例，虽然仍远低于美国，但是增速更快，从1995年的9.1%快速增长至2012年的21.8%（中国统计年鉴）。

关于在外就餐的分析，主要有两个方向：一是以食物为基础，计算在外就餐食物在能量及营养素摄入来源中的贡献比例。对于在外就餐食物的定义，通常包括两种情况：以食物的食用地点定义，而不考虑食物的烹调加工来源；或者以食物烹调加工的地点定义，而不考虑进食地点。在外就餐研究的另一个分析方向，是以餐次为基础，计算一段时间内，在外就餐的餐次频率。

研究发现，在外就餐时人们更倾向于选择能量密度高但营养价值低的食物，例如，面粉及其制品、油炸食品、酒类、高脂肪红肉和快餐食品等。另外，在外就餐的食物消费结构也从"传统食物"向"新型食物"转变，米＋菜＋豆的健康模式慢慢消减。

（3）城镇化对营养健康的影响

我国处在城镇化的加速发展阶段，未来5年更是大力推进城镇化的重要时期。伴随着城镇化进程，我国城乡居民必然要面临生活方式、食物购买环境、食物消费模式、医疗卫生服务等的变化。这些变化与营养健康状况及其慢病发生发展息息相关。有研究表明社区内的生活居住、食物购买、医疗卫生服务等多方面的环境因素均会对居民营养健康状况产生影响，而且以社区为基础建立综合性健康干预措施对于改善社区居民健康状况、降低疾病负担能够起到积极的作用。国内有关城镇化对居民营养健康的研究还处于起步阶段，且多是从理论角度推测城镇化的影响，缺少实际数据支持的量化评估。

4. 技术与方法

（1）调查与检测技术的计算机化和自动化

近期，发达国家在营养调查时采用自动化设备和仪器，将问卷调查和生物样本采集、检测紧密结合在一起，不仅缩短了调查时间，而且快速生成调查数据，形成调查数据库。

其中典型的是美国营养调查采用由数辆大型车辆组成的调查检测工作站，形成一站式调查、检测，每位调查对象只需要一次调查就能完成所有调查内容，包括生物样本、体测等项目。

此外，生物样本检测也从过去的血生化指标检测向多种生物样本如血、尿、头发、指甲、粪便等的检测，尤其是对遗传背景和特征的检测正成为一个热点，以期发现更多的致病因素和影响因素，为疾病病因探索和预防提供科学证据。

（2）膳食评价的大众化

膳食结构评价曾经将世界各地区的膳食结构划分为以植物性食物为主、动植物食物平衡、以动物性食物为主和地中海四种膳食结构，尤其是地中海膳食结构被广泛推崇，也有大量的研究来分析其与健康的关系。目前，评价整体膳食质量的膳食模式方法及对健康的影响受到越来越多的关注。

膳食模式评价主要分为两种：数据驱动膳食模式和基于健康膳食理论的膳食模式。数据驱动法是以研究人群的膳食调查数据为基础运用统计方法来确定膳食模式的种类，也称为"后验法"，主要统计方法有因子分析和聚类分析。因子分析是根据食物变量之间的相关程度，将食物变量聚类成几个主要的类别，再根据专业知识赋予这些类别可能代表的含义。聚类分析是根据膳食特征将个体归为相互独立的类别，膳食相近的人群归为一类，膳食差别较大的人群分属不同的类。基于健康膳食理论的膳食模式也称为膳食评分法、综合膳食指数法、膳食质量法、先验法，是以现有的膳食指南或其他以证据为基础的科学的饮食建议为基础，采用某些方法创建膳食评分，然后对个体的膳食数据计算实际膳食得分。近年来，膳食模式已被广泛地运用在营养流行病学研究中。

（二）我国专业领域的差距

1.急需建立适合我国国情及长期发展需要的营养健康政策法规体系

新中国成立以来，我国政府针对不同时期的食物生产和供应形势采取的一系列食物营养政策，在稳定社会、保障人民基本食物营养需求方面起到了良好作用。改革开放后，随着经济的快速持续发展，城乡居民的生活水平和食物供应发生了巨大变化。虽然居民的购买力大幅提高，食物供应充足、丰富，但是由于居民教育水平和营养素养的提高相对滞后，并且缺乏相应的、强有力的食物营养政策的引导，导致一些地区某些食物过度消费，营养相关慢性病问题大幅增加，另一些地区营养缺乏及其沉重的疾病负担还远没有消除。

这些问题说明：一方面我国的营养健康政策法规体系建设没能跟上需求发展的步伐；另一方面也缺乏对现有相关政策法规有效性的客观评价。因此，收集我国营养健康政策法规及其实施资料，对现行营养健康政策实施效果进行深入的调查、评价，掌握其实施现状及在实施过程中面临的主要问题和困难，总结经验与教训，可以更好地指导今后营养健康政策的制定或修订，为建立符合我国国情的营养健康政策体系提供参考依据。同时，借鉴发达国家及部分发展中国家在营养健康政策法规领域的相关研究经验，结合我国经济发展和社会变迁的实际特点，形成政策法规制定的标准化技术规范，建立和完善符合社会发展需求的中国营养健康政策法规体系框架。

2. 缺乏系统深入的理论探索和原始创新

由于国家在公共营养领域，尤其是在营养政策法规研究领域的投入严重不足，长期以来仅有少数研究者从事相关的理论研究和实践探索。各方面的因素制约我国的研究人员在某些特定方向开展长期的深入研究，即使有相关研究也往往是"蜻蜓点水"，多数是跟在西方发达国家的理论、假说等后面做一些调查、验证工作，很少有精雕细琢，很少有原始创新。当我们遇到新的形势变化、新的问题时，就会不知所措，就需要等待。中国营养的实际问题，很多时候需要国外的理论来解释和分析，多少年来很少能够看到我国的研究者在理论研究上的成果，往往是国外专业人员在研究我国营养问题时实现突破，有了新的发现，提出了新的假说，形成了新的理论。

今后如果这种情况仍然没有改善，我国将面临既缺理论基础，又缺人才队伍的局面，如何解决越来越多的营养健康问题将是极大的挑战。为此，我们需要长期稳定的投入，开展系统性研究工作，通过创新，在理论研究发展的基础上制定有针对性的政策措施，建立和完善服务于社区的营养健康管理评价体系；开发服务于个体的营养健康管理公共产品，建立营养评价的实用方法；开发营养评价实用工具。

3. 缺乏资源共享和多部门、多学科的协作研究

过去几十年，我国在营养与健康领域开展了大量的调查、监测以及科研工作，在实际工作中形成了许多数据信息资源。由于缺乏相应的机制，大多数信息资源被保存在个别的研究机构和个人手中，没有实现资源的共享，造成很多重复性的工作，也使已有资源的科学和社会价值大大降低，实际上是专业信息资源的一种浪费。

此外，由于部门、学科的界限，在国内面对重大营养与健康问题时，难以形成多部门、多学科的联合攻关研究，多是单一领域的专业人员的投入，以至于对问题的分析视野比较局限，认识不够全面，难以产出卓越的研究成果。

为此，需要国家重点关注，加强研究开发投入，从政策、组织上引导多部门、跨行业团队协作、重点攻关，形成科学、系统的政策支撑体系，营造有利于资源共享、多学科协作研究的社会环境，并促进其可持续发展，为我国食物与营养工作发展奠定良好基础。

4. 营养膳食调查和评价技术方法比较陈旧

经过多年的营养科学研究与实际工作应用，我国形成了一套较为完善的方法对居民的膳食营养进行评价。随着社会的发展，人们膳食模式和饮食行为的改变，居民食物消费品种的多样性和食物加工方式的复杂性，特别是对在外就餐、烹调油和调味品，以及零食消费行为的膳食营养评价方面，传统的营养膳食评价方法需要不断改进和完善。

以往膳食营养评价都是采用纸质问卷的形式，难以适应快捷的评价反馈需求。随着计算机便携性提高和操作方式的改进，在膳食调查中使用计算机完成访问成为可能，近年来计算机辅助面访在社会学调查中应用越来越广，缩短了数据收集的周期性，提高了数据质

量。计算机辅助膳食调查在营养流行病学调查中有较好的可靠性和实用性。计算机辅助膳食调查具有食物定量准确、食物编码自动生成、数据收集周期较短、支持回访、数据质量好等优点。目前，我国在这方面的研究应用还非常有限，全国性的营养调查仍然沿用纸质问卷的调查方法，如果对调查方法进行改进，还需要在已有计算机辅助面访系统的基础上进一步完善快速评价、危险性评估和相应的建议模块，开展更大规模的预试验，为全国营养调查积累经验，做好准备。

此外，计算机辅助面访的研究工作不仅要满足调查需要，还要进一步发展，以满足营养干预的需要。

5. 针对公共营养热点问题的研究相对滞后

我国在公共营养领域的研究多停留在传统热点区域，缺乏对营养变迁的敏感性，也缺乏对新的热点问题的系统追踪，存在着"人云亦云"的现象，在发达国家开始研究我国的营养健康新问题后才开始关注，进而启动相关研究。其关键的问题还是缺乏创新精神。

目前，一些热点问题已经引起了我国学者的关注，如我国城镇化过程带来的生活环境变化及对居民健康行为和生活方式的影响，提出在对其影响进行量化评估的基础上制定相应的干预政策措施，从而能够在经济发展和城镇化过程中有效引导居民健康生活方式的形成，提高其营养和健康水平。针对在外就餐、零食消费、预包装食品消费增加等突出问题，现有研究非常有限，还需要开展更多基础性工作，为评估和干预提供基础。

四、公共营养学科发展趋势及展望

1. 需要建立服务于营养健康政策体系的基础数据支撑平台

通过营养健康政策的需求调查，明确营养健康政策制定或修订的主要构成要素和支持体系，最大限度地发挥我国人群营养健康基础数据信息的作用。在原有数据库的基础上进行整理整合，补充收集健康环境相关信息，增加城镇化人群、流动及留守人群膳食和健康资料，补充预包装食品、在外就餐及食物价格对居民食物选择和健康影响的信息，逐步建立服务于营养健康政策法规体系的基础数据支撑平台。

2. 营养调查与健康诊断向以大数据集成的方向发展

由于我国存在着较大的地区、城乡差异，食物及疾病形势发生着快速变化，如何有效应对慢性疾病的巨大压力，解决我国的主要营养问题，不仅要求国家在整体上了解国民的营养状况，而且还需要针对不同地区、不同人群做出准确的健康诊断。通过精准医学的方法和手段不仅要对已有问题制定解决办法，还要预测将来可能发生的问题并提前做好应对准备。

以前，一些政策的制定存在很多随意性，靠领导意志，拍脑门、拍胸脯，根本解决不了实际问题。为了避免此类现象的再次发生，应该按照规范的政策制定制度和程序，结合时代发展和社会需求变化不断完善。应该不断学习和汲取国外的先进经验，结合我国实际情况，在基于充分科学证据和大数据的基础上，明确主要或关键的营养健康问题，为营养政策制定提供科学依据，对政策效果提供客观评价。

3. 营养干预与评价向多层次、系统化方向发展

目前，由于我国的营养健康政策尚处于逐步建立和完善的阶段，因此非常缺少系统化的营养干预措施，更无相应的实用工具和可供利用的公共产品。结合经济和社会发展的新特点，在社区、家庭和个体层面开发适用的健康管理工具和公共产品，形成多层次立体的健康政策、营养干预系统，促进健康的社区环境、家庭环境和个人健康生活方式的形成。

营养评价既要为政策服务，又要为专业和普通个体服务，原有的理论和技术已经显得力不从心，比较陈旧。近年来，经济学方法已经被引入营养评价，通过投入与产出、费用与效果的分析来判断营养健康政策措施的客观效果大小和好坏；此外，社会学、地理空间、精神心理等学科的内容和方法正逐渐被国内外的专业人员所应用，使营养评价能够满足更加多样、更加广泛的需求。因此，今后的营养评价不再是一个单一学科的内容，将向着多学科交叉融合的方向发展。

4. 营养知识传播及应用向信息化、智能化方向发展

现在，我国与发达国家一样处于科学技术高速发展的时代，信息的传递已经超越了过去口口相传，书本相传的范畴，更多地通过影像、网络传递，尤其是进入 21 世纪，信息传递的更快、更广。因此，营养知识传播及相应的发展应该跟上信息化的步伐，与现代信息化新技术相结合，服务于国家、社会和个人，否则，将脱离现实、脱离时代。

智能化则是近几年兴起的一股科技潮流，一个简单的例子是智能手机的应用和推广，其发展速度非常快。今后，在各个领域，智能化也将大有可为，通过智能设备和软件将使营养知识及实际应用更加便利。作为关系国家发展和社会民生的重要领域，食物与营养发展需要把握时代脉搏，加大对信息化、智能化的研究与应用。

—— 参考文献 ——

［1］王惠君，张伋，苏畅，等. 计算机辅助膳食调查方法应用［J］. 营养学报，2014，2：180-183.

［2］许佳章，于微，朱李佳，等. 计算机辅助营养调查面访系统的构建［J］. 中国食物与营养，2013，10：78-81.

［3］中国营养学会. 中国居民膳食指南（2011 年全新修订版）［M］. 拉萨：西藏人民出版社，2010.

［4］中国营养学会. 中国居民膳食营养素参考摄入量（2013 版）［M］. 北京：中国标准出版社，2014.

［5］国务院办公厅关于印发中国食物与营养发展纲要（2014—2020 年）的通知. 网络参考文献［EB/OL］. http：//www.moa.gov.cn/zwllm/zwdt/201402/t20140210_3754351.htm，2014-02-10.

［6］国务院办公厅关于印发国家贫困地区儿童发展规划（2014—2020 年）的通知. 网络参考文献［EB/OL］. http：//www.gov.cn/zhengce/content/2015-01/15/content_9398.htm，2014-12-25.

［7］卫生部关于印发《营养改善工作管理办法》的通知. 网络参考文献［EB/OL］. http：//www.nhfpc.gov.cn/zhuzhan/wsbmgz/201304/2d99c4ebe95047d28079d511e7582960.shtml，2010-08-12.

［8］ Lenoir W，Dapoigny M，Dubois D，et al. Nutrition economics- characterising the economicand health impact of nutrition［J］. Br J Nutr，2011，105（1）：157–166.

［9］ Thow AM，Sanders D，Drury E，et al.Regional trade and the nutrition transtion：opportunities to strengthen NCD prevention policy in the Southern African Development Community［J］. Glob Health Action，2015，8：28338.

［10］ Engle PL，Fernaid LC，Alderman H，et al. Strategies for reducing inequalities and improving development outcomes for young children in low-income and middle-income countries［J］. Lancet，2011，378（9799）：1339–1353.

［11］ Thow AM，Heywood P，Schultz J，et al.Trade and the nutrition transition：strengthening policy for health in the Pacific［J］. Ecol Food Nutr，2011，50（1）：18–42.

［12］ McKinnon L，Giskes K，Turrell G. The contribution of three components of nutrition knowledge to socio-economic differences in food purchasing choices［J］. Public Health Nutr，2014，17（8）：1814–1824.

［13］ Ryden PJ，Hagfors L.Diet cost，diet quality and socio-economic position：how are they related and what contributes to differences in diet costs［J］?Public Health Nutr，2011，14（9）：1680–1692.

［14］ Auestad N，Fulgoni VL. What current literature tells us about sustainable diets：emerging research linking dietary patterns，environmental sustainability，and economics［J］. Adv Nutr，2015，6（1）：19–36.

［15］ Tiffin R，Arnoult M. The public health impacts of a fat tax［J］. Eur J Clin Nutr，2011，65（4）：427–433.

［16］ Maniadakis N，Kapaki V，Damianidi L，et al. A systematic review of the effectiveness of taxes on nonalcoholic beverages and high-in-fat foods as a means to prevent obesity trends［J］. Clinicoecon Outcomes Res，2013，5：519–543.

［17］ Zhang J，Wang H，Wang Y，et al. Dietary patternsand their associations with childhood obesity in China［J］. Br J Nutr，2015，113（12）：1978–1984.

［18］ Van Horn L. Eating pattern analyses：the whole is more than the sum of its parts［J］. J Am DietAssoc，2011，111（2）：203.

［19］ He Y，Li Y，Lai J，et al. Dietary patterns as compared with physical activity in relation to metabolic syndrome among Chinese adults［J］. Nutr Metab Cardiovasc Dis，2013，23（10）：920–928.

［20］ Popkin B M，Adair L S，Ng S W.Global nutrition transition and the pandemic of obesity in developing countries［J］. Nutr Rev，2012，70（1）：3–21.

［21］ Kwon Y S，Ju S Y.Trends in nutrient intakes and consumptionwhile eating-out among Korean adults based on Korea National Health and Nutrition Examination Survey（1998–2012）data［J］. Nutr Res Pract，2014，8（6）：670–678.

［22］ Lachat C，Nago E，Verstraeten R，et al.Eating out of home and its association with dietary intake：a systematic review of the evidence［J］. Obes Rev，2012，13（4）：329–346.

［23］ Larson N，Neumark-Sztainer D，Laska M N，et al.Yong adults and eating away from home：associations with dietary intake patterns and weight status differ by choice of restaurant［J］. J Am Diet Assoc，2011，111（11）：1696–1703.

［24］ Murakami K，Sasaki S，Takahashi Y，et al.Neighborhood restaurant availability and frequency of eating out in relation to dietary intake in young Japanese women［J］. J Nutr Sci Vitaminol（Tokyo），2011，57（1）：87–94.

［25］ Kant A K，Whitley M I，Graubard B I. Away fromhome meals：associations with biomarkers of chronic disease and dietary intake in American adults，NHANES 2005–2010［J］. Int J Obe（Lond），2015，39（5）：820–827.

［26］ Hillier-Brown F C，Moore H J，Lake AA，et al.The effectiveness of interventions targeting specific out-of-home food outlets：protocol for a systematic review［J］. Syst Rev，2014，3：17.

［27］ McGuffin L E，Wallace J M，McCrorie TA，et al.Family eating out-of-home：a review of nutrition and health policies［J］. Proc Nutr Soc，2013，72（1）：126–139.

［28］ Langellier BA.Consumption and expenditure on food prepared away from home among Mexican adults in 2006［J］.

Salud Publica Mex，2015，57（1）：4-13.

［29］Villacis C，Zazpe I，Santiago S，et al.Frequency of eating away-from-home and quality of dietary carbohydrate and fat intake in the sun project［J］．Nutr Hosp，2014，31（1）：466-474.

［30］项琦．世界四大膳食结构之典范——地中海饮食［J］．食品与健康，2011，11：14-15.

撰稿人：张　兵　王惠君　翟凤英　易国勤　王志宏

临床营养学学科发展研究

一、引言

  临床营养学是研究人体在疾病状态下的营养需求与供给，即依据不同疾病过程中病理生理和代谢变化以及循证医学的证据，制订和调整能量和营养素摄入，通过消化道或静脉途径供给病人适宜的能量和各种营养素，满足病人的营养需求，达到促使疾病好转或痊愈的目的。由于医学模式的转变，临床营养学不仅仅是营养缺乏的治疗，其内涵已经涵盖了营养在病因、病程、预防、治疗、康复等诸多方面的综合作用。疾病引起的进食不足、疾病本身和治疗方式（包括手术、放疗、化疗等）等都能影响病人的营养状况，而病人营养状况的好坏直接关系到临床治疗效果和转归。临床营养在医疗中的作用日益突出，也得到了临床医学专家的一致公认。

  我国临床营养起步较晚，1984 年中国生理科学会营养学会组建了临床营养专业组，由查良锭教授任组长，2002 年更名为中国营养学会临床营养分会。通过临床营养工作者近 30 多年的努力，临床营养在营养不良的评估和治疗、疾病的营养治疗、肠内肠外营养支持、肠内营养制剂等方面都取得了可喜的成绩。

  卫生主管部门、医院管理部门、临床医务人员也逐渐认识到了临床营养治疗的重要性。2009 年卫生部下发《关于开展临床营养科设置试点工作的通告》并颁布《临床营养科建设与规范指南》（试行），有力指导规范医院营养科和营养专业队伍的建设、临床营养业务工作的开展。经过临床营养工作者的努力，临床营养在医疗中的地位也不断地转变。2011 年卫生部印发了《三级综合医院评审标准（2011 年版）》通知，将营养科正式按照医技科室评审，并且下发了《临床营养管理与持续改进》评价标准，这是对临床营养工作者的极大鼓励和肯定，也将进一步促进我国临床营养事业健康发展。

  目前，我国临床营养仍面临着诸多的问题。如对营养不良重要性认识不足，临床营养还缺乏核心和关键技术，营养风险筛查基本采用国外的方法，营养评估仍旧沿用传统的方法，缺乏新的可靠的技术指标，营养制剂的使用仍然存在不合理、不规范，迫切需要加强对临床营养学科建设和人才培养。虽然《三级综合医院评审标准实施细则（2011年版）》中对临床营养管理提出了具体的要求，明确了学科设置和人员配置的基本要求，但是由于种种原因，不少医院仍然没有临床营养学科设置和专业营养人员匹配，营养科室的归属和职能仍不明确，管理混乱的问题依然存在。

二、临床营养学科的最新研究进展或现状

1. 营养不良

营养不良（malnutrition）是指营养物质摄入不足、过剩或比例异常，与机体的营养需求不协调，而对机体细胞、组织、形态与功能造成不良影响的一种综合征。它严重威胁健康和病人的生存，即使在发达国家/地区，如在欧洲大约3300万人存在营养不良风险。营养不良不仅增加病人的死亡率和并发症（包括感染、压疮等）风险、而且降低病人的生活质量，增加卫生经济负担，如在欧洲营养不良相关的费用每年高达1700亿欧元。国内的一些调查显示2010年我国60岁及以上老年人群低体重营养不良发生率为5.4%，而住院患者的低体重发生率在入院时、住院中和出院时分别为11.12%、12.22%和14.62%，贫血的发生率在入院时、住院中和出院时分别为40.36%、53.12%和50.66%。张慧等对重庆地区三甲医院老年患者营养筛查发现营养风险发生率为46.6%，营养不足发生率为19.1%，而有营养风险患者接受规范的营养支持只有8.8%，可见营养不良在疾病的过程中并没有得到改善。

及早识别病人的营养不良是临床营养工作中有效进行营养支持的关键。即便发现营养不良，通常有不到50%的病人能够得到合理、有效的营养支持治疗，其他营养不良患者营养支持治疗失败主要归因于错过营养支持的最佳时机、营养支持不规范、与病人营养代谢的需求不匹配、医务人员营养专业知识的缺失以及没有专业的营养人员参与病人的营养支持治疗过程。通常改善病人营养不良的方法是鼓励病人增加进食、推荐病人服用营养补充剂（oral nutritional supplements，ONS）、实施管饲或肠外营养支持，循证医学的证据已经表明ONS是最为经济、简单和有效的方法。ONS是特殊医学用途配方食品（FSMP），2014年7月开始我国执行《特殊医学用途配方食品通则》GB 29922—2013和《特殊医学用途配方食品良好生产规范》GB 29923—2013，这为规范生产和合理使用特殊医学用途配方食品奠定了良好的基础，随着医疗改革的深入，FSMP产品有望列入医保报销，将对更好的改善病人的营养不良起到积极的作用。

2. 营养筛查与评估

随着营养支持在临床疾病治疗中的广泛应用，营养筛查与营养评估正越来越受到重视。然而，由于营养状态反映的是人体各系统各器官整体的功能，而单一或几个指标仅反

映一个或几个方面的问题，营养素之间的相互作用及机体的代偿作用常常掩盖了营养不良的临床表现。营养筛查是应用最简单、可重复、经济便宜的方法，包括体重变化、进食数量改变、体重指数（BMI）、所患疾病的严重程度等，营养筛查也可以作为营养评定的前站。医务人员进行简单的营养筛查，有助于发现哪些病人可能更需要营养干预。营养评估则是解释和扩展在营养筛查过程中得到的资料，发现和诊断疾病相关营养不良的最终评判工具，也是整个临床营养治疗流程的第一步。营养专业人员通过分析、评价临床信息，综合判断医疗及营养摄入史、消化吸收能力、体格检查、人体测量及机体成分分析、生化指标、临床表现及主观和客观情况等营养相关问题得出疾病相关的营养诊断。随后根据营养评定结果确定营养素需求、营养支持途径以及营养监测指标，改善患者的临床结局。

目前，国内外通用的营养风险筛查方法，有适用于住院患者的营养风险筛查 2002（NRS2002）、老年人群的简易营养评价法（MNA）、儿科营养不良评估筛查工具（STAMP）及适用于不同医疗机构的营养不良通用筛查工具（MUST）等筛查方法，NRS2002 临床上应用广泛，Badia-Tahull 等比较了 3 种不同评估方法，发现 NRS2002 比较适合评价胃肠术后肠外营养支持患者的营养状况。常用的营养评估工具有主观整体评估（SGA）、患者主观整体评估（PG-SGA）及 MNA，SGA 是目前临床营养状况评估的"金标准"，其信度和效度已经进行大量检验，并且被美国肠外肠内营养学会推荐为临床营养状况评估工具。目前，虽然营养筛查方法众多，但临床上采用的较少，仍然有大约 50% 营养不良的病人不能被及早识别。我国近 5 年也在围绕营养风险—营养支持—临床结局—药物经济学为主题的研究，多项调查显示大型医院及中小医院的住院患者约 30% ~ 35% 存在营养风险，尤其在 65 岁以上老年人 50% ~ 60% 的患者需要进行营养干预。因此，住院病人强制性的营养风险筛查非常必要，可使更多的病人收益。

3. 营养支持进展

（1）早期肠内营养（early enternal nutrition，EEN）

尽管对营养支持开始的时机、类型以及给予的量仍存在争论，但对于重症及外科患者早期 EN 已取得以下共识，包括：① EEN 可能对患者有益；② EEN 优于没有 EN 的支持；③ EEN 优于肠外营养（parenteral nutrition，PN）支持。

目前，针对 EEN 的指南主要基于随机临床对照研究及专家建议。临床研究中，衡量 EEN 的益处除关注其是否改善患者的营养状况外，更关键的是衡量 EEN 是否有利于患者临床结局的改善。这些有利结局包括：改善伤后代谢、降低伤后感染率、降低多器官功能衰竭（MODS）发生、缩短住院时间或 ICU 停留时间、降低死亡率、节约住院费用等。多数研究支持 EEN 能改善 ICU 患者临床结局，尤其是死亡率。

对 EEN 的"早"，一直没有公认的时间点。多数临床研究及指南将入院（或入 ICU）、或损伤造成后的 48h 内定义为"早期"，而一些研究将 24h 内定义为"早期"。Doig GS 等比较了随机接受 24h 内和 24h 后 EEN 的重症患者的临床结局，来自 6 项 RCT 研究的 Meta

分析显示，24h 内实施 EEN 死亡率下降 66%，且肺炎发生率降低了 69%，而两组间 MODS 发生率无显著差异。对创伤患者 EEN 的研究发现，4 项 RCT 中 24h 内实施 EEN 与创伤患者死亡率下降有关。因此，目前临床研究证据支持重症及创伤患者 24h 内开展 EEN 是有益的。最新发表在 *NEJM* 的一篇文献比较 ICU 患者 EEN 与早期 PN（EPN）的临床结局，引起关注。Harvey 等开展的这项多中心（来自英国 33 家 ICU）随机对照试验（CALORIES 研究），对成年重症患者在入院 36h 内随机给予 EN 或 PN，EEN 组 1197 例、EPN 组 1191 例，连续给予 5 天。两组能量摄入相似，绝大多数患者均未达到目标量。结果发现两组患者 30 天死亡率没有差别，低血糖发生率及呕吐发生率 EPN 组明显低于 EEN 组；感染性并发症、90 天死亡率两组没有显著差异；其他 14 项次要结局和不良结局的发生率差异也不显著。该研究结果显示未达到营养目标值的早期 PN 与 EEN 相比，临床结局并不比 EEN 更差。因此引起对早期低能量 PN 的研究关注。

近年研究认为低剂量的 EEN 又称滋养营养（trophic feeds，TF）可能有益。1 项纳入 1000 名因呼吸衰竭而需要机械通气患者的随机对照研究（EDEN 研究）中，TF 和早期全量 EN 比较，两组患者临床结局的差异没有显著性，包括死亡率、机械通气时间、ICU 停留时间以及感染并发症。对该项目中的 525 名患者随访 1 年，同样发现两组患者的临床结局没有显著性差异，包括生活质量、认知功能和肌肉力量，表明 TF 并没有带来更差的临床结局。

（2）肠内营养（enternal nutrition EN）

EN 是经胃肠道用口服或管饲等来提供代谢需要的营养基质及其他各种营养素的营养支持方式。始于 1598 年，自 21 世纪 50 年代末以来，肠内营养有显著的进展。1957 年 Greenstein 等为开发宇航员的肠内营养，研制出一种化学成分明确的肠内营养（Chemically defined diet）或称要素肠内营养（Elemental diet，ED），因其成分不需消化即可吸收的单体物质（氨基酸、单糖、必需脂肪酸、矿物质和维生素）。这种肠内营养可以维持大鼠的正常生长，生殖与授乳。1965 年 Wintz 等将其应用于正常人，可维持为期 19 周的身体组成与体重正常。

1973 年，我国北京协和医院外科从国外引进肠内营养制剂，并将肠内营养广泛应用于临床。至目前为止，肠内营养无论在理论与实际方面，仍处于不断地发展与完善中，使不能或不愿正常摄食的病人可以得到适当的营养支持。所以，临床医师应善于利用现代的肠内营养技术，遵守"当胃肠道有功能时，应采用肠内营养"的原则，以维持或改善病人的营养状态，有利于病人的治疗与康复。

EN 不仅给患者提供能量和各种营养素，同时可维持肠道的屏障功能、免疫功能、内分泌功能，并调节机体代谢。EN 和肠外营养（PN）相比能够明显减少住院患者的医疗费用。

（3）肠外营养（parenteral nutrition PN）

PN 即经过静脉途径，为患者提供所需营养素而进行营养支持以抑制分解代谢、促进合成代谢从而维护细胞、组织和器官的代谢与功能。从广义上讲，只要是通过肠外途径即静脉给予营养素就是肠外营养。而将所有营养素完全经肠外获得的营养支持方式称全肠外营养（total parenteral nutrition，TPN）。

肠外营养临床应用在最初的 20 余年十分广泛，并有被过度使用的趋势。一项肠外营养的干预研究，将 395 例胃肠道肿瘤或肺癌患者分为完全胃肠外营养（TPN）和普通的糖盐输液比较，结果发现营养正常的患者，给予 TPN 后患者并未得到好处，相反却增加了感染并发症，而营养不良的患者给予 TPN 后，与未行营养支持者比较，非感染性并发症的发生率降低。提示营养正常的患者接受 TPN 无益，相反可能导致感染性并发症增加和医疗费用的增加。目前，我国肠内、肠外营养的比例严重失衡，应该严格按照肠外营养素指南和规范进行支持，做到营养支持必须严格掌握适应证，对有风险的患者进行营养支持有利于改善结局，且有利于降低住院费用。

4. 疾病营养支持

（1）危重症患者

21 世纪初基于对肠道屏障功能研究的深入，临床上对重症患者营养支持已经逐步转移到肠内营养支持的方式。但是在实践操作中，仍存在许多问题，如营养支持开始的时机、营养支持模式、肠内营养的耐受性、对血糖的影响等。①营养支持的时机问题，在全肠内营养供给受限时，可以使用静脉营养补充，但其开始的时机仍有争议。有人主张进入 ICU 后 48 小时内开始，提出了早期静脉营养补充的概念（即足量肠内营养尝试失败后 48 ~ 72 小时），有的指南建议可推迟到进入 ICU 8 天后开始。大型的多中心临床研究发现，补充静脉营养与单纯的肠内营养相比对 ICU 患者是不利的。如果患者肠内营养应用受限，可给予低剂量的肠内营养，可达到与全肠内营养相同的效果。有证据显示应当在 ICU 后 48 小时内插管给予肠内营养。静脉营养的应用应当限制在 6 天内，并且不能给予过高的能量。②营养供给量问题，机体的糖原储备在空腹 24 小时候后会显著下降，健康成人在空腹 3 天后会诱发胰岛素抵抗，负能量平衡会引起肌肉萎缩，尤其是在长期 ICU 患者中，会显著提高死亡率。而过高的能量摄入会加重代谢紊乱。在实践中大多数的 ICU 患者处于过度喂养的状态。建议在急性期应给予 20 ~ 25kcal/kg/d 的能量，稳定期的患者可增加至 25 ~ 30kcal/kg/d，只有在肠内营养尝试失败 3 天后考虑补充静脉营养。对于蛋白质的摄入量建议在早期可给予 1.5g/kg/d 的量，而不需要考虑能量的摄入，可以减少分解代谢。后期仍建议高蛋白摄入同时补充足够的能量。③血糖控制问题，ICU 患者血糖的影响因素很多，但目前的研究较少，但是普遍认为严格的血糖控制没有更多的益处，将血糖控制在 150 mg/dl（8.5 mmol/L）的水平，同时要注意防止低血糖的发生。④免疫营养的应用问题，精氨酸、ω–3 脂肪酸、谷氨酰胺、硒、抗氧化剂等免疫调节制剂可降低感染发生了，促进恢复，但其在 ICU 患者中的应用仍备受争议，缺乏充分的临床证据支持。最近有研究显示，添加免疫调节剂的肠内营养对于进行机械通气的 ICU 患者，不能降低感染并发症，改善临床结局，这些证据不支持免疫调节剂的使用。但这些有可能与其用量有关，因此仍需要更进一步的研究来确定其有效性。

营养支持的效果需要关注的不仅是在ICU期间的情况，还应该关注整个住院期间，从ICU到普通病区，甚至出院后的长期效果，哪些患者能够从营养支持中获得更大的益处，这就更加强调了患者营养支持方案的个体化研究。

（2）肿瘤患者

全球肿瘤的患病率和死亡率呈上升趋势，我国新增和死亡病例已高居世界第一位。大部分恶性肿瘤患者都会伴有不同程度的体重减轻、营养不良、甚至发展为恶病质，从而影响手术治疗、放疗、化疗的效果，使生活质量下降、生存时间缩短。国内调查发现恶性肿瘤患者营养不足发生率达26.35%，营养风险发生率为45.56%。营养支持可改善肿瘤患者的营养状态，增强机体的免疫力，提高患者对手术及放、化疗的耐受力，改善生活质量，缩短住院时间，节省医疗费用。因担心营养支持对肿瘤的促进作用而放弃营养治疗目前缺乏依据，因此营养支持治疗应成为肿瘤患者的基本治疗。

目前，我国肿瘤营养治疗的思路基本统一。恶性肿瘤患者一经明确诊断，即应进行营养风险筛查，对于可能有营养风险的患者需要进一步综合营养评定，以制定营养支持治疗方案，肿瘤患者的营养治疗临床路径参见图1。我国现阶段应用最广泛的恶性肿瘤营养风险筛查和评估的工具为NRS2002和PS-SGA。肿瘤病人在手术、化放疗等过程中无需常规使用营养支持，但强调若病人存在营养不良或有营养风险时，就必须进行PN或EN支持。

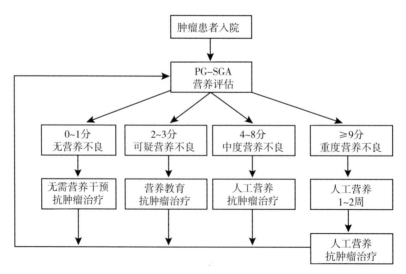

图1　肿瘤患者营养治疗临床路径

资料来源：中国抗癌协会肿瘤营养与营养支持治疗专业委员会。

药理性营养素在近年肿瘤营养领域备受关注，如n-3脂肪酸、谷氨酰胺、精氨酸、β-羟基β-甲基丁酸、左旋肉碱、谷胱甘肽、硫辛酸、维生素A、维生素E、维生素C、β-胡萝卜素、硒、肌酸等，由于使用剂量、持续时间、使用时机的不同，得出的结论也不同，仍然存在争议，还需要开展更多的研究。

国外有学者提出抗肿瘤治疗与营养支持治疗的新理念，"平行线路"（parallel pathway），即一种新的针对肿瘤患者的多学科综合治疗理念，通过临床医生、营养师、护士、心理学家等多学科的协作，在肿瘤治疗的同时，定期对肿瘤患者营养状态进行评估，必要时给予营养支持，及时预防和纠正营养不良，预防和延缓恶病质的发生，值得借鉴。希望未来营养支持小组能成为肿瘤多学科治疗的核心成员，使营养支持治疗全方位融入肿瘤支持治疗中，无论住院、门诊乃至家庭营养治疗，让生命更好地延续。

（3）炎症性肠病

炎症性肠病（inflammatory bowel disease，IBD）包括克罗恩病（Crohn's disease，CD）和溃疡性结肠炎（ulcerative colitis，UC）。营养不良在 IBD 患者中很常见，约 80% 的 CD 患者，18% ~ 62% 的 UC 患者有营养不良，通常为蛋白质—能量营养不良和特定微量营养素的缺乏，常见维生素 B_{12}、叶酸、维生素 D 缺乏、缺铁性贫血等。

在 IBD 的治疗中，营养支持不但可以改善患者的营养状态，提高生活质量，减少手术并发症，还可诱导和维持 CD 的缓解，促进粘膜修复，改善自然病程。《中国炎症性肠病营养支持治疗专家共识》认为将 IBD 的营养支持称为"营养支持治疗"更合适。完全肠内营养（TEN）指患者营养完全由肠内营养提供，不摄入普通饮食。研究发现只有在完全没有任何食物的条件下，肠内营养才表现出很好的诱导缓解效果，因此 CD 的肠内营养治疗选择是 TEN，而不是部分肠内营养（partial enteral nutrition，PEN）。

TEN 通常持续 6 周，如果 2 周内不能诱导病情缓解，建议考虑改变营养支持的方式。研究发现较大剂量的肠内制剂与提高缓解率有关。大多数儿童需大于 120% 的推荐营养摄入量。在治疗的 1 ~ 3 周可尝试谨慎进食。在 EN 给予方式上，口服是首选，口服需考虑患者的依从性。如果口服 EN 不能达到足够量，可选择管饲。管饲包括鼻胃管、鼻肠管、经皮内镜下胃造口（percutaneous endoscopic gastrostomy，PEG），不推荐 CD 患者行空肠造口。EN 可选择整蛋白配方、短肽配方或氨基酸单体配方，在缓解 CD 的有效性上，3 种配方没有明显差别。日本 IBD 指南指出单体配方作为手术后患者应用或抗 TNF-α 无效的辅助治疗。

在 EN 有禁忌或 EN 低于目标量的 60% 时推荐使用 PN。全肠外营养（TPN）可让肠道充分休息，消除抗原对粘膜的刺激，提供足够的能量和必需的营养素，挽救有严重营养问题的 IBD 患者的生命。TPN 支持亦可能改善肠动力、肠渗透性和营养状况，并降低炎症反应。但 TPN 不能增加 CD 患者的缓解率，亦没有足够证据支持 TPN 作为缓解 CD 或 UC 的单独治疗手段。

应用益生菌可改变肠道微生态可能对 IBD 有益。Fujiya 等分析了 20 项随机对照研究，发现益生菌提高治疗的应答率和病情的缓解率，对 UC 患者维持缓解作用等同于美沙拉嗪，但对维持 CD 缓解没有明显作用。饮食中 ω-3 脂肪酸可能直接抑制 UC 发展过程中的炎症反应。Meta 分析显示 ω–3 脂肪酸对维持 CD 缓解无明显的好处,多数指南基本都推荐益生菌的使用。

对 IBD 患者的饮食指导,包括营养素缺乏的筛查、限制饮食—再进食、不吃可加重症状的食物、少量多餐、避免咖啡和酒精、补充维生素 / 矿物质补充剂等,如果有乳糖不耐受者限制乳制品和过量脂肪,在 UC 炎症活动期应减少碳水化合物和高纤维食物的摄入。肉类和黄油的摄入过多与增加 UC 发病率有关,也可能与复发率的增高有关。

5. 临床营养新产品简介

(1)γ–谷维素(γ–Oryzanol)

糖尿病在我国已经成为主要致残、致死疾病之一,防控糖尿病的形势日益严峻。调整膳食结构是防止糖尿病的有效措施之一。越来越多的基础和临床研究证实糙米中 γ–谷维素可以明显改善胰岛素细胞功能,提高胰岛素的敏感性,γ–谷维素还能抑制食欲而减轻体重,因此 γ–谷维素及其相关产品用于糖尿病和肥胖的治疗前景良好。糙米是稻谷在加工过程中仅去除粗糠而保留胚芽和内皮的"浅黄米",其中含有丰富的 γ–谷维素。在大米精加工过程中产生的米糠(油)γ–谷维素的含量为 0.3% ~ 0.5%。在诸多植物油料中如玉米胚芽、小麦胚芽、稞麦糠、菜籽等也含有较高的 γ–谷维素。过去的研究发现 γ–谷维素具有调节植物神经功能和血脂的作用,但是对慢性病的作用并没有得到足够的重视。

(2)低蛋白米(面)

目前,慢性肾病(CKD)治疗的替代疗法如腹膜透析、血液透析和肾移植费用比较昂贵。但是肾脏病专家普遍认为在 CKD 2、3 期使用高能量低蛋白膳食配合酮酸是有效控制 CKD 进展的最佳治疗方案,主食(米、面)仍然是我国居民碳水化合物摄入的主要来源,即使在 CKD 的病程中也是如此,但是主食中的蛋白质生物效价低,且含有较高的磷,不能满足 CKD 膳食治疗的原则和满足 CKD 患者代谢的需要,因此,有必要研究脱除或降低主食中的蛋白质和磷的主食生产加工技术,在日本已经有成品上市,此外还有部分脱磷、脱钠调味品和菜肴,研究固相酶法水解植物蛋白生产低蛋白大米具有极大的市场空间,国内有台湾合资企业以淀粉为原料制作生产人工米,但是烹饪不便且口感不佳,不能被 CKD 患者长期接受,中国农业科学院也在培育低蛋白大米,但是蛋白质、钠盐和磷含量仍然偏高,且价格较高。日本市场销售的低蛋白大米其蛋白质含量为 0.2% ~ 0.3%,仅为正常大米的 1/25 且脱去了主要的钠盐和磷,经临床研究已经证实能够明显改善氮质血症。

(3)中链甘油三酯(MCT)

痴呆症已成为流行病之一,痴呆症最常见的为阿尔茨海默病(Alzheimer's disease,AD)。随着我国老龄化的进程,发病率和发病人数还在不断增加,目前尚无可控制其发展的药物,但是老年性痴呆是可以预防和缓解的,越来越多的循证医学证据证实具有升酮作用的中链脂肪酸对于老年性痴呆具有较好的预防和治疗作用。目前,中链脂肪酸在临床应用主要是肠外营养用的中长链脂肪乳剂(包括结构性脂肪乳)。不少循证医学的证据显示中链甘油三酯能有效控制体脂肪的集聚、改善血脂，更为突出的是中链甘油三酯可以通过升酮来治疗儿童难治性癫痫和老年性痴呆。在日本由于老年化的问题突出，已经由厚生省作为政府部门指导产业研发相关产品，由于中链甘油三酯具有快速氧化的特性，只能维持较短时间的血酮水平，如何持续维持较高的血酮仍然是个难题，因此采用包被技术缓释中链甘油三酯达到持续升高血酮的作用。美国、日本已经进行相关产品的临床研究，初步的显示中链甘油三酯具有较好地防止老年性痴呆进展的作用。

（4）经口营养补充剂

循证医学的证据已经表明经口营养补充剂（ONS）是最为经济和有效的营养支持方法，ONS 作为特殊医学用途配方食品（FSMP，包括全营养配方食品、针对疾病或代谢的特定全营养配方食品），它的生产技术，如维生素和矿物质包被技术、脂肪乳化和纳米微囊化等，对于 ONS 的生产和方便病人的营养支持具有重要的作用。

（5）富钾食盐

高血压已经成为威胁我国居民的主要慢性病之一。循证医学的证据几乎一致支持的减少食盐的摄入可有效控制血压和减少人群的高血压发生率，低钠高钾食盐是全球范围内推荐的食盐，有助于控制血压。包被钾盐技术生产的食盐，和普通食盐具有相同的咸度，但是钠盐摄入可减少 20%～30%，可真正实现减少钠盐的摄入。

（6）植物甾醇

植物甾醇已经被美国 FDA 和美国心脏病学会一致认可为安全有效降低血液低密度脂蛋白胆固醇的植物化学物，已经广泛用于食品业，如面包涂抹酱、乳制品加工、油脂加工以及饮料生产中。

（7）分离乳清蛋白

在美国，肌肉衰减综合征所带来的医疗开销达到每年 180 亿美元，也使其成为目前国际上老年医学营养的研究焦点，随着人口老龄化，肌肉衰减综合征正在影响越来越多老年人的生活质量，甚至带来严重的后果。对于肌肉衰减综合征患者而言，摄入 1.6g 蛋白 /kg 体重 / 天已经被证明能帮助老年人在结合锻炼的情况下增加肌肉质量；不仅蛋白质的摄入量很重要，蛋白质的质量也影响肌肉蛋白的合成，乳清蛋白特别是分离乳清蛋白为典型的"快蛋白"，摄入适量的乳清蛋白（20g/ 天）可使老年人获得与年轻人等量的蛋白合成，减少骨骼肌蛋白的丢失。在医院营养不良的病人中，低蛋白血症较为常见，一些小规模的临床研究和个案病例报告显示分离乳清蛋白可以较好的提升和维持病人的血浆白蛋白水平。

（8）L- 阿拉伯糖（L–Arabinose）

阿拉伯糖又称 L（+）- 树胶醛糖、L（+）- 阿戊糖、果胶糖等。L- 阿拉伯糖可由 D- 木糖被尿苷二磷酸衍生物经酶促异构化反应获得，也可从玉米皮半纤维素里的阿拉伯木糖中提取。阿拉伯糖是一种右旋单糖，广泛存在于植物中，通常与其他单糖结合，以杂多糖的形式存在于胶体、半纤维素、果胶酸、细菌多糖及某些糖苷中。美国 NIH 将 L- 阿拉伯糖列入抗肥胖的营养补充剂和非处方药，美国 FDA 将 L- 阿拉伯糖列为食品添加剂，日本厚生省将 L- 阿拉伯糖列入调节血糖的特定保健食品和健康食品添加剂，2008 年中国卫生部第 12 号公告批准 L- 阿拉伯糖为新资源食品。L- 阿拉伯糖是双糖如蔗糖水解的天然抑制剂，因此能够抑制葡萄糖的吸收，因而改善血糖，蔗糖中加入 3%L- 阿拉伯糖可使 60% 的蔗糖不被吸收利用。日本三井制糖已经开发出相关产品并投入市场，因此 L- 阿拉伯糖可以用于控制肥胖、预防并治疗与高血糖相关的疾病。预计不久将有 L- 阿拉伯糖的肠内营养制剂用于控制病人的血糖。

（9）谷氨酰胺

谷氨酰胺（Glutamine，GLN）是人体内最丰富的氨基酸，约占全身游离总氨基酸的 60%。由于机体在分解代谢状态下如大手术后、肿瘤、烧伤、创伤、脓毒血症等情况下 GLN 消耗量增加，超过机体自身的合成能力，导致体内含量减少，从而被认为是"疾病条件下的必需氨基酸"。迄今为止，大部分的研究均表明 GLN 的应用能令住院患者获益。

现有的临床研究证据中，较为一致的意见认为，添加谷氨酰胺的肠外营养能令外科大手术前后，中、重度烧伤患者，急性胰腺炎及造血干细胞移植（HSCT）患者获益。对于合并有肝脏或肾脏功能不全的患者，谷氨酰胺的应用尤需谨慎。然而，目前对于危重症患者是否应常规补充谷氨酰胺，争论最为激烈。2009 年江华等进行的 GLN 增强型肠内营养制剂对危重症患者临床结局的系统评价中表明，GLN 能降低患者感染并缩短住院时间。尽管如此，国外两项大型多中心双盲 RCT 研究的结论一度颠覆谷氨酰胺的正面形象。2011 年一项大样本多中心双盲 RCT 研究（SIGNET）显示，GLN 的肠外营养并不能降低 ICU 患者的病死风险，并且对新发感染没有显著影响。2013 年 Heyland 等人发表的 REDOX 研究，认为接受谷氨酰胺治疗的危重症患者，28 天死亡风险更高，且谷氨酰胺对器官功能衰竭和感染并发症的发生没有影响，不能缩短住院时间，对于住 ICU 时间无影响。Heyland 等进行的研究，对存在肝、肾功能衰竭的患者依然补充大剂量的 GLN，这必将对整个研究结果造成影响。因此，其最终结论的可靠性令人怀疑。2014 年最新的一项系统评价中，即使在纳入 Heyland 等人的研究，结果依然显示 GLN 能够减少危重症患者感染并发症的发生，并能缩短患者的住院时间。

三、国内外研究进展比较

1. 营养不良

2002 年欧洲肠外肠内营养学会（ESPEN）发布了《ESPEN2002：营养不良的筛查指南》，对推动临床营养工作发挥了重大作用。随着营养不良在特殊人群中发病率逐渐增高、疾病诊断的理念不断更新，ESPEN 在 2015 年更新了营养不良的筛查方法、制定了营养不良的诊断标准、规范了相关学术用语的使用（图 2）。

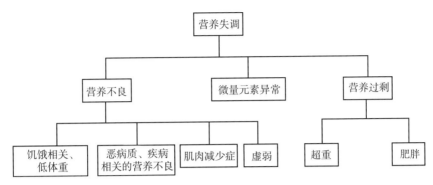

图 2　营养失调概念树

资料来源：欧洲肠外肠内营养学会（ESPEN）。

我国广州地区对住院患者进行营养风险筛查显示，营养风险的比例达 41.7%，其中呼吸科的营养风险比例最高，达 55.9%，年龄越大营养风险的比例也越高。重庆医科大学附属医院应用 NRS2002 筛查显示 29.5% 的患者存在营养风险，只有 9.2% 存在营养风险的患者进行了营养支持。西班牙一项研究比较了 NRS2002、MUST、SGA 及 MNA 4 种方法筛查住院患者的营养风险发生率分别为 34.5%、31.5%、35.3% 和 58.5%。对 3198 名胃肠疾病患者筛查发现总的营养风险发生率为 17.1%，其中风险较高的疾病分别为肝病、肿瘤、炎性肠道疾病及胰腺疾病分别为 49.8%、31.3%、20.2% 及 18.9%。

2. 营养筛查与评估

欧洲、美国的医院管理组织及学术团体都要求住院患者在 24 ~ 48h 内完成营养筛查。2011 年美国肠外肠内营养学会专门出版成人患者营养筛查及营养评估指南，强调营养评估的重要性和适用人群。营养支持要有适应证，并非所有的患者进行营养支持都会受益，NRS2002 筛查方法建立在 128 个随机对照研究（RCT）研究的基础上，分为 8 类疾病，包括：胃肠道手术、恶性肿瘤、肝硬化、慢性阻塞性肺疾病、外伤、急性肾衰竭、股骨颈骨折及其他。白色部分代表结局有改善，患者得到益处；黑色部分代表结局未改善，患者未得到益处。提示 NRS ≥ 3 分时，给予营养支持可使更多患者结局改善。但即便 NRS > 3 分、有营养风险的患者，实施营养支持后也未必均能得到益处，营养支持的效果是相对的（图 3）。NRS2002 筛查简便易行，适用于住院患者的营养风险筛查，2013 年 4 月我国发布了《中华人民共和国卫生行业标准——临床营养风险筛查》（WS/T 427—2013），并且中华医学会肠外肠内营养分会推荐住院患者中使用 NRS2002 作为营养筛查的首选工具。2012—2014 年全球数十篇文献表明规范应用营养筛查能够改善接受营养支持患者的临床结局，包括住院经济耗费、平均住院日、病死率、并发症发生率等；为合理应用营养支持提供证据支持。

营养评估方法和指标的确立则呈现更强的个体化，在不同疾病及不同类型患者选择合理的营养监测方法，是临床研究的热点问题，能够帮助临床医生寻找营养支持的适应证、合理时机以及最佳方案。通过营养监测也帮助医生调节营养处方。我国在近 5 年也陆续出版围绕营养风险—营养支持—临床结局—药物经济学为主题的一系列研究，多项调查显示

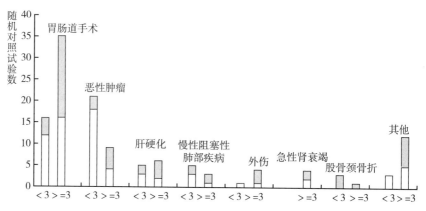

图3　128个随机对照试验研究中营养风险筛查分值与营养支持结局的关系
资料来源：欧洲肠外肠内营养学会（ESPEN）工作小组。

大型医院及中小医院的住院患者约30%～35%存在营养风险，尤其在65岁以上老年人达到50%～60%的患者需要进行营养干预。2012年由原卫生部医政司主持的等级医院评审的医院营养科标准中，将住院患者接受营养筛查与评估，列为检查项目，极大地推动了规范化营养支持的进展，希望能够逐步建立基于中国数据的营养筛查及干预规范。

3. 疾病营养支持

（1）危重症患者

美国及欧洲针对ICU患者的临床指南均指出，对于肠道功能恢复的ICU患者需尽早实施EN，建议在24h或24～48h内开始实施EN。另外，在EEN不能提供足量能量的情况下，是否需要补充性的肠外营养（SPN）？欧洲指南推荐如果EN提供的能量不能满足要求，进入ICU的第2天就需考虑SPN。美国指南则推荐至少要1周后再给予SPN。Casaer MP等比较成年ICU患者从第2天或第8天开始提供SPN（EpaNIC研究），结果发现延迟SPN组ICU的存活率高6.3%，且ICU停留天数少1天，认为过早给予SPN可能有潜在的危害。国内缺乏EEN的随机对照临床研究，多数指南参考国外标准制定，中华医学会重症医学分会推荐重症患者在条件允许时应尽早开始EN，EEN是指入ICU 24～48h，并且患者血流动力学稳定、无EN禁忌证。

（2）肿瘤患者

美国肠外肠内营养学会（ASPEN，2009）、欧洲外肠内营养学会（ESPEN，2006、2009）、中华医学会外肠内营养学分会（CSPEN，2008）、中国抗癌协会临床肿瘤学协作专业委员会（CSCO，2012）等组织均制定了肿瘤营养支持指南（专家共识），澳洲膳食协会（DAA，2006）和欧洲姑息治疗研究协作组（EPCRC，2010）也相继发布了肿瘤恶病质的营养治疗指南，都具有较好的临床指导意义。

2012年中国抗癌协会肿瘤营养与支持治疗专业委员会在全国推广《肿瘤患者的目标营养疗法》GNT培训课程，同时在全国开展了大规模的"常见恶性肿瘤营养状态与临床结局相关研究"和"医务人员肿瘤营养知识、态度、行为调查分析",为肿瘤营养支持治疗提供依据。我国首部《肿瘤营养学》专著的出版,也使全面、系统的肿瘤营养治疗成为可能。

（3）炎症性肠病

欧洲儿童胃肠病学、肝病学及营养学学会（ESPGHAN）和欧洲克罗恩病及结肠炎组织（ECCO）2014 年发布最新指南指出,对于儿童及青少年 CD 患者,EEN 因其优越的安全性成为诱导治疗的第一选择,其疗效优于皮质激素疗法。英国儿童 IBD 的管理指南也指出 EEN 是有效的一线治疗选择,可以缓解 60% ~ 80% 的病例。EEN 同样适用于成年人,英国胃肠病学会指南指出 EEN 可作为成人活动性 CD 的皮质类固醇激素的替代疗法。国内的大多数专家也支持 EEN 作为炎症性肠病患者营养治疗首要选择。

4. 临床营养学科模式

国内现代临床营养学科的发展模式与国外相比主要存在人才培养、诊疗规范和科学研究等方面的差别。

以美国为例,部分大学中设立营养专业,基础理论课和营养专业课学习各两年,部分课程需要完成配套实验课。上述课程和医院临床科室的轮转都顺利完成后,即可获得考取注册营养师（RD）的资格。RD 资格并非终身有效,需每 5 年进行重新评估,期间需要从事营养学相关工作,同时完成类似继续教育的营养课程。每个医院都需要配备营养师,营养师的主要工作为配合临床治疗,为患者进行营养评估及营养支持。多数情况下为参与有临床专业人员参加的营养支持小组的工作。由于收入的原因,很多 RD 在获得资格后转入食品或相关公司,以获取更高的报酬。

我国目前较为专业的临床营养从业人员培养有 3 种途径:医科大学公共卫生学院的营养与食品卫生学专业毕业,获理学或公卫学士;医科大学临床医学专业毕业,获医学学士学位后进一步进行食品与卫生安全专业的学习;从事其他临床相关工作转行做临床营养工作。前两种情况通过卫计委组织的全国统一考试均可获得医师资格,按照国家卫计委制定的专业人员培养途径晋升,但无论哪种情况,后续均无从业资格的循环评估。

相比国外人才培养的模式,我国的模式有优有劣。由于临床知识的掌握周期长、难度大,本科为临床医学专业后续学习营养的人员占有临床知识的优势,更容易切入临床疾病的营养问题,经过营养专业的培训,更能适应目前这种营养医师需独立执业的现状;公卫营养专业人员则以参与临床医生在内的营养支持小组工作更能体现其营养专业优势,如能完整进行临床专业轮转培训,也可胜任独立执业,但是无论从管理制度还是专业角度看难度均较大。我国目前对营养医师总体上存在培养路径模糊,资质认定受限的问题,该问题如在未来不能很好地解决,会造成营养专业人才的严重流失。

在临床营养工作规范化方面,我国处于严重落后状态。除少数医院参照国外标准进行患者的营养风险筛查外,我们目前基本对疾病缺乏营养诊断及诊断标准,营养支持虽然在经验和学习的指导下能较好地完成,但是由于缺乏系统科学的治疗效果评估手段,临床上仍未能总结出获得广为认可的国人不同营养异常状态的治疗规范。在该领域国内外存在的巨大差距有待今后在临床营养的工作中重点关注和发展。

科研工作是临床学科发展的基石。现代临床营养的发展始自 20 世纪初，随着科学技术的发展和科研手段的不断创新，营养学步入快速发展期。其中，来自美国科学家对元素碘与甲状腺激素关系的确定，以及维生素 D_3 的人工合成研究均获得了诺贝尔奖，此外，维生素 A 的发现及与夜盲症的关系、叶酸的分离与合成及其对妊娠妇女的重要作用、维生素 B_{12} 的提取和对恶性贫血的治疗等，都是营养学史发展中的重要事件，这些研究成果带动了临床营养的发展。我国营养领域以部分科研院所研究水平较高，临床营养研究仍处于萌芽状态，针对临床工作中存在的营养问题，从研究团队到专业方向均未能形成规模。该现状受限于临床营养的人才培养及规范化工作模式的水平，因此，需要临床营养从业人员在未来付出更多努力。

四、发展趋势及展望

1. 临床营养基础研究

我国临床营养相关研究起步较晚，近年来临床营养工作者也做了大量的临床营养研究，但大多数研究是跟着欧、美、日研究热点走，缺乏有用的数据和资料，特别是缺乏大量循证医学的研究数据。我们临床营养支持规范及指南多采用国外的权威临床营养机构资料。所以，加强临床营养的研究任重而道远，意义也非常重大。

过去临床营养的研究主要集中在肠内肠外营养、营养筛查与评估、人体测量、人体代谢、特殊营养素及危重病营养支持等方面的研究。大多数采用横断面或队列研究，证据力度不足。近年来临床营养队伍在不断壮大，大量人才的引进，国内也开展了大规模的多中心临床营养队列研究，也取得了丰硕的成果。

目前，免疫营养的研究成为一个热点，如谷氨酰胺是生长迅速的细胞如肠黏膜细胞生长、修复的特需能量，对淋巴细胞也非常重要。另外，核苷酸的免疫调控作用得到肯定。近年来，人们对鱼油（DHA 与 EPA）的抑制炎症作和免疫调节作用也得到普遍的关注。除此，对益生菌的作用也越来越重视，能够维持肠道微生态的平衡，保护肠黏膜屏障，而减少肠道细菌或内毒素的易位，减少免疫功能紊乱。

随着我国社会人口老龄化。今后，老年人群、肿瘤患者、慢性代谢性疾病及康复患者的营养支持都是我们需要重点关注和研究方面。

2. 个性化营养支持

随着医学模式的转变，目前医疗向着精细化、个性化转变，这对于我们临床营养治疗也提出了个性化营养支持的模式。所谓个性化营养支持，就是通过对患者的全面评估，制定出符合其代谢特点和营养需求的营养支持方案，并且根据病情不断调整。这有利于提高营养科在医院的医疗地位，提高营养科在多学科协作（MDT）的参与度，使患者更大限度的受益。

目前，临床应用的肠内营养制剂都是参照正常人营养需要模式而设计，配方组成都大同小异，这些单一模式的肠内营养制剂难以满足临床不同疾病、不同病情患者的需求。因此，在临床医护人员临床营养观念比较淡薄的现实情况下，营养科介入患者的精细化管理，特别是开展个性化、功能化肠内营养支持容易被临床医师接受和认可，容易取得临床科室的配合。

3. 康复营养支持

康复期病人的营养不足或不良问题依然存在，且对这些问题没有足够认识，另一方面，病人或者家属缺乏饮食、营养的专业知识，并不知道如何解决这些问题，导致康复过程延长，病人的生活质量下降。解决病人康复期进食和饮食营养的矛盾，就需要有专业的知识和技能，提供适合病人的饮食，包括食物的内容、状态、质地、加工方法、烹饪方法、进食的体积、餐次、进食时间等都应该根据病人的病情和消化道功能做出适当的选择和安排，此外，随着病情的进一步好转和康复，饮食也需要和有必要做出适当的调整，保证病人在康复时期通过膳食获得足够的能量以及各种营养素，促进康复，提高和改善病人的生活质量。

家庭营养支持逐渐受到了大家的重视，可以让某些需要长期营养支持的特殊患者在家中实施肠内或者肠外营养支持。我国家庭营养支持起步还比较晚，营养支持的知识普及率还不够，病人及家属培训比较困难，随访监测体制也不健全。所以还需要我们做出更多的工作，促进家庭营养支持的开展。

4. 完善临床营养学科发展的政策法规

医院临床营养科作为医疗技术科室虽然有卫计委明文规定，但是当前营养科体制问题仍未解决。营养科管理体制总体上比较混乱，主要存在四种管理模式：作为医技科室在（业务）院长领导下实行科主任负责制；医技后勤双重管理，形式上成立营养科属医技科室，而营养食堂归属后勤科室；膳食科下设营养室，营养食堂与职工食堂合并；不设营养科，营养食堂社会化由院内、外人员承包。应该严格按照 2011 年卫生部《三级综合医院评审标准（2011 年版）》标准，将营养科正式按照医技科室进行管理。

临床营养学科发展必须依靠营养立法，通过营养立法将有效促进营养健康教育在全社会的实施，提高人们的营养意识，预防和控制营养不良与膳食相关慢性疾病，并依法明确各级政府部门的职责，强化营养工作，全面提高国民的营养与健康水平。通过营养立法来规范临床营养学科的管理体制；通过立法来明确了营养科在医院中的地位、任务、体制、编制、职责和制度；通过营养立法，使营养学会等专业团体开展对临床营养学科的管理、人员、业务进行行业规范。如通过行业学会建立适应我国国情的注册营养师认证、考核、评价体系，促进我国临床营养人才队伍建设，进而保障人民群众获得安全、有效的临床营养服务。另外，加快我国注册营养师制度建立和推进，尽快与国际接轨。根据我国的特点在注册营养师制度下，按医师、技师、护士分类管理，逐步建立疾病营养师培训体系与管理体系。

1985 年,卫生部下发《关于加强临床营养工作的意见》,极大地推动了医院临床营养工作的开展;2009 年卫生部下发《关于开展临床营养科设置试点工作的通告》并颁布《临床营养科建设与规范指南》(试行),有力指导规范医院营养科和营养专业队伍的建设、临床营养业务工作的开展。2011 年卫生部印发了《三级综合医院评审标准(2011 年版)》通知,将营养科正式按照医技科室评审,并且下发了《临床营养管理与持续改进》评价标准,进一步规范了营养科的配备、人员及营养业务。今后,还需要从政府层面加强该标准的实施。

临床营养学科建设要纳入医院发展规划,其机构设置、人员配备、人才培养、基础建设、设备更新等要和医院建设同步进行。按照综合医院评审评价标准和指南要求配备注册营养师,对医学院校营养专业毕业生和现有专业人员通过临床轮转、专业进修、教育培训等方式提高其专业素质。组织临床医护人员培训学习医学营养专业知识,提高其对临床营养工作的认知和营养筛查的掌握。成立医院营养支持小组、MDT 等加强团队协作,规范临床营养治疗活动。

—— 参考文献 ——

[1] 卫生部.《关于开展临床营养科设置试点工作的通告》(卫医政便函〔2009〕270 号).

[2] 卫生部.《三级综合医院评审标准实施细则(2011 年版)》(卫办医管发〔2011〕148 号).

[3] Guerra RS, Sousa AS, Fonseca I, et al. Comparative analysis of undernutrition screening and diagnostic tools as predictors of hospitalisation costs [J]. J Hum Nutr Diet, 2014, 23(10): doi: 10.1111/jhn.12288.

[4] 王卓群,张梅,赵艳芳,等. 中国老年人群低体重营养不良发生率及20 年变化趋势 [J]. 疾病监测, 2014, 29(6): 477-481.

[5] 于康,周晓容,郭亚芳. 恶性肿瘤住院患者营养风险和营养不足发生率及营养支持应用状况调查 [J]. 肿瘤学杂志, 2011, 12(6): 408-411.

[6] 张慧,牟绍玉,谭人福. 重庆地区老年住院患者营养风险、营养不良发生率及营养支持现状调查 [J]. 激光杂志, 2012, 33(6): 87-88.

[7] Badia-Tahull MB, Cobo-Sacristán S, Leiva-Badosa E, et al. Use of Subjective Global Assessment, Patient-Generated Subjective Global Assessment and Nutritional Risk Screening 2002 to evaluate the nutritional status of non-critically ill patients on parenteral nutrition [J]. Nutr Hosp, 2014, 29(2): 411-419.

[8] Doig GS, Heighes PT, Simpson F, et al. Early enteral nutrition reduces mortality in trauma patients requiring intensive care: a meta-analysis of randomised controlled trials [J]. Injury, 2011, 42(1): 50-56.

[9] Harvey SE, Parrott F, Harrison DA, et al. Trial of the route of early nutritional support in critically ill adults [J]. N Engl J Med, 2014, 371(18): 1673-1684.

[10] Needham DM, Dinglas VD, Bienvenu OJ, et al. One year outcomes in patients with acute lung injury randomised to initial trophic or full enteral feeding: prospective follow-up of EDEN randomised trial [J]. BMJ, 2013, 346: f1532.

[11] 于康. 营养支持对有营养风险患者结局及成本 - 效果比的影响 [J]. 临床误诊误治 2013; 26(9): 1-4.

［12］ Singer P，Hiesmayr M，Biolo G，et al. Pragmatic approach to nutrition in the ICU：expert opinion regarding which calorie protein target［J］. Clin Nutr 2014；33（2）：246-51.

［13］ Evans DC，Martindale RG，Kiraly LN. Nutrition optimization prior to surgery［J］. Nutr Clin Pract 2014；29（1）：10-21.

［14］ Muscaritoli M，Molfino A，Gioia G，et al.The 'parallel pathway'：a novel nutritional and metabolic approach to cancer patients［J］. Intern Emerg Med 2011；6（2）：105 - 112.

［15］ Fujiya M，Ueno N，Kohgo Y. Probiotic treatments for induction and maintenance of remission in inflammatory bowel diseases：a meta-analysis of randomized controlled trials［J］. Clin J Gastroenterol 2014；7（1）：1-13.

［16］ Lev-Tzion R，Griffiths AM，Leder O，et al. Omega 3 fatty acids（fish oil）for maintenance of remission in Crohn's disease［J］. Cochrane Database Syst Rev 2014；2：CD006320.

［17］ Brown AC，Rampertab SD，Mullin GE. Existing dietary guidelines for Crohn's disease and ulcerative colitis［J］. Expert Rev Gastroenterol Hepatol 2011；5（3）：411-425.

［18］ 李勇，卢绮萍，刘升辉. 谷氨酰胺强化营养支持治疗重症急性胰腺炎疗效的 Meta 分析［J］. 中华消化外科杂志 2014；13（7）：525-530.

［19］ 江华，陈伟，胡雯等. 谷氨酰胺增强型肠内营养对危重病患者临床结局的影响：随机对照试验的系统评价［J］. 中华烧伤杂志 2009；25（5）：325-330.

［20］ Andrews PJ，Avenell A，Noble DW，et al；Scottish Intensive care Glutamine or seleNium Evaluative Trial Trials Group. Randomised trial of glutamine，selenium，or both，to supplement parenteral nutrition for critically ill patients［J］. BMJ 2011；342：d1542.

［21］ Heyland D，Muscedere J，Wischmeyer PE，et al；Canadian Critical Care Trials Group. A randomized trial of glutamine and antioxidants in critically ill patients［J］. N Engl J Med 2013；368（16）：1489-1497.

［22］ Cederholm T，Bosaeus I，Barazzoni R，et a1. Diagnostic criteria for malnutrition - An ESPEN Consensus Statement［J］. Clin Nutr 2015；34（3）：335-340.

［23］ Fang S，Long J，Tan R，et al. A multicentre assessment of malnutrition，nutritional risk，and application of nutritional support among hospitalized patients in Guangzhou hospitals. Asia Pacific journal of clinical nutrition 2013；22（1）：54-59.

［24］ Zhang H，Wang y，Mu SY，et al. Prevalence of nutritional risks，malnutrition and application of nutritional support rates at one Chongqing teaching hospital［J］. Zhonghua yi xue za zhi 2012；92（48）：3417-3419.

［25］ Velasco C，Garcí a E，Rodrí guez V，et al. Comparison of four nutritional screening tools to detect nutritional risk in hospitalized patients：a multicentre study［J］. Eur J Clin Nutr 2011；65（2）：269-74.

［26］ Gheorghe C，Pascu O，Iacob R，et al. Nutritional risk screening and prevalence of malnutrition on admission to gastroenterology departments：a multicentric study［J］. Chirurgia（Bucur）2013；108（4）：535-41.

［27］ Kondrup J，Rasmussen H H，Hamberg O，et a1. Nutritional risk screening（NRS 2002）：a new method based on an analysis of controlled clinical trials［J］. Clin Nutr 2003；22（3）：321—336.

［28］ Casaer MP，Mesotten D，Hermans G，et al. Early versus late parenteral nutrition in critically ill adults［J］. N Engl J Med 2011；365（6）：506-517.

撰稿人：薛长勇　孙　新　孙明晓　张　谦　张片红

妇幼营养学学科发展研究

一、引言

妇幼营养学是营养学的一个分支，它以孕妇（包括备孕期育龄妇女）、乳母和婴幼儿及较大年龄儿童为研究对象，利用营养学基础，通过观察膳食与健康的直接或间接关系，提出改善营养、提高健康水平的科学和社会措施。其主要研究领域包括：孕妇、乳母和婴幼儿及大龄儿童生理、生化和消化吸收的特点、营养需要，营养对生长发育的影响，营养缺乏病和防治对策，妇幼人群营养相关健康状况的研究，妇幼人群膳食状况的调查与评价，母乳喂养的研究，乳成分研究，婴儿辅食添加研究，婴儿喂养的研究，婴幼儿喂养行为的相关研究，孕妇、乳母与婴幼儿肠道微生态研究，生命早期营养对生长发育和远期健康的影响，以及婴幼儿配方食品、婴幼儿辅助食品研究。近年来，生命早期阶段营养对远期健康影响日益受到重视，尤其是随着表观遗传学的研究不断揭示，从母亲孕前和孕期营养、胚胎发育和胎儿宫内生长，到婴儿出生后的喂养和生长发育，都会影响子代成年后的慢性病风险，甚至产生多代际效应，妇幼营养学的研究领域也在不断扩大。对慢性病成因和干预措施效果的研究都将前推到孕期甚至孕前阶段，如出生队列研究，都进入了妇幼营养学的研究范畴。

母乳喂养和辅食添加是妇幼营养学最突出的核心内容，也是自古就受到关注的话题，唐宋明清历代中医典籍对此都有生动、合理的描述。现代妇幼营养学科体系的建立始于20世纪初叶，伴随现代营养学和儿科、妇产科学的发展，逐渐开始了完善的妇幼营养学研究和卫生实践。新中国成立前后，由于社会需求的推动，妇幼营养学虽有所发展并取得一定成就，但由于社会动荡，大部分工作是基于扶贫救灾而展开的。

在2010年以前，针对孕妇、乳母和婴幼儿人群的营养健康，妇幼营养领域开展了大量卓有成效的科学研究工作。这些工作主要体现在如下方面：①开展全国性母乳喂养调查和促进工作。最早的全国城乡母乳喂养情况调查工作于 1983 年开展，此后 1992 年和 2002 年两次全国营养调查中，都对母乳喂养情况进行了抽样调查，所获数据对指导全社会应对社会变革和经济转型给母乳喂养带来的各种挑战提供了依据；②中国妇幼人群膳食状况和营养健康状况研究，包括 1992 年和 2002 年两次全国性的和各地开展的不同层次、不同规模的调查研究，对孕妇、乳母和婴幼儿群体营养状况给予了密切的监测，提出改善建议；③开展了母乳成分研究，获得了中国母乳营养成分的基本资料，为妇幼营养的各方面工作奠定了基础；④对妇幼人群中常见营养相关性疾病进行了不同规模的干预研究和卫生实践，包括铁缺乏和缺铁性贫血的防治，儿童锌缺乏症的研究和防治对策。《小儿缺铁性贫血诊断标准和防治建议》、铁酱油营养强化项目等，都是突出的特色型成就；⑤广泛开展婴幼儿和孕妇乳母能量和营养素需要量的研究，主要有儿童、育龄妇女和孕妇、乳母人群的能量需要量系列研究，孕期妇女维生素 B_1（VB_1）、维生素 B_2（VB_2）、维生素 C（VC）及能量需要量研究，孕期的钙适宜摄入量及钙干预的研究，儿童锌、蛋白质、维生素 A（VA）、VC、VB_2 需要量研究等，这些研究的成果为后来的《中国居民营养素推荐摄入量》的修订提供了重要依据；⑥制定妇幼膳食指是妇幼营养学领域创新性工作和重要贡献之一。中国营养学会妇幼分会从 2004 年开始组织相关专家，论证和起草《中国孕妇、乳母和 0 ~ 6 岁儿童膳食指南》，并于 2008 年发布。随后对该指南进行了大力的宣传和推广，推动了临床医学领域相关医务人员如儿保、新生儿、产科等围产医学相关科室医生、护士重视营养作用、学习营养知识的新局面。

二、妇幼营养学学科的最新研究进展

（一）妇幼人群营养健康状况和膳食营养研究成果显著

孕期营养是胎儿正常成长的基础，对妊娠结局和胎儿健康都起到至关重要的作用。目前，我国孕妇能量及蛋白质、脂肪等摄入水平能够满足需要，但普遍存在能量摄入过多，脂肪和蛋白质供能比例过高，碳水化合物摄入不足的问题，而胆固醇摄入水平过多。与其同时，钙、镁、VA、VC、VB_1、VB_2 等微量营养素，饱和脂肪酸、不饱和脂肪酸摄入不足较为普遍，维生素 D（VD）缺乏仍然存在。根据《2010—2012 中国居民营养与健康状况监测报告》，我国孕妇贫血患病率为 17.2%，虽然与 2002 年监测结果相比显著下降，但仍不容忽视。碘缺乏状况更加复杂，一部分孕妇存在隐蔽性碘缺乏，另外还出现碘缺乏和碘过量并存的现象。孕妇 VD 缺乏现象在我国仍非常普遍，35 岁以上的孕妇情况更加严重。

我国哺乳期妇女有坐月子的传统，月子期间通常会选择高蛋白高脂肪的食物，同时避免食用生冷果蔬。研究表明在能量摄入一定的情况下，月子期间会更多选择富含蛋白质的食物，而对富含膳食纤维和 VC 的食物选择较少。近几年我国乳母能量、脂肪、碳水化合物摄入降低，而蛋白质摄入量显著升高。但是大多数地区乳母过于重视优质蛋白以及脂肪的摄入，相对忽略微量营养素的摄入，如钙、锌、VA、VC、VB_1 等的摄入量较低。值得注意的是，目前乳母膳食逐渐过渡成高脂肪、低碳水化合物的膳食模式。同时我国多个地区乳母贫血的检出率均超过 10%，并且普遍存在对贫血的重视程度不够的情况。碘缺乏地区乳母的碘营养水平仍偏低，而在高碘地区乳母碘营养水平总体偏高，出现碘缺乏和碘过量并存的现象。

婴幼儿期是生长发育的第一个关键期，生长迅速，对营养素需要极高，而各器官的发育尚未成熟，食物摄取能力差，母乳喂养是 6 月龄婴儿的唯一合理喂养方式，对长期健康结果具有重要意义。我国 0~6 月龄婴儿纯母乳喂养率逐年下降，目前 0~6 月龄的纯母乳喂养率只有 28%，过早改用配方粉喂养或过早添加辅食的现象较为普遍，尤其是城市儿童。6 月龄后婴儿辅食添加也存在较多问题，农村地区婴幼儿辅食添加过晚，添加频率普遍不足[4]。0~3 岁婴幼儿钙、镁、磷、铁摄入可以基本满足需要，但 7 月龄以上婴幼儿锌摄入不足率较高。0~1 岁婴儿钾、铜摄入量偏低，7 月后婴幼儿钠摄入量过高，肉类和鱼、蛋类、水果、蔬菜和豆类的辅食添加率低等现象。农村地区婴幼儿贫血的情况较为严重，新疆和甘肃的部分地区婴幼儿碘缺乏患病率仍非常高，三北（东北、西北、华北）地区婴幼儿 VD 缺乏患病率较高，并且近几年发病有重新上升的趋势。我国婴幼儿肥胖率高达 20%，同时贫困农村婴幼儿营养不良和生长迟缓的发生率仍超过 10%。而且，城乡差异大，农村、小月龄婴幼儿问题更加突出。目前，我国婴幼儿的营养状况基本呈现"营养缺乏和营养过剩并存"的现象。

（二）妊娠期营养

1. 孕期体重变化及对妊娠结局和母婴健康影响的研究

孕期体重变化是评价孕妇营养状况、监测胎儿生长发育的重要指标，孕期增重不足或增重过多均会影响胎儿的生长发育，由此对其一生的健康产生不可逆的损害，对母体的近期和远期健康也会产生诸多不利影响。出生体重是反映新生儿健康状况的重要指标之一，国内外多个研究证实孕前体质指数（BMI）、孕期增重与新生儿出生体重具有相关性。孕期体重增长过少显著增加了胎儿生长发育迟缓、早产、小于胎龄儿和低出生体重的风险。孕前超重和孕期增重过多与多种不良妊娠结局有关，最为突出的就是巨大儿的出生率明显上升。巨大儿不仅增加了怀孕和分娩过程中的风险，如难产、剖宫产、产后出血、新生儿窒息等的发生，且与儿童期肥胖、高血压和成年期代谢性疾病的发生密切相关。孕期体重增长过多还使孕妊娠期并发症如妊娠高血压、妊娠糖尿病等显著增加，也是产后体重滞留的重要原因，与妇女中、老年期发生肥胖、2 型糖尿病及乳腺癌等疾病均有密切的关系。

基于孕期体重变化对母婴健康的影响，如何确定孕期体重增长的适宜水平及如何实现孕期体重的适宜增长也是近年关注的重点。自 1970—1990 年，为降低营养不良和低出生体重的风险，IOM 数次提高孕期体重增长推荐值，1990 年以后，各国报道的孕妇孕前体重与孕期增重不断上升，与之相关的妊娠期并发症如 GDM、妊娠期高血压及子痫等发生率上升、巨大儿出生率增加等问题逐渐受到关注，2009 年 IOM 修订孕期体重增长指南时调整了不同妊娠阶段的孕妇体重增长适宜范围。由于缺乏系统的研究资料，我国对孕期体重增长尚未制定相关的标准，目前参考 IOM2009 年推荐的孕期增重指南进行体重管理（表 1 ）。

表 1　美国医学研究院（IOM）2009 年推荐的孕期适宜体重增加值

孕前 BMI（kg/m² ）		总体体重增长范围（kg）	孕中晚期的体重增长率平均（范围）（kg/ 周）
体重不足	＜ 18.5	12.5 ~ 18	0.51（0.44 ~ 0.58）
标准体重	18.5 ~ 24.9	11.5 ~ 16	0.42（0.35 ~ 0.50）
超重	25.0 ~ 29.9	7 ~ 11.5	0.28（0.23 ~ 0.33）
肥胖	≥ 30.0	5 ~ 9	0.22（0.17 ~ 0.27）

2. 生命早期营养对生长发育和远期健康的影响

从胎儿期到出生后 2 岁是决定儿童营养与健康状况的关键时期，生命早期 1000 天概念和程序化调控学说成为妇幼营养研究领域的新热点图 1。研究表明孕期营养不良是胎儿宫内生长发育迟缓及低出生体重的重要危险因素，母体蛋白质、能量及微量营养素缺乏会影响胎儿各器官的发育及功能形成。此期适当补充蛋白质、复合维生素及矿物质可有效增加胎儿的出生体重、身长并促进智能发育。孕期营养不良还可能影响子代成年后的机体代谢，诱发肥胖、2 型糖尿病等疾病。针对我国饥荒期及其前后出生人群开展了大量的流行病学研究，结果表明孕期饥荒暴露可能导致胎儿器官发育障碍、功能受损，对成年后血糖、血脂及肝肾功能产生影响，并增加糖尿病患病风险及空腹血糖受损检出率，这些影响均存在一定的性别差异，这可能与女性绝经前后激素（特别是雌激素）水平紊乱有关。国外以荷兰饥荒期（1945.1—1946.3）出生人群为研究对象，也得出类似结论。

有研究表明对极低体重早产儿进行蛋白质补充可显著提高其体格及智能发育水平；出生早期补充二十二碳六烯酸可提高早产女婴的智力评分。此外，儿童体格与智力也存在一定的相关关系，如 Huang 等的调查显示足月儿 4 ~ 7 岁时的智商与出生体重及其后的体重增长呈正相关。婴幼儿期生长过慢或出生后的快速追赶生长均会对成年后的健康产生不利影响。出生早期生长缓慢会增加成年后冠心病的患病风险；出生后快速追赶生长则与成年后肥胖、2 型糖尿病、高血压等疾病的发生关系密切。多项随机对照研究显示新生儿进行完全高蛋白配方奶粉喂养可以迅速增加婴幼儿体重，但儿童期的舒张压 / 平均脉压会随之升高，超重及肥胖的发生风险也会增加，并进一步导致成年后肥胖、2 型糖尿病及心血管疾病的高发。可见婴幼儿期的合理营养和适宜的生长速度对于儿童期的健康成长及预防成年后慢性病具有重要意义。

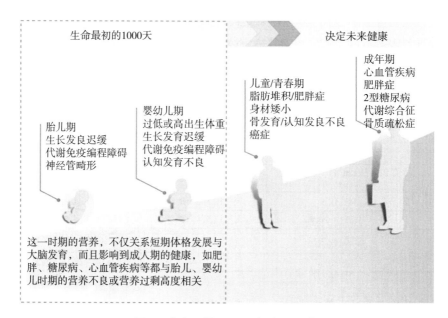

图 1　生命早期 1000 天概念和影响

（三）哺乳期营养

1. 哺乳期体重复原情况及对妇女健康影响的研究

大多数妇女生育后，体重都会较孕前有不同程度的增加。孕期体重过度增加及哺乳期体重滞留，是导致女性肥胖发生的重要因素。有研究显示，女性产后 3、6、9、12 个月体重滞留分别为（8.90±5.56）、（6.26±5.23）、（4.69±4.98）和（3.16±4.54）kg，恢复至正常 BMI 的比例分别为 61.92%、68.73%、78.18% 和 84.24%。在哺乳第 4 ~ 8 个月仍有78.4% 的女性存在体重滞留情况，且有 53.4% 的女性体重滞留数超过 5kg。有报道称，8个中国城市的女性产后体重滞留（≥5kg）达 53.3%；另有研究也发现，产后 9 个月时体重恢复率仅达到 1/3。农村乳母的体重恢复率显著高于城市；产后 6 个月内女性体重滞留平均为 6.0kg，城市显著高于农村。

产后体重滞留影响产后远期的体重，是导致长期超重和肥胖的主要因素。而肥胖是许多慢性病的重要诱因，特别是产后导致的腹型肥胖，提示着内脏脂肪的蓄积，大量蓄积的内脏脂肪是高血压、高脂血症、胰岛素抵抗综合征及糖尿病等慢性病的重要诱因，这些疾病会影响女性终身的健康。健康教育干预对减少产后妇女体重滞留有积极作用，特别是对孕期肥胖和超重的妇女，需要在其产后 6 个月内加强饮食和运动指导以及心理沟通来帮助恢复体重。多数研究证实坚持母乳喂养有助于体重复原。产后开展健康教育、采取个性化的干预措施来管理产后体重很有必要。

2. 母乳成分、分泌量及影响因素

母乳营养成分研究是妇幼营养学领域的基础工作，对婴幼儿喂养研究和实践具有重要

意义。通过各种层次的相关工作，目前对我国母乳成分有了一些了解，但总体来看数据不够丰富和详实。我国母乳成熟乳中蛋白质平均含量多在 1.2%，初乳明显高于成熟乳，一般不受膳食蛋白质摄入量的影响，但膳食会影响母乳蛋白质的氨基酸组成。母乳蛋白质主要为清蛋白和酪蛋白，受检测方法的局限，目前国内研究母乳中乳清蛋白及酪蛋白的种类与组成的文献较少。母乳中总脂肪酸含量从产后第 1 ~ 7 天至第 42 天逐渐增加。各地区母乳的总脂肪酸、饱和脂肪酸、单不饱和脂肪酸和多不饱和脂肪酸以及 DHA 含量有较大差别，而花生四烯酸含量在各地区之间差别不大。母乳中 DHA、EPA、花生四烯酸、亚油酸、α-亚麻酸的含量存在个体差异，且随泌乳期延长 α-亚麻酸、亚油酸、EPA 含量增高，而 DHA、花生四烯酸含量降低。母乳中脂肪酸模式与饮食食品类型及加工方式有关。

母乳中钙含量随着泌乳期的延长而逐渐升高，初乳中含量最低，含量仅为 16.56mg/100ml，4 个月乳中升高到 24.16mg/l00ml。母乳铁含量在不同的地区差异很大，母乳铁含量北京地区为 75μg/100ml、上海城区和郊区 58μg/100ml、南宁市 25μg/l00ml 左右，石家庄城乡为 32μg/l00ml 左右。北京地区母乳锌含量为 0.28mg/100ml、上海市 0.35mg/100ml、南宁市 0.31mg/100ml，石家庄则为 0.13μg/100ml，显著低于上述 3 个地区。母乳维生素含量变化较大，不同泌乳期、城乡差别、初乳和成熟乳差异明显。这些研究显示，不同泌乳阶段、不同地域、不同生活习惯都是影响母乳成分的重要因素。早产儿母乳与足月儿母乳在脂肪酸含量、组成等方面存在明显差别。

（四）婴幼儿喂养

1. 母乳喂养的研究

婴幼儿时期是生命早期重要阶段之一，在此期间若能获得最佳喂养，不仅能给婴幼儿的生长发育带来充足全面的营养，也为其今后的健康状况打下良好的基础。母乳是婴儿最理想的天然食品，母乳喂养不仅为婴儿提供所需能量和营养素，也为母婴双方带来近期和远期健康益处。2003 年 WHO 与 UNICEF 建议，6 月龄内婴儿应给予纯母乳喂养以实现最佳生长、发育和健康；6 月龄后继续母乳喂养至 2 岁或 2 岁以上。目前，我国母乳喂养现状不容乐观，流动人口婴幼儿问题更加突出。中国母乳喂养的形势经历了相当大的变化，从早期的较高母乳喂养率，因受各种因素影响而逐渐走低。经济水平的发展带来的生活节奏加快、工作压力大，母乳代用品的影响，抚养人对母乳喂养认知的匮乏，都是使母乳喂养率下降的原因。各种母乳喂养促进行动，包括爱婴医院的创建和推广，使母乳喂养率在近年又重新恢复提高。

尽管目前中国的起始母乳喂养率较高（90% 以上），但纯母乳喂养率低、母乳喂养持续时间短等问题突出。传统的喂养方法如在婴儿 6 个月前添加水和辅食是非常普遍的，对纯母乳喂养造成极大影响。婴儿配方奶粉等母乳代用品的盛行，也给纯母乳喂养和持续时间带来障碍。由于受社会经济、文化等因素的影响，我国区域间和城乡间母乳喂养状况也存在极大差异。2011 年上海社区 4、6 个月纯母乳喂养率分别为 33.0% 和 22.8%。而 2012

年报道的北京地区的 4 个月纯母乳喂养率为 82.1%。2012 年云南 15 个少数民族 6 月龄纯母乳喂养率为 51.9%；2010 年中国中西部农村早开奶的比率为 37.9%，6 个月以内儿童纯母乳喂养率为 18.9%，婴儿 1 岁时仍坚持母乳喂养的占 41.8%，到 2 岁时这一比例下降到 11.5%。流动人口是中国社会的一个重要群体，2011 年调查发现，流动人口中 6 个月纯母乳喂养率只有 13.6%，1 岁时持续母乳喂养率为 17.0%，2 岁时持续母乳喂养率为 5.2%，在 6 ~ 8 月添加辅食的婴幼儿占 81.1%。可见在中国各类人群中，在母乳喂养方面还程度不同地存在着各种不同的问题。

2. 婴儿辅食添加研究

我国婴幼儿辅食喂养行为总体水平较低。对河北贫困农村进行的调查中，一半婴幼儿辅食添加得分不足 50 分（满分 100）；广州婴幼儿合理辅食添加的比例只有 53.6%。我国婴幼儿辅食喂养行为存在一系列问题。喂养人为儿童单独做饭比例在 1 岁后急剧下降；喂养人与婴幼儿语言交流和目光交流不足，而且普遍缺乏交流的技巧；喂养人对儿童进食鼓励普遍不足，对儿童自主进食的鼓励更是少之又少；喂养人对儿童拒食的处理方式有欠妥当，增加了儿童挑食偏食的可能性；婴幼儿进餐环境嘈杂，进餐位置不固定，进餐时看电视 / 玩玩具、追着喂食的现象十分普遍；农村卫生条件问题十分严峻，增加了婴幼儿患胃肠道疾病的风险。

2010 年中国西部地区 84.7% 的幼儿能在 6 个月时及时添加辅食，但辅食添加种类和频率仍达不到规定的要求，合理添加辅食的比例只有 37.5%。2011 年上海社区婴儿在 0 ~ 3、4 ~ 6 和 7 ~ 12 个月婴儿辅食添加率分别为 61.3%、77.9%、100.0%。6 月龄内添加 3 类辅食的婴儿达到 54.3%。直到 12 月龄，奶类、谷类和蔬菜的日摄入量仍有 52.7%、50.5%、57.9% 的婴儿未达到营养学会妇幼分会提出的婴儿食物推荐量。2012 年云南 15 个少数民族 6 个月开始辅食添加并同时继续母乳喂养率为 74.4%。

3. 婴幼儿喂养行为的相关研究

0 ~ 2 岁婴幼儿处于快速生长期，除体格生长，其认知行为能力也在不断提高。从刚出生时只能吸吮母乳到 2 岁时能接受多样化的固体食物，从被动接受喂养到主动使用餐具进食，0 ~ 2 岁婴幼儿的进食行为、饮食模式有极其巨大的改变。这一阶段也正是健康饮食行为模式形成的关键时期。婴幼儿时期形成的饮食行为模式可以长期延续并可能对人体健康产生深远的影响。与此同时，婴幼儿营养摄入和饮食行为模式也与其父母或喂养者的养育理念和养育方式，以及父母或喂养者自身的饮食行为模式密切相关。研究婴幼儿喂养行为需要同时关注婴幼儿及其父母或喂养者。此外，婴幼儿的味觉、嗅觉、视觉、触觉等感知觉的发育和发展也与其进食和食欲以及食欲的调控相关，也属于婴幼儿喂养行为的研究范畴。

近年来，我国妇幼营养学学科的研究人员及相关从业人员也已经关注到婴幼儿喂养行为的重要性，并开展了相应的研究。如对新生婴儿母亲、妊娠后期母亲的母乳喂养知识和行为的调查，对不同地区、不同经济文化水平父母或喂养者的婴幼儿辅食添加知识和喂养行为的调查，对婴幼儿辅食添加现状和影响因素的调查和分析，引入并改进国外"婴幼儿喂养指数"等简易指标评估婴幼儿喂养实践，分析不同喂养行为对婴幼儿近期营养状况，如贫血、体重增长等的影响，以及父母的喂养习惯等。但限于研究方法等因素，我国对于婴幼儿的食欲调控，婴幼儿味觉等方面的研究仍是空白。

4. 婴幼儿营养对脑和神经及认知功能发展影响的研究

婴幼儿营养对脑和神经及认知功能发展影响的研究一直备受关注。出生早期的营养，尤其是某些特殊人群，如早产 / 低出生体重婴儿，其出生早期的营养和喂养对脑和神经及认知功能发展有显著的影响。除了已经认识到的营养素缺乏，如碘、铁、锌、维生素 B_{12}、n-3 长链多不饱和脂肪酸、蛋白质等的缺乏；其他一些营养素缺乏，如叶黄素等，对婴幼儿脑和神经及认知功能发展的影响也逐渐得到肯定。与此同时，营养素过量，如普通配方奶中高含量的蛋白质对足月婴幼儿神经及认知功能发展的影响；母乳中的新发现成分，如母乳低聚糖以及配方奶中新型成分，如水解蛋白质等，对婴幼儿神经和认知行为发展的影响也逐渐受到关注。此外，母乳喂养方式、母乳喂养持续时间、母亲膳食对母乳成分影响、辅食添加时间、辅食添加方式以及婴幼儿喂养行为等，也对婴幼儿脑和神经及认知功能发展有不同程度的影响

近年来，国内继续开展对于碘、铁等微量营养素缺乏而导致婴幼儿脑和神经及认知功能发展不良的观察性和干预性研究。国内研究者也已经关注到蛋白质、母乳低聚糖、各种微量营养素等对于足月和早产 / 低出生体重婴儿脑和神经及认知功能发展的作用，但由于缺乏对婴幼儿脑和神经发育及认知功能评估的生物指标和功能性指标，临床研究极少，大多限于对动物模型的研究以及文献综述。

5. 婴幼儿营养、肠道菌群与过敏性疾病关系的研究

随着现代分子生物学技术的展，肠道微生态研究由传统培养技术发展到现在以测序和组学为主要研究手段，研究新生儿肠道菌群的定植，肠道菌群的形成及其多样性和影响因素提供了便利。基因测序分析发现，纯母乳喂养组婴儿粪便中微生物的多样性明显低于非纯母乳喂养组，且发现肠杆菌、韦荣球菌、粪杆菌、双歧杆菌（Bifidobacteriaceae）是造成不同喂养方式婴儿肠道菌群差异的主要类群。喂养方式尤其是母乳喂养对婴儿肠道微生态具有重要健康意义。应用微生态制剂对促进婴幼儿肠道免疫功能和防治肠道疾病具有明显作用。

肠道菌群对过敏性疾病发生有密切关系，在预防和治疗方面也有很大帮助。近年来食物过敏、过敏性湿疹和哮喘的发生率逐年升高，相关病因研究也成热点。肠道微生物能够通过平衡 2 型辅助 T 细胞（T_2）途径预防过敏性疾病的发生风险。肠道微生态紊乱与食物过敏、过敏性湿疹和哮喘的发生机制有关。与健康对照儿童相比，食物过敏患儿肠道内双歧杆菌、乳酸杆菌的数量较低，而需氧菌如大肠埃希菌的数量较多，且过敏患儿和正常儿童体内双歧杆菌的分型也存在差异。出生后 3 周内肠道双歧杆菌较少、梭菌较多的婴儿，在生后 12 个月较易发生过敏。服用双歧杆菌可使肠道中肠球菌数量下降，减少与 IgE 相关的变应性疾病，显著地降低湿疹的发生率（图 2）。

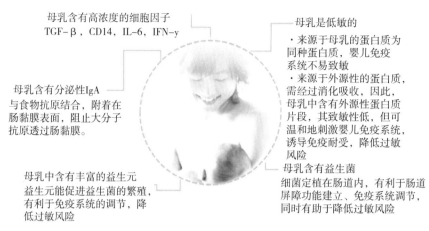

母乳含有高浓度的细胞因子
TGF-β，CD14，IL-6，IFN-y

母乳是低敏的

·来源于母乳的蛋白质为同种蛋白质，婴儿免疫系统不易致敏
·来源于外源性的蛋白质，需经过消化吸收，因此，母乳中含有外源性蛋白质片段，其致敏性低，但可温和地刺激婴儿免疫系统，诱导免疫耐受，降低过敏风险

母乳含有分泌性IgA
与食物抗原结合，附着在肠黏膜表面，阻止大分子抗原透过肠黏膜。

母乳含有益生菌
细菌定植在肠道内，有利于肠道屏障功能建立、免疫系统调节，同时有助于降低过敏风险

母乳中含有丰富的益生元
益生元能促进益生菌的繁殖，有利于免疫系统的调节，降低过敏风险

图 2   母乳喂养预防儿童过敏性疾病的机制

三、国内外研究进展比较

近年来我国妇幼营养学研究蓬勃发展，在许多重要研究领域取得显著成果，但在许多方面与国际先进水平相比仍存在很大的差距。在孕妇、乳母和婴幼儿营养健康状况和膳食状况研究方面的工作是国内最为坚实和突出的领域。由于中国经济迅速发展，人民生活水平和生活方式快速变迁，对妇幼人群的影响尤甚。在此领域开展的妇幼人群健康状况和膳食营养状况的调查研究，对指导居民营养健康改善提供了最为基础和有用的依据。

孕期体重变化及对妊娠结局和母婴健康影响的研究，既是妇幼营养学理论研究的基础，也是妇幼营养社会实践活动的重要依据性工作。欧美发达国家对孕期体重变化规律、孕期体重管理措施的研究积累了丰富的成绩，而国内在这方面也有了相当多的追随性研究工作。国外对于孕期增重的研究近年主要集中在如何对孕妇体重增长进行安全有效的控制，以保证获得良好的妊娠结局。结合饮食管理和身体锻炼控制孕前和孕期体重增量的随机对照试验表明，孕妇体重得到良好的控制后，巨大儿的发生率会明显的下降，而且妊娠高血压、糖尿病、肩难产发生都有所降低。我国目前仅有一些小样本的人群干预试验报道，显示增加孕期活动水平可减少孕中期体重增长和妊娠糖尿病的发病率。目前来看，需要更多基于中国人群的研究来制定适合中国人的孕期体重增长标准。

发达国家和国际学术组织一直非常重视对母乳喂养理论和实践的研究，并在此领域获得较为丰硕的资料，形成了较为完善的母乳喂养的指南和推荐。WHO 认为母乳是婴幼儿最好的营养来源，母乳喂养也是确保儿童健康和生存的最有效措施之一，并积极促进母乳喂养。WHO/UNICEF 于 2014 年提出最新修订的母乳喂养适宜推荐，现今为各国采用和大力推广实施。各国政府卫生部门或专业机构推荐的母乳喂养原则及标准，都与 WHO/UNICEF 的推荐标准基本一致，在早开奶、纯母乳喂养时间、母乳喂养时间、按需哺乳等

几个方面都有明确细致的建议。欧洲小儿胃肠营养学会（ESPGHAN）2009 年关于母乳喂养的评论中强调：纯母乳喂养 6 个月左右是一个理想的目标，在纯母乳喂养或部分母乳喂养的婴儿中，辅食或婴儿配方奶不应在 17 周之前或 26 周之后添加，只要母婴双方愿意就可持续母乳喂养。美国儿科学会（AAP）2012 年重申婴幼儿纯母乳喂养 6 个月的推荐，与世界卫生组织推荐不同的是，母乳喂养时间根据母亲和婴儿双方的意愿，延续至 1 岁或更久，这一建议得到了 WHO 和美国国家科学院医学研究员的支持。在此领域，国内的工作主要集中于母乳喂养现状的调查和相关影响因素的研究。这些工作虽然对于促进我国母乳喂养工作发挥巨大的作用，但显然还远远不够，针对中国社会具体情况，从生物、社会、法制和政策上探讨促进母乳喂养的措施，提出行之有效的母乳喂养促进方案，是当前需要投入的重点。

婴儿辅食添加是另一个影响婴儿健康的重要议题。国外研究多从辅食喂养行为类型入手，探讨更复合婴儿生长发育规律的辅食喂养措施和方案。国内在这方面则主要从辅食制备和选择行为、喂养人的反应、儿童的反应、喂养环境和卫生状况几方面开展了一些研究，显然这些也都是比较初级的水平。总体来讲，国内对辅食喂养行为的研究相对较少，多采用观察法描述部分辅食喂养行为现状，有些研究对观察到的行为分等级进行评分，以综合评价个体辅食喂养行为水平。观察发现主观性强，耗费人力物力大，不适用与大样本研究。而且辅食喂养行为包含复杂的内容，仅用等级量化评分，损失了大量主观信息。可见，当前尚缺乏标准的辅食喂养行为测量工具，这已经成为促进喂养行为进程的最大阻碍。因此，建立一种标准化的、适用于大样本人群的辅食喂养行为综合评价方法对辅食喂养行为研究至关重要。目前，国内学者已开展了相关研究。

相比国外同类研究，我国国内对于婴幼儿喂养行为的相关研究仍缺乏连续性，大多数为横断面调查，缺乏前瞻性的长期纵向研究，无法揭示早期的婴幼儿喂养行为与人体长期健康的相关性。目前，我国部分地区已经开始实施前瞻性的出生队列研究，相信随着这些研究的开展，可以揭示婴儿出生早期母乳和 / 或配方奶喂养、辅食添加时间、父母或喂养者的喂养习惯等对婴幼儿近期和长期健康的影响。

国外研究开始注意到婴幼儿喂养行为对其食欲和食欲调控的作用，从而起到控制体重，以减少由超重肥胖所导致的对人体健康的不良影响。国外研究证实，母乳或配方奶中的游离谷氨酸、谷氨酰胺可能具有调节婴幼儿食欲的作用（图 3）。相比母乳喂养婴儿，配方奶喂养的婴儿无法体验到因母亲进食不同食物而带来的母乳口味的变化，因而出生早期的口味单一，这种差异可能会显著影响婴幼儿对蔬菜、水果以及其他食物的接受度。国外研究在继续探讨如何提高婴幼儿对营养丰富食物的接受度的

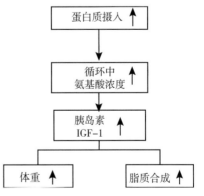

图 3　母婴蛋白质摄入水平对内分泌和代谢影响机制示意图

同时，提出应该适应现代生活方式的改变，探讨如何在极其丰富的食物环境中控制食欲和保持健康饮食行为模式，从而达到控制体重，减少超重肥胖的目的。

国外研究同样也继续关注于碘、铁、锌、维生素 B_{12} 等营养素缺乏对于婴幼儿脑和神经及认知功能发展影响的研究。由于得益于对于婴幼儿认知发育行为研究的支持，国外研究更明确地证实营养素缺乏对婴幼儿语言、智能、运动发育等的影响。基于质谱、色谱等化学分析技术的提高，国外研究对于母乳成分的分析更精细，尤其是近年来对于母乳低聚糖开展了一系列的研究。在母乳中检测到200多种母乳低聚糖，并分离出部分母乳低聚糖用于干预研究。除探讨母乳低聚糖对婴幼儿肠道健康的影响，也开始探索母乳低聚糖对婴幼儿认知功能的影响。应用肠道微生态研究技术，国外研究开始探讨母乳喂养、母乳成分对双歧杆菌等益生菌生长的影响，以及肠道益生菌和微生态对于婴幼儿行为的影响。相对而言，由于受到各方面影响，国内相关婴幼儿营养与脑和神经及认知功能发展影响的研究有明显不足，尤其缺乏前瞻性、干预性研究，需要进一步加强。

生命早期营养对生长发育和远期健康影响的研究受到国内关注。在此领域世界各国均有许多的不同方式的研究，从流行病学到相关机制的动物学实验研究。国内在此领域的研究已有启动，但开展研究的数量相对较少，研究方法以队列研究及病例对照为主。国外研究内容相对丰富且研究方法更多，队列研究、随机对照试验、动物实验等均有开展，研究结果往往更加细致全面，是国内研究的重要参考，但应考虑种族、社会经济等多方面因素的影响。

此外，在产后体重复原及其健康影响、乳成分研究方面，国内很早就有相关工作的开展，但从数量、规模、层次和对成果的需求角度来看，仍然是相对薄弱和不够的。在婴幼儿肠道微生态研究方面，国内外差距似乎更为明显。国内婴幼儿肠道微生态的研究主要是从形成过程以及各种影响因素，如分娩方式、母乳喂养及辅食添加、孕龄、生活环境以及抗生素的应用等对婴儿肠道微生态的影响。在喂养方式与婴幼儿肠道菌群的多样性及婴幼儿常见病患病率方面有较多的研究。益生菌制剂的应用研究也有少量的临床效果观察性研究。国际同行的研究则聚焦于母乳喂养与婴幼儿肠道微生态，尤其是母乳喂养与肠道微生态的建立、发展及其多样性的关系，母乳喂养对于健康肠道微生态建立的益处以及对孩子远期健康效益的影响。此外，还有一些关于母亲的膳食模式对婴儿肠道微生态多样性的影响研究。肠道微生态与变应性疾病的关系也是研究热点。

四、发展趋势及展望

在未来一段时期，妇幼营养学领域有如下几大方面的问题亟待研究和解决。

（1）婴儿辅食摄取量和哺乳后期母乳分泌量的研究

婴儿满6月龄后需要开始添加辅助食品，也就是除了母乳以及与其一并构成婴儿主食的配方乳类食物以外的泥糊状到固体形态的普通食物。婴儿辅食不但可以补充不断增加的营养需要，而且更重要的是使婴儿获得学习饮食、体验天然食物味道的机会，对机体发育和行为发展都是极为重要的。辅助食品是帮助婴儿实现从以乳类为主食到以普通食物为主过渡的重要措施。从辅食添加开始，一直到完全中断母乳喂养时，婴幼儿营养依靠母乳和母乳外食物两个途径供给。在婴幼儿膳食营养素参考摄入量（DRI）制订过程中，由于伦理学的限制，对该群体很难获得其营养素需要量的研究资料，一般多选择采用适宜摄入量（AI）指标。但是 AI 指标的制订，也需要了解健康婴幼儿群体通过母乳途径和膳食途径获得的营养素摄入量。到目前为止，非常缺乏 6 岁以下儿童的膳食摄入资料，也缺少哺乳后期阶段乳母的泌乳量资料（或者婴幼儿摄入母乳的实际量）。这种情况严重影响了 DRI 制订工作。这是今后研究工作的一个重点：进入辅食添加阶段以后的各年龄段儿童，母乳外膳食摄入状况和同时期乳母泌乳量、婴儿摄入量，是一项亟须积累的资料。

（2）母亲膳食和喂养方式对婴儿生长发育和远期健康的影响

增加蛋白质摄入可促进生命早期的生长发育，但是近年来研究显示，蛋白质摄入量、生长速率以及远期健康危害之间存在着密切联系。其机制可能在于过量蛋白质导致血清氨基酸浓度高，某些氨基酸通过下丘脑—垂体系统，对包括生长激素、甲状腺素、胰岛素、胰岛素样生长因子 –1 等内分泌系统发挥影响，这些影响可能涉及慢性疾病风险的各种因素。已经证实，由过度营养导致的生长加速可负向程序化调控代谢综合征的所有构件：肥胖、血压、血脂和胰岛素抵抗。英国学者 Peter M 等研究认为，血液中部分氨基酸尤其是支链氨基酸可参与体内内分泌调控，高浓度氨基酸水平可由胰岛素分泌，同时可刺激大脑食欲中枢，增加食欲。在此领域，目前国内还缺少相关的研究。但国内有文献报道，某些母乳喂养儿也可表现出明显肥胖，其食欲旺盛，原因不明。国外的相关研究提供某些线索，有关母体孕期膳食蛋白质摄入量、血液氨基酸水平以及体内内分泌代谢状况与子代内分泌相关激素水平、食欲中枢的调节之间的关系，成为一个重要的研究领域。

（3）膳食营养在表观遗传调控机制中的作用

表观遗传学是近年来发展起来的一个新的研究领域，对阐释环境因素与遗传因素交互作用对人类健康营养开辟了全新的视角。目前已经认识到的表观遗传的发生机制主要有 DNA 甲基化、组蛋白修饰、染色质重塑和非编码 RNA，其中生命早期营养、生长发育以及环境因素对健康的远期影响，有相当多的作用是通过基因甲基化调控来实现的。研究证实，多种营养素均可对基因表达实时调控而影响机体生理病理过程，还可以通过对基因的表观修饰改变机体的遗传特性，将其传递给后代。这些营养素作为蛋白质的结构成分、酶的辅助因子或甲基供体，参与基因表达、DNA 合成、DNA 氧化损伤的预防以及维持 DNA 甲基化的稳定等。目前已经涉及的营养素包括叶酸、甜菜碱，这些研究多通过单一营养素角度进行了观察，但由于体内营养代谢相互关联，膳食中诸多食物成分和营养素均可能通过这一途径对生命早期健康产生营养。

（4）婴幼儿饮食行为的研究

婴幼儿饮食行为发展是其行为发育过程中的一个最重要内容之一。婴幼儿饮食行为不仅关系到婴幼儿现实的膳食社区情况，也还会对长期的饮食行为产生影响；而且婴幼儿饮食行为的合理发展，对婴儿全面行为健康具有重要意义。当前国内对婴幼儿饮食行为的研究，虽有所开展，但深度和广度不够，大多仅仅局限于挑食、偏食和喂养人对儿童饮食行为的应对方面，方法不够精细；过分关注饮食行为对营养状况的影响。今后研究的重点宜倾向于婴幼儿食欲调控，味觉发展和影响，儿童饮食行为与慢性病关系。

（5）乳母膳食对母乳喂养儿选择食物倾向的影响

母乳膳食中各种特定食物的风味物质会通过乳汁分泌传递给母乳喂养的婴儿，因此婴儿会对母亲的膳食风格产生感受和嗜好养成，并影响子代众生终生的食物倾向。孕期膳食也可能具有类似效应，母亲孕期膳食模式对子代食物选择倾向的影响，都是需要深入研究的课题。

（6）婴幼儿肠道微生态的健康效应

肠道微生态是指宿主大肠中寄生的肠道菌群所构成的微生态环境，由肠道菌群的种类和相互比例及生存状态决定。良好的肠道微生态由有利于宿主机体健康的肠道菌群构成。婴儿出生后正常肠道微生态的建立过程和结果对婴儿健康具有比成人更大的影响。前者不仅可以影响肠道功能和食物消化、吸收、代谢，还与婴幼儿过敏性疾病的发生风险密切相关。婴儿肠道菌群正常情况下主要由双歧杆菌和乳酸杆菌组成，在出生后有母乳喂养的情况，在较短时间内迅速建立起来。母乳喂养可以明显地促进婴儿肠道正常菌群的定植和形成，重要原因是母乳中存在的种类繁多的低聚糖成分。良好的肠道微生态环境有利于促进婴儿肠道成熟和免疫系统的平衡发展，有助于形成完善的肠道屏障，后者可有效避免医源性蛋白质分子通过肠道进入体内，再结合免疫系统的平衡发展，有效预防婴儿过敏性疾病的发生。目前国际上对婴儿早期肠道菌群开展了不少的研究，包括健康肠道菌群的种类（DNA鉴定）、数量、发展规律和生物学和健康作用；还包括肠道微生物制剂的研究和开发。国内在微生态方面的研究主要集中于成人领域，在婴幼儿肠道微生态方面有少量研究，但内容和深度都非常有限。

（7）其他亟待研究的课题（包括孕期适宜体重增加值的研究）

孕期妇女脂质代谢特点及正常参考值的研究；母乳活性成分鉴定、结构、功能的研究；母乳喂养的社会影响因素研究；维生素A、维生素D的围产期健康效应；早期营养和生长发育的程序化调控理论的机制和规律等。

参考文献

［1］苏宜香. 妇幼营养研究进展［J］. 营养学报，2015，37（2）：116-119.

［2］王佳雯. 培育和呵护人类生命的工程师——访妇幼营养专家苏宜香［J］. 科学家，2015，（5）：50-51.

［3］中华人民共和国国家卫生和计划生育委员会. 中国居民营养与慢性病状况报告（2015年）［EB/OL］. http://www.nhfpc.gov.cn/jkj/s5879/201506/4505528e65f3460fb88685081ff158a2.shtml.

［4］刘爱东，赵丽云，于冬梅，等. 中国2岁以下婴幼儿喂养状况研究［J］. 卫生研究，2009，38（5）：

555–557.

［5］ Lin X，Aris IM，Tint MT，et al. Ethnic differences in effects of maternal pre–pregnancy and pregnancy adiposity on offspring size and adiposity［J］. Clin Endocrinol Metab, 2015, 22：jc20151728.

［6］ Ma D，Szeto IM，Yu K，et al. Association between gestational weight gain according to prepregnancy body mass index and short postpartum weight retention in postpartum women［J］. Clin Nutr, 2015, 34（2）：291–295.

［7］ Jing W，Huang Y，Liu X，et al. The effect of a personalized intervention on weight gain and physical activity among pregnant women in China［J］. Int J Gynaecol Obstet, 2015, 129（2）：138–41.

［8］ Yang S，Peng A，Wei S，et al. Pre–pregnancy body mass Index，gestational weight gain，and birth weight：A cohort study in china［J］. PLoS One, 2015, 10（6）：e0130101.

［9］ WHO. 世界卫生组织婴幼儿喂养建议［EB/OL］. http：//www.who.int/nutrition/topics/infantfeeding_recommendation/zh/index.html［2013–11–10］.

［10］ WHO/UNICEF. 纯母乳喂养［EB/OL］. http：//www.who.int/nutrition/topics/exclusive_breastfeeding/zh/index.html［2013–07–13］.

［11］ 苏宜香. 婴幼儿科学喂养——需要我们共同推广和实施［J］. 营养健康新观察，2007，1：3–6.

［12］ Xu F，Qiu L，Binns CW，et al. Breastfeeding in China：a review［J］. Int Breastfeed, 2009, 4（1）：6.

［13］ 冯瑶，周虹，王晓莉，等. 中国部分地区婴幼儿喂养状况及国际比较研究［J］. 中国儿童保健杂志，2012，20（8）：689–692.

［14］ WHO. 婴幼儿喂养实况报道第342号（2014年）［EB/OL］http：//www.who.int/ mediacentre/factsheets/fs342/zh/index.html［2014–02–15］.

［15］ 周岚，李鸣，庞学红，等. 中国西南城乡6～24月龄婴幼儿辅食添加频率与生长发育相关性研究［J］. 卫生研究，2014，43（4）：541–545.

［16］ 胡燕琪，盛晓阳，周丽莉，等. 膳食多样化与婴儿微量营养素摄入及其体格生长的相关性［J］. 实用儿科临床杂志，2011，26：1363–1366.

［17］ 张亚果，冉域辰，李薇，等. 婴儿辅食添加与生长发育情况分析［J］. 中国儿童保健杂志，2012，27：1589–1591.

［18］ Birch LL，Doub AE.Learning to eat：birth to age 2y［J］. Am J Clin Nutr, 2014, 99（suppl）：723S–8S.

［19］ Gura T. Nature's first functional food［J］. Science, 2014, 345（6189）：747–749.

［20］ 张颉，李远碧，李李，等. 生命早期饥荒暴露对50岁成年人血脂、血糖水平的影响［J］. 蚌埠医学院学报，2014，39：99–102.

［21］ 李远碧，沈莹，叶途，等. 孕期胎儿饥荒暴露与成年后肝肾功能受损的关联研究［J］. 中华流行病学杂志，2014，35：848–851.

［22］ 李玉卿，韩红锋，陈朔华，等. 生命早期饥荒暴露对成年后患糖尿病及空腹血糖受损检出率的影响［J］. 中华流行病学杂志，2014，35：852–855.

［23］ Huang C，Martorel R，Ren A，et al. Cognition and behavioural development in early childhood：the role of birth weight and postnatal growth［J］. Int J Epidemiol, 2013, 42：160–171.

［24］ 蒋平，关美云，李李，等. 孕前BMI和孕期增重对产后1年内体重滞留的影响研究［J］. 卫生研究，2014，43，415–418.

［25］ 赵艾，薛勇，司徒文佑，等. 北京、苏州和广州女性产后体重滞留现况与影响因素调查分析［J］. 卫生研究，2015，44：216–219.

［26］ Ma D，Szeto IM，Yu K，et al. Association between gestational weight gain according to prepregnancy body mass index and short postpartum weight retention in postpartum women［J］. Clin Nutr, 2015, 34：291–295.

［27］ 潘丽莉，赖建强，曾果，等. 城乡产后妇女体重滞留及影响因素分析［J］. 卫生研究，2012，41：504–507.

［28］ 胡彦，韩露，胡传来，等. 健康教育干预对妇女产后体重滞留的影响［J］. 中国妇幼保健，2015，30：

　　2148-2151.

［29］阿茹娜，安建钢，刘洪元. 产后体重滞留及其相关影响因素研究［J］. 中国妇幼保健，2015，30：1966-1968.

［30］赵玉霞，曾永鸿. 不同喂养婴儿方式对产妇产后体重变化的影响［J］. 健康研究，2012，32：45-47.

［31］陈爱菊，张伟利，蒋明华，等. 我国5个地区人乳中脂肪酸成分的分析［J］. 临床儿科杂志，2014，32（1）：48-54.

［32］高颐雄，张坚，王春荣，等. 中国三地区人成熟母乳脂肪酸含量的研究［J］. 卫生研究，2011，40（6）：731-734.

［33］Yang T，Zhang Y，Ning Y，et al. Breast milk macronutrient composition and the associated factors in urban Chinese mothers［J］. Chin Med J（Engl），2014，127（9）：1721-5.

［34］Urwin HJ，Zhang J，Gao Y，et al. Immune factors and fatty acid composition in human milk from river/lake, coastal and inland regions of China［J］. Br J Nutr，2013，109（11）：1949-1961.

［35］李娜，何青，任春惠，等. 不同时期母乳及母婴铁、锌和钙特点及相关性研究［J］. 卫生研究，2012，41（2）：225-227.

［36］刘会会，韩秀霞，刘烈刚，等. 城乡乳母乳汁4种B族维生素含量及母婴营养状况对比分析［J］. 卫生研究，2014，43（3）：409-414.

［37］李晓敏. 不同喂养方式婴儿粪便微生物区系差异比较［D］. 东北农业大学（硕士论文）. 2012：72.

［38］Cao X，Lin P，Jiang P，et al. Characteristics of the gastrointestinal microbiome in children with autism spectrum disorder：a systematic review［J］. Shanghai Arch Psychiatry，2013，25（6）：342-53.

［39］李艳华，张建华. 有益菌与儿童变应性疾病［J］. 实用儿科临床杂志，2011，（21），1678-1681.

［40］Raiten DJ，Raghavan R，Porter A，et al. Executive summary：evaluating the evidence base to support the inclusion of infants and children from birth to 24 mo of age in the Dietary Guidelines for Americans——"the B-24 Project"［J］. Am J Clin Nutr，2014，99（suppl）：663S-691S.

撰稿人：汪之顼　赖建强　苏宜香

老年营养学学科发展研究

一、引言

老年营养学是专注研究老年人群营养规律及改善措施的独特学科，该学科重点探索老年人营养需要与营养代谢的特点、营养与老年人健康及长寿的关系、老年人营养状况的评价与评估、老年营养相关疾病预防及辅助治疗、老年营养改善、营养促进或营养支持的基本要求、原则、方式、评价指标及营养促进成功老龄化的方法等方面的内容。

目前可检索到的中国最早老年营养相关论文发表于 1979 年，中国老年营养学科框架的建立始于 1985 年，本着面向老人、了解老人、服务老人的宗旨，开展了老年人膳食营养状况、自由基与衰老，老年人营养改善与心脑血管疾病、糖尿病、骨质疏松症、老年性痴呆、帕金森病和肿瘤等慢性疾病预防、营养与衰老的研究与学术交流。2004 年由葛可佑教授主编出版了《90 年代中国人群的膳食与营养状况：1992 年全国营养调查（第 3 卷）：中老年人分册》。这些研究成果为中国老年人膳食指南（1997 年、2007 年）具体要求的提出奠定了必要的基础。2006 年学科专家又提出"做到成功衰老、实现成功老龄化"的主旨，并初步探讨其在老年人群中的具体实践。此外，2003 年、2008 年，根据国内老龄化的进展状况，由陈孝曙、孙建琴教授分别提出并发表了《营养与老年人健康——现状、问题和对策》《中国老年人膳食营养与健康现状、对策与研究热点》，对老年营养研究工作的开展指引了方向。老年营养工作者还对世界长寿地区——广西巴马老年人的膳食结构、微量营养元素摄入量及其对血脂水平的影响进行了调查分析，总结出巴马地区老年人膳食中"五低"（低能量、低脂肪、低动物蛋白、低盐、低糖）和"两高"（高维生素、高纤维）的特点，并发现长寿老人日常膳食中 Ca、Cu、Fe、Mg、K、Mn、P、Zn 等 8 种微量元素含量丰富，而 A1、Cd、Co、Na、Pb 等 5 种微量元素含量较低，低脂膳食使得巴马老年人的血脂水平较低。

二、老年营养学科的最新研究进展

（一）营养与成功老龄化研究体系初步建立并不断完善

老化是人类发展的自然规律，是自然界新陈代谢的必然结果。人体的衰老与营养代谢密切相关，老年人的退行性改变如白内障、骨质疏松、老年痴呆、肌肉衰减都与营养不平衡有关，老年人常见的糖尿病、高血压、高脂血症也都存在有糖、脂代谢的紊乱。因此，合理营养应能减缓老年人机体的营养不平衡，维持机体应有的功能，从而延缓衰老的进展，实现成功老龄化，这在许多长寿老人中都有很好的体现。近年来，学科相关人员经过不断研究，已初步形成了营养与成功老龄化的研究体系。

1. 营养与成功老龄化的理论体系

营养与成功老龄化（healthy ageing, successful ageing）的问题于 2006 年国内开始提出，经过数年的研讨，其理论体系正在逐步建立。

目前普遍认为，营养是成功老龄化的基本保障，营养指标融合在成功老龄化各方面的维度中。老年人的营养状况影响着他们的健康、脑功能退化的进程，合理营养对促进成功老龄化意义重大。

1）适量摄取优质蛋白质、不饱和脂肪酸、微量营养素，可减缓衰老的进程。患有营养缺乏的老年人，其肌肉减少加快、脑功能减退速度明显增加，肾功能也较健康老年人有了很大的下降。每日摄取 3.5 毫克锌的老年人，对数字的记忆力降低 30% 以上。如果老年人按 0.8g/kg 体重摄取蛋白质，则肌肉逐年重量减轻，而按 1.14g/kg 体重摄取，则肌肉的重量仍能维持在正常水平。这均与老年人组织中蛋白质、锌、不饱和脂肪酸、抗氧化营养素水平降低相关。在标准饮食基础上增加氨基酸的供给，可使肌肉重量增 30% 左右。

2）适当调整老年人的食物和营养素供给，积极推进老年人成功老龄化，如开发一些适合于老年人的食品（保健食品、营养素补充剂、介护食品等），为老年人适当补充营养素补充剂等均有利于老年人维持健康、减少慢性疾病的发生。

3）对于素食应因人而异。

4）通过合理营养状况评估、平衡膳食、增加抗氧化营养素摄取、加强有效营养教育等措施，可有效地减缓机体衰老的出现与发展。

5）食源性低聚肽对促进成功老龄化有积极的作用，适量摄取叶黄素还可提高早期老年黄斑变性患者视力水平，并显著改善其近距离活动能力，改善老年人的生活质量。

2. 营养与成功老龄化的实践体系

1）为了将营养与成功老龄化的理论转变为可操作的方法加以实施，中国营养学会于 2013 年修订了中国居民膳食营养素参考摄入量，重新调整了老年人能量和各种营养素的参考摄入水平，使营养保障更能适应当前老年人的营养需要。

2）在 2007 年版的《中国居民膳食指南》基础上，2010 年中国营养学会老年营养分会组织编写了《中国老年人膳食指南》，提出了实现成功老龄化的主要途径与方法，即合理营养、适当运动、保持心理健康、采用健康生活方式、积极预防疾病、开展营养教育和健康促进，以倡导健康的行为等；并将老年人平衡膳食的要求简化为"十个拳头"原则，即每日的食物摄取量宜不超过 1 个拳头大小的肉类（包括鱼、禽、蛋、肉），相当于两个拳头大小的谷类（各种主食，包括粗粮、杂豆和薯类），要保证两个拳头大小的奶、豆制品（各种奶制品、豆制品），不少于 5 个拳头大小的蔬菜水果。

3）随着国家对养老事业在政策层面的不断推进，许多地区兴办了各种类型的养老机构或供餐单位，如养老院（敬老院）、托老所、老年食堂、老年送餐上门服务等。为了规范各类养老机构与老年供餐单位的营养行为，卫生部法规司委托复旦大学附属华东医院、中国疾病预防控制中心营养与食品安全所、中国营养学会老年营养分会等十多家国内著名大学、医院、科研机构的专家共同起草了卫生行业标准《老年人膳食指导》。该标准引用了《中国居民膳食营养素参考摄入量》（2013 版）中针对 65 ～ 79 岁、80 岁及以上两个年龄段老年人的能量、宏量和微量营养素推荐摄入量，并包括了水和膳食纤维的推荐摄入量。重点关注了老年人因食物摄入不足而发生营养不良，适宜食物性状与老年人进食改善、低体重与慢性死亡风险、愉悦进餐环境以及营养补充等方面的问题。该标准还提出了各类食物的适宜摄入量范围和相对量化的老年人进餐环境和辅助人员要求，以利于基层照护人员开展实际工作。该标准为我国首个有关老年人膳食营养方面的行业标准，是老年医学、营养学和食品科学科研成果转化的良好范例。该标准已经通过了国家卫生计生委员会营养标准专家委员会会审议等待发布；将有助于改善我国老年人的营养健康状况，推动老龄健康事业的发展。

4）如何保障养老机构的供餐能满足老年人的营养需要，提供营养合理的老年餐，中国营养学会老年营养分会于 2011 年在江苏苏州举办了老年营养研究进展与老年营养供餐规范研讨会，提出了老年餐的基本要求，即以中国居民膳食营养素参考摄入量为参考标准，努力使老年居民的营养素摄入量满足此要求，食物构成、饮食习惯方面要努力达到中国老年人膳食指南与平衡膳食宝塔的要求。并对老年餐的食物数量、烹饪、卫生和安全、管理方面提出了建议。2015 年由中国疾病控制中心牵头起草的《老年营养餐技术标准》获得商业部的批准。这个标准对老年营养餐的营养要求、烹饪要求作了详细的规定，使老年营养餐有了具体的营养规范。

（二）老年人营养不良筛查、评估与干预工作形成规模并向前推进

老年营养工作的重点是主动发现营养不良人群，并及时采取措施进行干预，以减缓老年人的衰老、营养不良疾病的发生与发展。国内营养工作者在此方面开展了大量的探索工作。

1. 老年营养风险筛查
（1）筛查工具
引进营养风险筛查的简便工具，对老年人进行营养不良快速筛查、营养风险便捷评

估。目前，国内使用较多的老年营养筛查工具为营养风险筛查工具（NRS2002）、微型营养评估简表（MNA-SF）。

（2）筛查成果

1）近5年来，国内相关人员使用这些工具开展了较多的老年营养不良筛查、营养风险评估工作，主要集中于医院、养老机构的老年人群，少部分在社区，但大规模、多中心、广指标的工作尚不多见。综合各种小型的调查报道，目前国内住院老年患者营养不良的比例为4.7% ~ 25.8%，卧床老年人更是高达82.4%，具有营养风险老年人的比例为13.2% ~ 50.7%，以神经内科、心脑血管科、年龄高者比例最高。养老机构中老年人营养不良比例为16.3% ~ 33.9%，具有营养风险的比例为34.1%；患有疾病者营养不良的比例为41.6%。社区患有慢性疾病的老年病人营养不良的比例为6.14%，具有营养风险的比例为40.35%。社区老年人营养不良的比例为34.3%。

2）医院、养老机构的筛查结果具有一定的局限性，为了解全国老年人群的营养不良与营养风险状况，以孙建琴教授为主的老年营养分会团队与雀巢营养科学院合作于2012年在中国5大城市（上海、北京、广州、成都、重庆）的综合医院、社区医院和养老机构采用定点连续抽样法，应用MNA-SF评价老年人（≥ 65岁）的营养状况，并用日常生活能力（ADL）量表对其即时日常生活能力进行了评价。这次评价的有效样本数共计5875例，营养不良和营养风险的发生率分别为16%、37%；低血红蛋白的发生率为52.5%；低白蛋白的发生率为25.1%。三种机构中，养老机构的老年人营养状况最差，具有营养不良和营养风险的比例分别为22%和36%；其次是综合医院，具有营养不良和营养风险的比例分别为17%、40%；社区医院的营养状况相对较好，具有营养不良和营养风险的比例分别为8%、29%（图1）。综合医院的营养风险水平也远低于美国的水平（77%）。生活不能自理者营养不良和营养风险的比例分别为49.4%和38.9%；年龄越大，营养状况越差，85岁以上者最差，营养不良和营养风险的比例分别为21.9%和40.2%。咀嚼能力差者营养不良和营养风险的比例分别为43.7%和38.5%。ADL评分低、年龄高、咀嚼能力差、血红

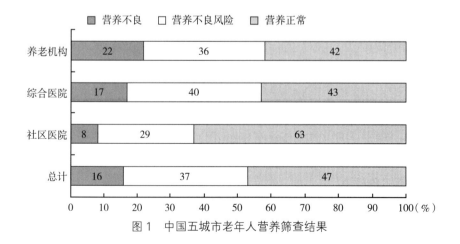

图1 中国五城市老年人营养筛查结果

蛋白和血白蛋白水平低，都是老年人发生营养不良和营养风险的危险因素，这一结论与我国台湾地区的调查结果相似。

2. 老年营养干预

开展老年营养不良的筛查、营养风险的评估，目的是为了进行有效营养改善，而老年人的营养改善需要营养干预工作的支持。合理的营养指导与干预，可帮助老年人提高营养保健意识，改变饮食行为，从而改善老年人的营养与健康状况，并提高老年人的生活质量。

近年来，老年人的营养干预主要集中于两个层面，其一是社区与养老机构老年人的干预，其二是医院患病老年人的营养支持。这些工作都接近甚至超过了国外类似工作的水平。

1）在社区老年人营养干预方面，通过营养教育与理念的干预，促使老年人的饮食行为发生改变，从而改善了老年人的营养水平。如通过营养教育，老年人每天喝牛奶、吃蔬菜、水果，每周吃 5 次以上豆制品的比例显著提高，其血浆中维生素 C、血锌浓度显著提高。对于社区的失能或空巢老年人，采用新鲜、优质的粮食和蔬菜为原料，为老人们提供有针对性的营养午餐，以送餐上门方式进行被动式营养干预。6 个月后老年人 BMI 值、上臂围和小腿围高于干预前，躯体功能、心理功能和社会功能 3 个维度的评价也均高于干预前。

对敬老院的膳食进行干预后，老年人的食物与营养素摄取状况也有了较大改善，与干预前相比，精粮摄取量减少 20%，粗粮、薯类摄取量增加了两倍，浅色蔬菜摄取量减少 81%，深色蔬菜、菌藻类食品摄取量增加了 5 倍，畜肉类食品摄取量减少 62%，禽肉、水产品摄取量增加了 40 倍。使得蛋白质、膳食纤维、硒、维生素 A、维生素 B_1、维生素 B_2、维生素 C 摄取量大幅度提高（增加了 33% ~ 66%）。

2）在住院老年人营养支持方面，国内有关医院积极主动采用口服营养及管饲营养的方法进行营养支持，取得了较好的效果，降低了医院的感染率，缩短了患者住院的时间。为了方便有吞咽困难者进食，复旦大学附属华东医院营养科还积极引进国外先进的技术，制作品种繁多、口味各异的介护食品，增进老年患者的食欲，防止进食呛咳的出现；为了帮助老年患者自主进食，提高老年患者进食的兴趣与自信心，还改良了国外引进的用餐辅助工具，让老年患者自己用餐，并有效防止了老年人发生吞咽不当。这些工作都使老年患者的营养状况得到了有效改善。

3）吞咽困难是影响老年人营养的重要障碍。为了使这些老年人能有尊严地生活，复旦大学附属华东医院孙建琴教授带领的团队开展了相关工作。她们摸清了上海住院与社区老人吞咽情况，并根据洼田方法对病人进行分级，并提出了按分级情况进行营养支持的方案，通过实践，起到了良好的效果。这些技术也为其他相关医院引用和采用，使更多的老年人得到了营养支持。

4）为了规范住院老年人的营养支持工作，国家卫生与计划生育委员会 2013 年发布了《特殊医学用途配方食品通则》，明确规定了营养支持配方食品应达到的营养要求。国内多名医院老年营养工作者参考美国、欧洲等国家的规范，于 2013 年讨论通过了《中国老年患者营养支持专家共识》，对肠内营养支持（口服＋管饲）、特殊疾病期（围手术、慢性阻塞性肺病、肌肉减少症、阿尔茨海默病、压力性溃疡、恶性肿瘤、终末期）的营养支持提出了有理有据的建议。为了提高养老机构、医院中老年营养干预与营养支持工作人员的业务水平，中国营养学会老年营养分会还组织老年营养专家，翻译出版了美国 2011 年出版的《老年营养学》，该书详细介绍了老年人的生理与营养需要的特点，各种相关疾病的营养支持原则与方法。这些规范与指导用书，有效地提高了相关人员的业务水平，也规范了相关的营养支持工作。

（三）老年肌肉衰减综合征的营养与营养支持认识不断趋同

1）国内专家对老年人随年龄变化，体成分（尤其是肌肉）的变化情况进行了测量，并探讨了老年肌肉衰减症的营养相关因素，发现随着年龄的增加，肌肉组织逐渐减少，有肌肉衰减综合征的老年人经常摄取肉类、奶类的比例明显低于无肌肉衰减症的老年人，且前者摄取蛋白质＜ 1.0g/kg.bw 的比例也较高，同时还建立了初步的诊断标准。

2）针对国外、亚洲已形成老年肌肉衰减症专家共识的现状，国内的老年营养工作者在顾景范、赵法伋教授的带领下，自 2005 年起就开始对这个问题进行了探讨，并于 2010 年后逐渐成为老年营养学术研讨会的主题之一，经过数年的研讨、调查、分析，老年肌肉衰减综合征已成为老年营养研究的热点问题，并逐渐地为老年营养相关工作者认识和熟知，该方面的研究也在不断增多。在研究的同时，老年营养相关工作者对少肌性肥胖也有了初步认识。

3）针对国内老年肌肉衰减综合征名称多样、认识混乱的状态，2014 年中国营养学会老年营养分会牵头组建"老年人少肌症膳食营养与运动干预中国专家共识工作小组"。该小组由来自老年营养、疾病控制、运动营养、临床医学、老年医学等方面的 13 位专家组成，经过两年的反复调查、论证、研讨，撰写了《老年人少肌症膳食营养与运动干预中国专家共识》，并于 2015 年完成专家共识的撰写，在《营养学报》发布了该共识的主要思想，并在"全国医养结合与成功老龄化研讨会暨老年肌肉衰减征营养运动干预中国专家共识发布会"上进行了全面阐述。

提出的共识包括：①食物蛋白质能促进肌肉蛋白质的合成，有助于预防肌肉衰减综合征。老年人蛋白质的推荐摄入量应维持在 1.0 ～ 1.5 g/（kg·d），优质蛋白质比例最好能达到 50%，并均衡分配到一日三餐中。富含亮氨酸等支链氨基酸的优质蛋白质，如乳清蛋白及其他动物蛋白，更有益于预防肌肉衰减综合征；②对于肌肉量丢失和肌肉功能减弱的老年人，在控制总脂肪摄入量的前提下，应增加深海鱼油、海产品等富含 n-3 多不饱和脂肪酸的食物摄入。推荐 EPA+DHA 的 AMDR 为 0.25 ～ 2.00 g/d；③有必要检测所有肌肉衰减综合征老年人体内维生素 D 的水平，当老年人血清 25-（OH）-D_3 低于正常值范围时，应予补充。建议维生素 D 的补充剂量为 15 ～ 20μg/d（600 ～ 800IU/d）；维生素 D_2

与维生素 D₃ 可以替换使用。增加户外活动有助于提高老年人血清维生素 D 水平，预防肌肉衰减综合征。适当增加海鱼、动物肝脏和蛋黄等维生素 D 含量较高食物的摄入；④鼓励增加深色蔬菜和水果以及豆类等富含抗氧化营养素食物的摄入，以减少肌肉有关的氧化应激损伤。适当补充含多种抗氧化营养素（维生素 C、维生素 E、类胡萝卜素、硒）的膳食补充剂；⑤口服营养补充有助预防虚弱老年人的肌肉衰减和改善肌肉衰减综合征患者的肌肉量、强度和身体组分。每天在餐间 / 时或锻炼后额外补充两次营养制剂，每次摄入 15 ~ 20g 富含必需氨基酸或亮氨酸的蛋白质及 200kcal（836.8kJ）左右能量，有助于克服增龄相关的肌肉蛋白质合成抗性；⑥以抗阻运动为基础的运动（如坐位抬腿、静力靠墙蹲、举哑铃、拉弹力带等）能有效改善肌肉力量和身体功能；同时补充必需氨基酸或优质蛋白效果更好。每天进行累计 40 ~ 60min 中—高强度运动（如快走、慢跑），其中抗阻运动 20 ~ 30min，每周 ≥ 3d，对于肌肉衰减综合征患者需要更多的运动量。故老年人要减少静坐 / 卧，增加日常身体活动量。

（四）老年营养相关慢性疾病的评判、干预有了新的发展

1）国内老年营养相关工作者除了用经典的方法来发现老年慢性病患者外，有的专家还在积极引进或探索新的方法与评判标准。在用颈围对老年代谢综合征的评判作用进行研究后发现，体重、体重指数、腰围、臀围、收缩压、舒张压、血糖、血清总胆固醇、低密度脂蛋白胆固醇的均值平均变化量随着颈围均值的增加而升高，高密度脂蛋白胆固醇均值的平均变化则随着颈围均值增加而降低；男性颈围 ≥ 38cm，女性 ≥ 33.3 cm 即可判断为代谢综合征。复旦大学附属华东医院还启动了老年人适宜 BMI 判断标准的探索，发现 BMI 低于 20 的老年人发生肌肉衰减症的比例并不低，且目前老年人还存在少肌性肥胖的现象，故用目前的 BMI 判定老年人的营养状况，其界值应要作适当调整，该项工作正在积极推进中，有望形成适合于中国老年人的 BMI 判断值。

2）对于老年慢性病的营养管理，国内也开展了相应探讨。浙江大学的相关专家提出了老年糖尿病病人"432111"膳食模式，即四份的全谷类，其中一份为粗粮或淀粉类水果互换；三份不同颜色的蔬菜，其中有两份为深色蔬菜；二份水果，选果酸高且血糖指数低与低糖分的水果；一份畜禽肉蛋类（畜禽肉类、鱼虾类与蛋类搭配互换）；一份豆制品和坚果类互补；一盒 250ml 低脂牛奶。

3）对于糖尿病肾病的营养支持，提出了增加大豆蛋白来减轻蛋白尿、控制血压和血糖是防治糖尿病肾病的关键的建议；并提倡糖尿病肾病的营养治疗需要建立一个由医生、营养师、护士、病人家属组成的营养管理组进行饮食管理。

4）国内老年临床营养工作者还提出了个性化改变饮食结构、调整饮食餐次、必要时提供 ONS 营养支持的方法来防治糖尿病肾病、慢性阻塞性肺病（COPD）等老年人常见慢性病。

（五）营养与老年认知功能障碍研究特色初现

1. 相关营养因素的认识

1）同型半胱氨酸（Hcy）作为心脑血管病的重要危险因子，对老年人群认知功能的损伤已得到确认。流行病学调查表明，在阿尔茨海默症（AD）患者中血浆总同型半胱氨酸（tHcy）含量高于正常组。体内外试验结果显示，高 Hcy 血症可损伤大鼠血脑屏障的结构和功能；Hcy 可促进 β–淀粉样蛋白（Aβ）对体外培养海马细胞的神经毒性作用。蒋与刚课题组发现血清总同型半胱氨酸水平与中老年人认知功能呈负相关；膳食中叶酸、维生素 B_6 的摄入量影响血浆中总同型半胱氨酸水平。此外，膳食中蛋白质、多不饱和脂肪酸、锌、B 族维生素、维生素 C 等营养素缺乏是认知功能障碍的危险因素；饱和脂肪和高胆固醇水平与 AD 的患病风险有关联。

2）缺锌与学习记忆损伤有密切关系。现已发现并鉴定了 8 个缺锌大鼠海马差异表达蛋白质，6 个蛋白点下调，2 个蛋白点上调，其中泛素羧基末端水解酶 –1（Uch–L1）、二甲基精氨酸 – 二甲基氨基水解酶 –1（DDAH–1）和电压门控阴离子通道 –1（VDAC–1）可能参与对认知功能的调节，并对 Uch–L1 进行了确认；进一步研究发现缺锌对 Uch–L1 的下调可能通过转录机制实现，同时缺锌也引起 CREB mRNA 的下调，说明缺锌致学习记忆功能损伤可能通过 Uch–L1 介导，并可能通过 CREB 通路实现。该研究结果为阐明缺锌致学习记忆损伤的分子机制提供了新的思路和技术手段。

2. 营养干预研究

蓝莓花色苷提取物干预可显著改善老化小鼠（SAMP8）、老龄小鼠、AD 转基因小鼠的学习记忆能力障碍。牛磺酸（Tau）可显著改善 β–淀粉样蛋白海马注射致记忆障碍大鼠的学习记忆能力。

（六）膳食结构与长寿的认识逐渐趋同

长寿是世界各国关注的研究领域。近年来，国内对长寿者的膳食也进行了大量研究，中国营养学会还专门就 110 岁的郑集教授长寿实践上门进行了调研。

1）国内学者对广西巴马、山东平邑县、四川都江堰地区、新疆和田地区及重庆长寿老年人（图 2）进行的膳食分析。结果显示，这几个地区长寿老人的膳食大多以谷薯类为主，同时食用新鲜的蔬菜或水果，并适量食用动物性食物（肉、蛋）、豆类，同时，老人的饮用水为偏碱性的矿泉水或地下水。这些地区的研究结果显示，中国大多数长寿老人的膳食呈现为以"五谷"为主食，以果蔬、少量动物性食物为副食的饮食特色。

2）这些长寿老人膳食的营养特点表现为维生素 E、硒、锰、锌较高，而能量、脂肪、钠、维生素 A、钙的摄取量偏低。

3）食物摄取也有一定的地区特色，如蔬菜、水果有明显的地区差异，新疆地区老人水果摄取较多，而四川、巴马、山东老人蔬菜的摄入量较多；奶类摄入量也有地区性的差

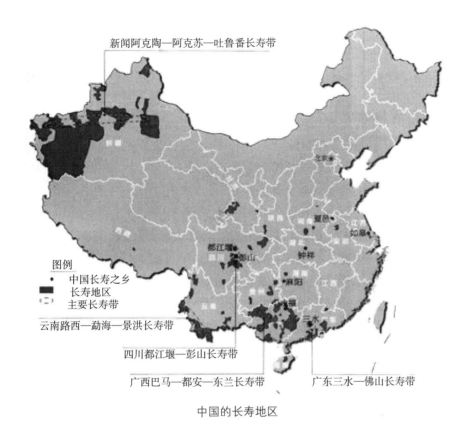

中国的长寿地区

异，山东老人奶类摄取较多，而四川老人奶类摄入较少。广西巴马、江苏如皋老年人的日常饮食是"两稀一干"，即早晚稀饭，中午干饭。

三、国内外研究进展比较

中国老年营养研究起步较晚，但近年来，通过加强国际交流，积极引进国外的先进理念与方法，老年营养工作突飞猛进，保持了与国外研究相接近的发展水平。

（一）营养与成功老龄化

目前，成功老龄化的研究多集中在社会学、老年学、心理学研究领域，而营养领域较少。实际上营养是一切生理、心理和社会活动的物质基础，85% 的老年人至少有 1 种慢性健康问题可以通过合理营养得到改善；老年人随着年龄的增加，对能量的需求降低，对蛋白质的要求更高，尤其需要钙、维生素 D、维生素 B_{12} 等微量营养素和抗氧化营养素的要求更高。

国外的诸多研究认为，老龄化的进程受到营养、生活方式、生活环境、心理因素、保健条件的影响。营养因素中，锌、维生素 A、维生素 D、多不饱和脂肪酸、叶酸与 DNA

合成、基因转录有关；维生素 C、维生素 E、β-胡萝卜素、黄酮类本身就可抗机体氧化，维生素 E、维生素 C、胡萝卜素均可参与清除自由基；膳食纤维等还可将体内有害物质排出体外，但钠可增加高血压的风险。因此限制能量、盐的摄取、适当的优质蛋白质、微量元素和抗氧化维生素的摄取，可防止合成代谢的差错和生化及生理紊乱、消除自由基及过氧化作用的危害、预防老年性疾病，有利于保障老年人的健康。此外要警惕营养过剩和不良的饮食习惯，以防自由基的产生和机体功能的衰退，从而加速机体的衰老，地中海膳食模式有助于延长寿命，减缓老年性疾病的风险。

美国、英国等国家分别为老年人群提出了食物摄取建议。为了使老年人愉快用餐，享受生活，日本还利用特殊的烹饪加工技术，尽量保持食物原有的风味和颜色、保证食物柔软的质地，从而使老年人也能如青年人一样品尝美味佳肴。

而国内已开展了多项老年营养状况调研、干预工作，发现了老年人的营养问题，也通过营养干预使得老年人营养状况得以改善，并由此提出了中国老年人膳食指南、老年人营养支持方案、营养改善标准。近年来对老年人的吞咽机制进行了研究，通过对食物质构的研究，通过一定的加工技术，使加工后食物的质构与老年人的吞咽功能相匹配，从而防止老年人出现用餐时的呛咳，让老年人安心用餐。由此可见，国内的相关研讨大体与国外同步，但适合于老年人食用，尤其是愉悦用餐的食品加工方法还较落后，大多数供餐单位只能保证老年人有得吃，但不能完全保障老年人能吃、爱吃、想吃。

（二）老年人营养不良筛查、评估与干预

老年人营养不良的快速筛查、评估是进行老年人营养不良早发现、早干预的前提。传统的评判方法复杂、繁琐，技术要求高，花费也大，为了简化老年营养评价的方法，国外开发了多种营养评估量表，包括 SGA、MUST、NRS2002、MNA、MNA-SF、EVS，其间具有较好的相关性。就目前而言，在营养风险筛查中使用较多的是 MNA、NRS2002。

中国老年营养风险筛查起步较晚，为了赶上国际先进水平，并与国际研究接轨，也积极引入了 MNA、NRS2002，并根据中国老年人的实际情况，主要采用 MNA-SF 对老年人营养风险筛查与评估，目前 MNA-SF 法在临床、养老院、社区的评估工作中使用得非常广泛。应用 MNA-SF 进行老年人营养风险筛查，美国住院老年人具有营养风险的比例为77%，高于中国住院老年人的水平。因此在老年人营养风险筛查与评估方面，中国的发展程度与国外相近。

老年人营养不良干预工作在国内虽在持续开展，但营养不良支持的理念、方法较为落后，效果也不理想。目前国外强调，老年人营养不良应早期进行筛查，并要及时采取措施进行干预。一旦发现老年人营养不良，应鼓励能经肠道营养支持者，应尽量采用肠道支持。这个思想已为国内大多数老年临床营养工作者所接受，他们参照国外的模式，讨论并形成了临床营养支持的专家共识。在此其中，口服营养补充（ONS）是国外推崇的首选方法。目前国内的老年临床营养工作者也普遍接受了这个思想，在发现老年人出现营养不良

时，首先通过 ONS 来进行补充，且取得了良好的效果，增加了体重与肌肉重量，降低了并发症、院内感染率，缩短了住院天数。

对于难以进食或有吞咽困难的老年人，目前国内主要是通过肠外营养来支持，既不能满足老年人的营养需要，又使老年人丧失了自主用餐的信心。日本通过介护食品来解决吞咽困难老年人的用餐问题，还开发了多种辅助不同情形（如手颤）老年人的用餐工具。在这个方面，国内还是个空白。上海华东医院在国内带头引进了这些技术，开发了适合于中国老年人食用的各种介护食品，且风味各异，深受住院病人的欢迎，加上对老年人吞咽功能的评估，进而进行分级管理，使有吞咽困难的老年人不发生呛咳，与此同时，还引进了各种进餐辅助工具，如筷子、汤勺等，辅助住院老年人自主用餐。上述方法增强了老年人自主用餐的信心与能力，有效地改善了住院老年人的营养状况，老年人体重、血中血红蛋白、白蛋白水平显著提高。这些技术使中国老年人营养干预与支持的水平接近国外的水平。

（三）老年肌肉衰减症

肌肉衰减综合征（sarcopenia）于 1989 年首先由 Rosenberg 提出，近年来得到了非常多的关注。国外的诸多研究结果提示，亮氨酸、精氨酸、肌酸、乳清蛋白、抗氧化营养素、维生素 D、β－羟基－β－甲基丁酸与肌肉衰减症的发生密切相关，富含蔬菜水果、全谷和鱼油的食物有利于延缓肌肉衰减症的发生与发展，而富含饱和脂肪酸、但蔬菜水果少的膳食则不利于防治肌肉衰减症。老年肌肉衰减症欧洲工作组、国际工作组、亚洲工作组均分别提出了相关的共识。国际肌肉减少症工作组专家还推荐，应增加老年人膳食蛋白质摄入，老年人总蛋白推荐摄入量为 1.0 ~ 1.5g/kg/d，蛋白质应均匀分配到每餐中，可有助于提高机体蛋白质合成。

中国于 2014 年也已成立了由多个领域专家组成的肌肉衰减综合征工作组，正在推进各项研究的开展，如饮食习惯、维生素 D 与肌肉衰减症的关系研究，并且于 2015 年发布了中国首个肌肉衰减综合征营养与运动专家共识。但这个共识还停留在认识层面，且目前中国国内的人群调查资料、诊断标准、营养支持的实践证据尚未不充足，需要开展大量的调查与干预研究，以形成符合中国老年人状况的肌肉衰减综合征的营养与运动防治指南。

（四）老年慢性病的营养管理

国内的老年慢性病营养管理的理念与方法来自于国外，故大体与国外接轨。目前美国和澳大利亚等国的老年慢病管理主要采用慢病照护模式（Chronic Care Model，CCM），CCM 的主旨是在正确的时间、正确的地点、为明确的患者提供正确的照护，并制定慢病管理计划，帮助患者发挥自我管理的作用，以改善生活质量。已有相关实践研究表明，运用 CMM 对糖尿病患者进行管理，可以降低患者合并患有心血管疾病的概率。这个模式目前已在北京市丰台区全面推广。为了加强老年相关疾病的管理，日本还开发了低蛋白的大米、低血糖生成指数的大米等，为患有相关慢性疾病的老年人提供温馨、必要的营养保障。国内尚无相关产品能为老年人提供相应营养服务。

（五）营养与老年认知功能

国外对营养与认知关系的研究领域较为先进与全面，国内的研究还只是刚刚起步。国外的研究结果显示，肉食可增加 AD 发生的风险，n–6 和 n–3 脂肪酸、维生素 C、维生素 E、叶酸、维生素 B_6 和维生素 B_{12} 有预防 AD 的作用。而锌在神经系统的生物利用度与其作用有关，即低浓度锌可拮抗 Aβ 毒性而高浓度锌却增强其毒性。此外，富含花色苷的蓝莓提取物、银杏叶提取物、表没食子儿茶素没食子酸酯（EGCG）可增强老龄动物认知功能。

国内也已引用相应的理念，为老年人补充了蓝莓提取物，并已初步观察到了良好的结果。

（六）膳食结构与长寿

有关人员对巴基斯坦罕萨、外高加索地区、厄瓜多尔的比尔卡班巴、日本冲绳岛的大宜味村、希腊克里特岛和丹麦格陵兰岛这些世界著名的长寿地区老年人膳食摄取的研究结果显示，世界长寿之乡的饮食结构均体现出高度的一致性：即坚持膳食结构以植物性食物为主，并以谷菜为中心。豆类、薯类、玉米、水果摄入量较多，动物食品摄入量较少；也注重坚持植物性食物与动物性食物合理搭配。能量适量，蛋白质结构合理（既有来源于豆类的蛋白质，也有来源于动物性食物的蛋白质）、脂肪摄入量低且结构合理（西方长寿地区居民的脂肪摄入量不低，但均富含不饱和脂肪酸），盐分摄入量也低，还注重矿物质摄取和酸碱食物合理搭配。

中国部分地区长寿研究结果与此也非常相似。

四、发展趋势与展望

随着经济与生活条件的提高、医疗保健技术的发展，中国人口老龄化也越发显得严重（图3）。引导更多的老年人做到成功衰老，在中国实现成功老龄化，是我国老年营养学科未来发展的战略需求和重点发展方向。目前，世界卫生组织对成功老龄化又提出了新的观点，即其为发展和维护老年健康生活所需的功能发挥的过程。因此，老年营养学科要迎难而上，开拓发展，创新求实，顺应时代要求，抢占发展的制高点。

（一）营养与衰老、老年性疾病间关系的探讨

迄今，虽然衰老的机制尚未明确，但是营养在其中的作用是公认的。老年营养学宜结合学科发展的特点，从分子、细胞、动物、人群等不同水平研究衰老发生的机制及其影响

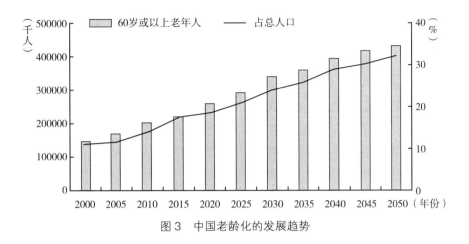

图 3　中国老龄化的发展趋势

因素，应用营养分子生物学、蛋白组学、营养代谢组学等技术，阐明营养物质及生物活性物质与衰老的关系及调控机制，寻找人体衰老过程中营养代谢发生改变的早期、特征性生物学指标；同时，注重基因—营养因素间的相互作用与衰老发生进程的关系，尤其要通过对长寿地区老年人群的深入观察、分析、研究，探索促进长寿的膳食营养素推荐摄入量和膳食模式。

针对易引起衰老的或老年退行性疾病，如癌症、糖尿病、高脂血症、高血压、冠心病、脑卒中、肥胖 / 消瘦、贫血、慢性肾病、老年痴呆、骨骼 / 肌肉疾病、虚弱症、白内障等，需要加强营养相关的基础研究，深入阐明营养因素的主要作用及相关作用机制；通过相应的干预研究，对有关理论、方法进行验证。对于肌肉衰减综合征，我国目前还没有建立诊断标准、缺乏发病率调查，未来要加强多方面的合作，需要营养学、运动医学、老年医学、老年学、预防医学、社区卫生及老年健康服务等多方面的专家合作和努力，统一认识，提高该病症的筛查，防治结合，从营养与运动方面提出切实可行的方案。

（二）营养与认知、老年痴呆的研究

虽然目前已认识到营养因素在机体认知功能方面发挥重要作用，但是尚需深入探索防治认知损伤相关的营养因素。虽然已有大量研究表明，维生素 C、维生素 E 和 B 族维生素（尤其是叶酸）等必需微量营养素的亚临床缺乏均是认知损伤和痴呆发生的危险因素，但对其缺乏的临界阈值和暴露持续时间的研究甚少。另外，适宜样本量和随访持续时间的确定也是老年认知功能营养干预面临的挑战之一。目前需要进行随机对照试验（RCT）研究，以系统评估微量营养素和某些宏量营养素补充对认知损伤或痴呆发生风险的影响，同时需要开展人群纵向研究，对干预实验的结果加以验证。还应着力于蔬菜、水果、药食两用植物中功能活性成分的提取、鉴定与相关功能性食品的研发等，从而使理论研究成果转化为实践行动。

（三）营养与成功老龄化的研究

按照生物—心理—社会综合医学模式和WHO关于健康的理念，集中医学保健、营养食品、运动、心理、生活方式、社会环境等多方面研究资源搭建成功老龄化研究平台，从老年个体、家庭、社区、机构（政府部门、养老机构、大专院校、科研院所、投资机构）多层次开展研究，并提出居家养老、社区养老、机构养老、医养结合养老，促进成功老龄化的相关措施和对策。在上述研究的基础上，建立成功老龄化的预测指标、评价模型，以利于进一步引导居民实践和实现成功老龄化。

（四）老年慢性病的判断应具有老年特色，老年营养不良风险的筛查需要更加简化

老年问题是因长寿人群增多而出现的新问题，所以老年医学是一门新兴的研究学科，而老年营养的研究则更是起步较晚。因为老年人在不同的年龄，其生理改变有其特殊性，如随年龄增加，血脂水平可能下降，不同的BMI可导致不同的健康结局，故沿用成年人的评判标准显得非常不适合；由于目前发现老年人存在少肌性肥胖，且皮下脂肪与内脏脂肪与健康的关系不尽相同，目前使用的BMI的界值并不能真实反映老年人的营养状况。因此，要加强老年人营养指标判断标准的研究，以防止老年人被过度干预。

开发非专业型、操作简便、与人体客观测量符合率高的营养风险筛查工具，提出老年人慢性病的评判标准迫在眉睫，因此，要加强对老年人体成分变化的研究，加强人体成分改变与可简便记录或测量的人体体格或功能变化关系的研究，找出相应规律，以利于营养不良简便筛查工具的研制，也可及早发现老年人慢性病的危险。这就需要开展全国性老年人体成分、体格测量、生物样品指标的监测工作，收集大数据，并对大数据进行有效分析，提出适合于老年人营养水平判断的标准与工具。

（五）社区老年人营养评价、干预规范化

不同年龄的老年人、不同类型的营养不良与营养过剩，需要的营养支持、营养调整方法也不同，因此，探讨不同年龄、不同类型疾病老年人营养支持或营养改善的方法及相关规范也势在必行。要以相关营养基础研究作为依据，在全面综合评价老年人营养状况后，根据老年人个性化的营养需求，提出膳食改进或营养素补充的建议。在此基础上，利用我国丰富的食品资源，结合有特色的名牌企业，研发适合不同老年人的普通食品及老年营养包、老年营养餐，开发特殊医学用途食品，包括益生菌及其制品等。

要对膳食营养改善措施和效果进行相应研究，找出特异性的评估指标，从而推动简便易行营养指导与评价工具的开发。可通过老年人专用手机系统，利用有关评估工具，让老年人能够自行根据系统的相关提示，输入相关信息，评估自己的状态，获得营养指导，及时调整自己的营养素摄入。集中供餐的老年人，也需要经常进行营养风险评估。也可在各

级医疗保健机构，建立老年营养咨询部门，对老年营养改善提供必要的指导场所；或参照目前的糖尿病一日门诊模式，让老年人体验营养改善的具体方法，从而加以实践，获得效果评价的反馈。使干预的效果能实现常态化评价。国家宜设立老年营养改善专项基金，并设立老年营养监测点，经常收集相关资料，对所采取的老年营养改善措施进行评价与调整。

（六）加强营养宣传教育和老年保健医学人才培养

大力宣传与践行《中国老年人膳食指南》；开办老年保健医学专业，培养服务社区及养老机构的高级专业人才及管理人才；开办老年保健培训班，为现有养老从业人员提供继续教育和深造机会；培训经国家认可的不同层次的养老护理员，以满足老龄化社会中不同人群的各种需求。

社区在促进成功老龄化中具有不可取代的作用，要通过这一平台，对老年人进行健康教育并宣传慢病防治营养知识，因此，应积极鼓励探索老年人乐于接受的教育模式，帮助老年人进行饮食结构调整，正确引导其纠正不良的饮食习惯，实现老年人合理营养、提高健康水平。

老年营养学科在未来将是优先发展的领域，及时发现老年人的营养问题，并进行及早的预防与营养干预，让老年人能成功老龄化，可有助于解决养老问题，将有利于国家的资源配置与利用，并能解决劳动力问题、缓解经济压力、促进经济增长与医疗卫生事业的发展，增进全民健康素质，构建和谐社会，助力中国梦。

—— 参考文献 ——

［1］陈孝曙，何丽，薛安娜，等. 营养与老年人健康——现状、问题和对策［J］. 中国基础科学，2003，（3）：15-19.

［2］孙建琴，莫宝庆. 中国老年人膳食营养与健康现状、对策与研究热点［J］. 老年医学与保健，2008，14（2）：72-74.

［3］孙建琴. 成功老龄化与营养研究进展［G］. 老年营养与健康进展——神经系统退行性疾病营养防治资料汇编，2009.

［4］谢琪，蔡东联，陈进超，等. 广西巴马长寿老人家庭的饮食营养调查［J］. 中国临床营养杂志，2005，13（5）：276-280.

［5］曾高峰，肖德强，覃健，等. 广西巴马长寿老人膳食营养微量元素的含量［J］. 中国老年学杂志，2011，31（20）：3928-3929.

［6］唐国都，韩萍，陈振侬，等. 低脂膳食对广西巴马老年人血脂水平的影响［J］. 中国老年学杂志，2001，21：252-254.

［7］黄承钰，卢文学. 宏量营养素与老年少肌症［G］. 中国老龄化与健康高峰论坛论文汇编，2014.

［8］黄承钰. 营养、衰老与成功老龄化［G］. 第二届营养与成功老龄化学术研讨会资料汇编，2012.

［9］韩涛. 食物源肽类的老年健康保护功能［G］. 老年疾病医学营养治疗研讨会暨中日养老模式与管理高峰论

坛资料汇编，2013.

[10] 马乐. 叶黄素干预对早期老年黄斑变性患者视功能相关生存质量影响［G］. 老年疾病医学营养治疗研讨会暨中日养老模式与管理高峰论坛资料汇编，2013.

[11] 莫宝庆，孙建琴，黄承钰，张坚. 老年人营养供餐规范建议［G］. 老年营养研究进展与老年营养供餐规范研讨会暨糖尿病肾病的医学营养治疗进展资料汇编，2011.

[12] 朱海英，于常英. 老年住院患者营养风险、营养不良（不足与超重）发生率及营养支持现状［J］. 中国老年学杂志，2012，32（10）：2057-2059.

[13] 张琴. 重庆市社区老年人营养不良状况调查分析［J］. 保健医学研究与实践，2014，11（1）：17-19.

[14] 孙建琴. 中国五城市老年人营养风险评估初步结果［G］. 中国老龄化与健康高峰论坛资料汇编，2014.

[15] 王崇峰，杜珍，王郡甫. 综合营养干预对老年人营养知识饮食行为以及脂质过氧化水平的影响［J］. 济宁医学院学报，2013，36（3）：206-208.

[16] 薛文星，李冰，刘宏. 送餐上门对社区失能老人生存质量和营养状况干预研究［J］. 中国预防医学杂志，2013，14（4）：297-300.

[17] 徐慧萍，茅露萍，周方家，等. 营养干预对某养老院老人膳食营养状况的影响［J］. 上海预防医学，2012，24（4）：172-174.

[18] 陈艳秋，孙建琴. 老年人吞咽障碍的分级膳食管理与营养干预［G］. 老年人营养风险筛查与干预技术研讨会资料汇编，2014.

[19] 韩维嘉，孙建琴，易青，等. 上海地区养护机构老年人吞咽障碍及营养风险调查研究［J］. 老年医学与保健，2012，18（3）：170-172.

[20] 陈伟. 中国老年患者营养支持共识的建立与解读［G］. 老年疾病医学营养治疗研讨会暨中日养老模式与管理高峰论坛论文汇编，2013.

[21] 陈敏，林轶凡，孙建琴，等. 老年人随年龄增加肌肉衰减变化特点研究［J］. 肠外与肠内营养，2012，19（5）：263-266.

[22] 莫宝庆. 膳食结构与少肌症的证据与共识框架［G］. 肌肉衰减症膳食营养与运动干预中国专家共识工作组第一次研讨会资料汇编，2014.

[23] 陈敏，白慧婧，王纯，等. 上海地区老年人肌少症骨骼肌质量诊断标准建立和流行病学调查［J］. 中华老年医学杂志，2015，34（5）：483-486.

[24] 赵法伋. 乳清蛋白与老年肌肉衰减性肥胖［G］. 第二届营养与成功老龄化学术研讨会暨国家CME"糖尿病肾病医学营养治疗"学习班资料汇编，2012.

[25] 中国营养学会老年营养分会，中国营养学会临床营养分会，中华医学会肠外肠内营养学分会老年营养支持学组. 肌肉衰减综合征营养与运动干预中国专家共识（节录）［J］. 营养学报，2015，37（4）：320-323.

[26] 朱明范，陈慧，王妍，等. 体检人群颈围与中心性肥胖的关联性研究［J］. 中国慢性病预防与控制，2011，19（5）：445-447.

[27] 朱惠莲. 老年人适宜体重的研究进展［G］. 第十二届全国营养科学大会资料汇编，2015.

[28] 张爱珍. 基于2013年ADA医学营养治疗指南在我国老年糖尿病的应用［G］. 老年疾病医学营养治疗研讨会暨中日养老模式与管理高峰论坛，2013.

[29] 白姣姣. 糖尿病足溃疡管理与护理研究［G］. 第二届营养与成功老龄化学术研讨会暨国家CME"糖尿病肾病医学营养治疗"学习班资料汇编，2012.

[30] 韦军民. 老年ONS［G］. 老年疾病医学营养治疗研讨会暨中日养老模式与管理高峰论坛资料汇编，2013.

[31] 曹伟新. 老年慢性疾病的营养管理［G］. 第二届营养与成功老龄化学术研讨会资料汇编，2012.

[32] 孙兆元，回金凯，孔海燕，等. 天津市养老院老年人血清同型半胱氨酸水平与认知功能调查［J］. 中国老年保健医学，2009，7（2）：19-21.

[33] 庞伟，刘静，李天，等. 重度缺锌对生长期大鼠海马超微结构及神经递质和抗氧化能力的影响［J］. 营养学报，2014，36（3）：249-252，257.

［34］刘静，蒋与刚，黄承钰，等. 锌对生长期大鼠海马 Uch-L1 表达的调控作用［J］. 卫生研究,2009,38（1）：32-35.

［35］杨红澎，蒋与刚，庞伟，等. 蓝莓花色苷单体改善老龄小鼠学习记忆的研究［J］. 营养学报,2009,31（6）：583-587.

［36］Li Y，Bai Y，Tao QL，et al. Lifestyle of Chinese centenarians and their key beneficial factors in Chongqing，China［J］. Asia Pac J Clin Nutr，2014，23（2）：309-314.

［37］国凯，段亚波，周成超，等. 山东省长寿与非长寿地区 60 岁以上老人膳食模式和营养结构分析［J］. 中国卫生事业管理，2013，（12）：952-955.

［38］Mathers JC. Impact of nutrition on the ageing process［J］. Br J Nutr，2015，113（Suppl）：S18-S22.

［39］Beck AM，Beermann T，Kjær S，et al. Ability of different screening tools to predict positive effect on nutritional intervention among the elderly in primary health care［J］. Nutrition，2013，29（7-8）：993-999.

［40］Cruz-Jentoft AJ，Landi F，Schneider SM，et al. Prevalence of and interventions for sarcopenia in ageing adults：a systematic review. Report of the International Sarcopenia Initiative（EWGSOP and IWGS）［J］. Age Ageing，2014，43（2）：748-759.

［41］Tan L，Yang HP，Pang W，et al.Cyanidin-3-O-galactoside and blueberry extracts supplementation improves spatial memory and regulates hippocampal ERK expression in senescence-accelerated mice［J］. Biomed Environ Sci，2014，27（3）：186-196.

［42］Cheng DM，Kong HY，Pang W，et al. B vitamin supplementation improves cognitive function in the middle aged and elderly with hyperhomocysteinemia［J］. Nutr Neurosci，2014，DOI 10.1179/1476830514Y.0000000136.

［43］Wahlqvist ML.Diet，nutrition and health in later life：an international perspective［G］. 第十二届全国营养科学大会资料汇编，2015.

［44］世界卫生组织. 关于老龄化与健康的全球报告［R］. www.who.int，2015.

撰稿人：张　坚　孙建琴　莫宝庆　朱惠莲　蒋与刚

特殊营养学学科发展研究

一、引言

　　特殊营养学是现代营养学中的一个新兴领域，以营养、机体和特殊环境与作业因素相互作用为研究对象，研究内容涉及特殊环境与特殊作业条件下机体的营养代谢、营养需要量、合理膳食模式以及特殊的营养保障措施等，并制定出特殊的营养素供给量和膳食指南，达到以营养措施维护机体的健康、提高机体对各种特殊环境与特殊作业因素适应能力的目的。目前，特殊营养研究已涉及大多数特殊环境与特殊人群，包括高原、高温、低温、航空、航天、航海、潜水、辐射以及运动、军事作业、工矿、农牧渔业等。

　　我国特殊环境大多分布于边境地区，具有非常重要的战略意义，新中国成立以来发生的历次局部战争均在这些特殊环境地区进行的；近年来有关国家在南海主权问题上与我国发生的争端也引起了广泛关注。因此，特殊环境地区对于维持我国的国防安全或领土完整十分重要。除了战略层面上的意义以外，我国特殊环境地区的自然与旅游等资源也十分丰富，国家相继实施了诸如西部大开发等战略，使内地前往特殊环境地区从事经济开发、旅游服务等的人员数量不断攀升。对于人体而言，暴露于特殊环境必然会带来一系列生理生化反应过程，如不能很快产生习服，将导致一系列健康问题，乃至于发生生存危机。据有关统计资料显示，进入高原一周内，约有 60% ~ 80% 人群出现轻重不一的急性高原反应，严重者甚至出现脑水肿、肺水肿，危及生命；在低温环境情况下，不少人出现了冻伤等问题；而高温环境容易使敏感人群出现中暑，严重时将导致热休克与死亡。因此，特殊环境营养研究作为特殊环境医学研究中的一个重要领域有必要得到足够的重视，以发挥营养在促进人类对于特殊环境习服或适应过程中的作用。此外，目前我国特殊人群主要包括运动员、军人、矿工、农牧渔业人员等，虽然人数不多，但多为从事一些比较特殊或十分重要的工作，有些人群的工作场所还同时涉及特殊环境。

鉴于特殊营养研究的重要性，中国营养学会于 1983 年 10 月专门成立了特殊营养专业组，1986 年 11 月正式成立了特殊营养分会，由中国航天医学工程研究所于志深研究员担任主任委员，西安医科大学吴训贤教授担任副主任委员，并召开了第一届全国特殊营养学术会议。多年来，通过广大特殊营养工作者的努力工作，我国特殊营养在高原、高温、低温、航空与航天、运动员和军人营养研究等领域内取得不少可喜进展，先后召开了 8 次全国特殊营养学术会议，编辑出版了《特殊营养学》第一版、第二版。近年来，国家体育部门和军队有关部门开展了一些特殊环境或特殊人群营养的研究，但总体上而言，由于投入有限，使特殊营养研究缺乏系统性、连续性，除了运动营养外，大多数研究领域发表论文数量有限（图 1），多数研究偏重于现场调查或营养缺乏病的防治，而在环境—机体—营养复杂的交互作用研究方面缺乏实质性或突破性进展，不能从根本上满足指导我国特殊营养保障工作的实际需要，同时也造成了目前我国特殊营养研究人才流失、队伍青黄不接的局面。

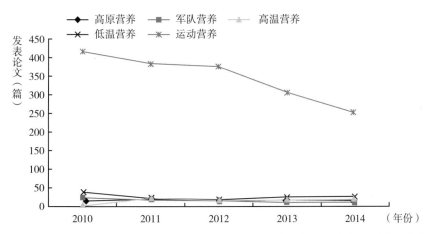

图 1　2010 — 2014 年中国知网医药卫生科技领域特殊营养相关论文发表情况统计

二、最新研究进展

（一）特殊环境营养

特殊环境主要指特殊地理或气候条件，主要包括高原、高温和低温等环境。在这些特殊环境条件下，人体营养代谢和营养状况发生显著变化，同时，人体的一些重要生理功能如心肺功能、脑功能、免疫功能等也出现一系列变化。

1. 高原营养

在医学上高原指海拔在 3000m 以上的地区。高原营养主要研究长期生活在高原或者从非高原地区进入高原后人体的营养状况、营养代谢、营养需要量等相关的营养问题。从近年来发表的论文检索发现，从事高原营养研究的人员主要集中在军队和国家体育部门，而处于高原地区的大专院校、科研单位发表的针对高原原居民的研究论文数量相对较少。研究对象主要是驻高原部队或者进行高原集训的运动员；研究内容主要包括驻高原部队营养状况调查分析、高原寒区部队膳食营养调查、营养素（特别是微量营养素）补充对身体机能的影响、促进高原适应能力的营养措施以及高原地区儿童营养状况分析等。

高原军队营养调查发现，由于复杂的地理环境及恶劣的交通状况，高原地区新鲜蔬菜水果供应从品种、数量上都较内地缺乏，采购和贮存难度比较大，从而容易导致一些维生素供给不足；高原空气稀薄、气压低，使水的沸点低于平原地区，食物烹饪必须使用高压锅，造成维生素类额外损失；高原部队官兵胃肠道功能减退，各种营养物质特别是维生素吸收率降低，造成微量营养素缺乏，出现腹胀、便秘、食欲差等多种不适症状。有调查结果显示，较易出现缺乏的营养素主要是维生素 A、维生素 B_2、维生素 C、钙、锌和硒；维生素 A 的摄取量仅为摄入标准的 34.98%，并出现营养缺乏病体征。高原汽车兵血清同型半胱氨酸、叶酸和维生素 B_{12} 相关性调查分析结果表明，因叶酸和维生素 B_{12} 缺乏可导致同型半胱氨酸升高，而同型半胱氨酸是心血管疾病的一个独立危险因素，故需要进行叶酸和维生素 B_{12} 的补充。近年来一些高原军队营养研究开始关注快速习服高原环境和提高高原军事作业效率的营养措施研究，进行多种维生素高剂量补充的研究较多，而且大多取得了较好的效果。但是，大多数研究采用了不同的维生素组合和不同量的维生素，至今尚没有一个公认的高原维生素补充配方。

高原运动员营养调查发现，高原集训的运动员三餐配比符合运动项目的特点，膳食营养基本能满足运动员的日常训练消耗的需要；存在的主要问题是维生素 A、维生素 B_1、锌摄入量普遍偏低；而通过对高原原居民运动员的膳食调查发现，膳食结构不合理，动物性食品和油脂类摄入量偏高；热源质分配比例不当，蛋白质和脂肪含量偏高（分别为16.11% 和 42.5%），碳水化合物含量偏低（43.39%）；部分维生素和矿物质摄入不足。体格检查显示，有 50% 的运动员的 BMI<20。生化检查显示，有 75% 的运动员维生素 B_1 营养不足或缺乏，25% 的运动员体内维生素 C 营养不足。这也同时提出了一个问题，即采用 BMI 法评价运动员营养状况是否合理，有学者提出应采用 BF% 和 BMI 联合评价运动员的营养状况。另外，一些研究也关注营养补充对提高高原训练效果的作用。

近年来也有关于高原地区原居民营养状况的研究，如朱艳芳等研究了高原地区藏族儿童的生长发育情况，发现高原藏区高原地区藏族学龄儿童生长发育存在明显迟滞现象，营养不良、患病率较高，饮食结构单一，家长营养意识淡薄等问题；高原地区儿童、老人的营养状况普遍低于内地平原地区等现象。

有关高原营养基础方面的研究发现，高原地区应该保证充足的能量供应，碳水化合物对维持体力非常重要。离体心脏实验证明，缺氧心肌补充葡萄糖可增强严重缺氧心肌的功能，即使缺氧 30min 分钟后，增加灌注葡萄糖浓度仍能有效地提高心肌功能。还有研究发现，急性高原缺氧能降低血糖浓度和瘦素的浓度，而葡萄糖的利用增强。高脂膳食不利于缺氧习服，高原膳食尤其是初入高原者膳食中脂肪含量不宜过高，其原因与初入高原者不喜欢高脂膳食有关，也有人认为脂肪可能会降低血氧饱和度，影响红细胞携带氧的能力。但是，高原原居民的膳食脂肪摄入量往往较高。而且有人观察发现，登山队员对脂肪有较高的需求。蛋白质则有利于缺氧习服，在缺氧习服过程中蛋白质的合成增强，某些氨基酸，如色氨酸、酪氨酸、赖氨酸、谷氨酸具有提高缺氧耐力的效果，可能因为这些氨基酸与体内某些调节物质的合成有关。另外也有研究发现，牛磺酸、肉碱等的补充有利于高原习服。近年来高原营养研究最多的是维生素，特别是与能量代谢相关的 B 族维生素和抗氧化维生素。氧化损伤学说一直被认为是高原损伤的机制之一，故有关抗氧化维生素，如维生素 C、维生素 E、胡萝卜素以及抗氧化物质硫辛酸也得到了许多人的关注。有不少研究探讨了抗氧化维生素，特别是维生素 E 对促进红细胞生成含铁细胞酶合成、改善因缺氧导致的过氧化损伤、诱导 HIF-1 基因表达、拮抗局部脑缺血和神经死亡、对线粒体的保护作用、防止细胞凋亡信号转导途径激活等进行了研究；有研究证明维生素 C 也可以改善缺氧状态下氧化还原过程，提高氧利用率，还可以间接通过影响 HIF-1、一氧化氮合酶等。此外，有研究表明，某些草本植物具有抗缺氧的作用，关注的热点有红景天和三七。研究结果表明，红景天和三七提取物对进入高原人群的生理功能有改善作用，但是相关的研究可能因草本植物成分复杂，无法获得可信结果。

2. 高温营养

人类最适宜生活的环境是温和的气候环境，随着人类的进化和对特殊环境的适应，某些人群也能生活在炎热环境，所以现在有不少人生活在南北回归线之间的热带。此外，因为一些特殊原因，如远洋、探险、科学研究、边防驻守等，有些人群需要在高温环境中生活和工作。高温环境可引起人体代谢（包括物质代谢和能量代谢）和生理功能发生一系列应激反应，这些反应在一定范围内是人体在高温环境下的代偿性反应，但如果外界高温环境超出了机体耐受限度，则将影响人体的健康，甚至于危及生命。由于气候的差异，热区的植物与其他地区也有所不同，研究热区人体的营养需要和快速习服热环境的特殊营养需要以及食物成分对生活在热区人体的影响就显得尤为重要。我国有关高温营养研究主要集中在军队和体育部门，近年来在农业、养殖业等领域也开展了相关研究。

在高温地区部队营养调查中发现，官兵总体营养状况较好，能量基本能满足需要，蛋白质摄入充足，存在的主要问题有脂肪产能比例过高，达到39% 以上，钙、维生素 B_1 和维生素 B_2 等摄入不足，维生素 A、维生素 C 和硒可能也存在不足；此外，膳食结构不合理，烹调方法不当，由于缺乏基本的营养知识和食物供应限制，主食和动物食品摄入过多。生化检查发现热区部队人员还存在血脂偏高的现象。运动员营养调查发现，在热环境下运动训练时，机体产热增加，导致体温升高，内环境稳定性发生变化，运动员热习服过程一般需要 10 ~ 14 天，与个体的适应能力有关。在热习服过程中，运动员受高温影响，唾液、胃液等消化液分泌减少，导致食欲下降，消化功能减弱，容易造成能量和其他营养素摄入不足。天气炎热，机体大量出汗，从而丢失大量水分、矿物质等，如果得不到合理的营养补充，势必影响机体营养和健康状态，导致体能水平下降。在热环境中进行运动训练时，能量代谢既受高温环境又受运动训练的影响。在 30～40℃ 的热环境中运动训练时，温度每升高 1℃，能量消耗就增加 0.5%；与常温训练相比，在高温环境下训练应增加能量的摄入，以增加 10% 左右能量为宜。

不少研究发现，对于高温作业人员进行合理的营养干预、限制脂肪摄入、补充糖、水、维生素和电解质，可以大大改善机体的营养状况和各项生理指标，运动员能量摄入不足的情况得到改善，碳水化合物和蛋白质摄入比例提高；在相同训练环境下，运动员排汗时间提前，出汗量增加，失水和缺盐情况得到改善，说明运动员的热习服情况比较理想。体成分分析显示，运动员体重稍有增加，瘦体重明显增加，体脂百分比明显下降，说明营养干预促进了运动员能量代谢平衡，身体成分发生良性改变。生化测试指标都在正常范围之内。此外，有些研究采用了动物和细胞模型，观察了白藜芦醇、精氨酸、抗氧化营养素等对热休克蛋白表达的影响，对于认识营养干预改善作用的机制具有一定意义。

3. 低温营养

20 世纪 80 年代以前，由于国际形势变化的原因，东北、西北地区是我国的战略重点，所以低温营养研究得到了重视。改革开放以后，由于战略重心的转移，低温营养研究被大大削弱，所以近年来有关低温营养的研究文献很少。少量的研究集中在生活工作在极寒地区特殊人群的营养调查，如南极考察人员的营养调查、营养补充特别是复合营养素补充对低温地区作业人员机体的影响、可作为食物的寒区动物的营养成分等。自从发现白色脂肪组织与棕色脂肪组织进行转化以后，有关低温环境动物代谢特点的研究也是近年来的研究热点之一。

在对 34 名南极考察队员进行了 1 年的营养调查后发现，禽肉类摄入量等超过中国居民膳食指南建议的摄入量；蔬菜、水果、奶类摄入低于建议的摄入量；能量、蛋白质和脂肪摄入量均超过中国居民 DRIs 建议的摄入量，而维生素 A、维生素 B_1、维生素 B_2、维生素 C 等显著低于中国居民 DRIs 建议的摄入量；蛋白质、脂肪等摄入过高的原因可能与南极非常寒冷的气候有关；而维生素类摄入过低则主要是因为食品供给无法充分保障造成的。

不少研究证实，充足的营养供应有利于维持低温地区作业人群的健康水平。最近，有研究以冷暴露大鼠为研究对象，给予复合营养素和人参、淫羊藿、红景天等中药提取物干预 3 周，观察了大鼠骨骼肌 ATP 含量和肌细胞超微结构，发现复合营养素和中药提取物对冷暴露大鼠骨骼肌有很好的保护作用，表明药食两用的植物中可能含有一些拮抗寒冷损伤的有效成分。

（二）特殊人群营养

我国特殊人群主要包括运动员、军人、航空航天人员、航海人员、矿工、农牧渔业人员等，近年来的研究大多集中于现场营养调查与分析，部分研究涉及了特殊人群的营养代谢、营养评价、营养素需要量以及抗疲劳等功能营养方面的研究。

1. 运动员

近年来，随着对慢性非传染性疾病防治的研究不断深入，认识到运动是健康生活方式的一个必要组成部分，运动与营养存在多层次且密不可分的联系。作为特殊人群营养中的一个重要分支，运动营养已经不再局限于专业和业余运动员营养的狭窄范围。既往运动营养研究关注的内容集中在运动改变糖、脂肪、蛋白质、维生素、矿物质、水等营养素代谢的过程和由此引起的生理和病理影响，在应用中强调维持运动者在运动前、运动中、运动后的生理功能和稳态，保障持续的运动训练过程中的营养；如今有关运动所引起的能量代谢改变及其对能量平衡调节的影响受到更多的注意，由此与肥胖和糖尿病等慢性非传染性疾病发生了更多的联系；未来运动营养的学科将继续在这两个方向前行和发展。

2008年北京奥运会之后的几年来，运动营养的学科建设在国家大规模投资之后，进入了综合完善时期。运动队优秀运动员的营养保障既是运动营养工作者的日常硬性任务，也是他们科学研究的主要方向。随着运动员医学保障系统的形成，这方面的工作更多地与医疗、康复等工作整合在一起。在提高相关专业人员素质、普及运动员和教练员营养教育的同时，运动员营养保障不仅体现在食堂的膳食组织和供给，更落实在运动员外出比赛过程中的膳食组织和食物供给等多个方面。从成效上看，运动营养在保证运动员发挥最佳竞技能力所起到的作用和实际贡献有目共睹，但作为运动员医学保障的一个组成成分，常常只能隐含在运动员医学保障工作的综合评价结果之中。

运动员营养保障的一项重要工作是运动营养品的安全和功效评价。历届奥运会、亚运会、全运会等大型体育比赛及其备战训练时期，保证运动员使用的营养品中不含任何禁用兴奋剂成分一直是政府和行业监管的重点，对有关运动营养品的营养功效长期以来缺乏有效的评价。为此，国家体育总局运动营养中心经过多年研究，起草并通过了专家委员会的评审，在2014年完成了体育行业标准《运动员营养品功效评价程序和方法》。该标准已由国家体育总局发布实施。运动营养品是运动营养科学研究成果应用于实际的重要载体，其研发联系着科研教学机构和企业。国内专业运动营养品公司和一些大型保健食品企业在运动营养和产品上都有不小的科研投入，一些研究和产品针对优秀运动员，更多的研究和产品针对以运动健身为目的大众人群。2015年年初，国家食品安全标准《运动营养食品通则》已经完成并通过了各级专业审评，即将发布。

近年来，针对运动健身人群和个体，运动营养知识普及内容在各种媒介中的传播数量大幅增加，健身场所中的运动营养的个体指导愈发普及，其中有很多公共营养师和体育指导员的参与和贡献，随着他们专业素质的提高，有关运动营养知识的传播内容和个体指导可以更加规范和科学，多部运动营养相关专著出版（表1）。随着政府的公共投入增加，科技部批准了"十二五"科技支撑项目"科学健身专家指导系统和服务平台的关键技术研究"，其中与运动营养有关联的内容包括各类身体活动能量消耗水平的测量，国家自然科学基金也资助了涉及运动营养内容的研究项目，如抗坏血酸相关生理过程的活体电分析化学基础研究、Prohibitin1 在运动能量代谢中的作用及调控 FOF1-ATP 合酶机制、能量平衡—瘦素对雄性早期肥胖性腺发育不良的影响和作用机制等。

表1　2010年以来出版的运动营养学学术著作和高等教育教材

书　名	作　者	出版社	出版时间
《高级运动营养学》	丹·贝纳多特（作者），安江红（译者）	中国体育报业总社	2011年10月
《运动与营养（第3版）》	William D.McArdle（作者）Frank I.Katch（作者）Victor L.Katch（作者），荫士安（译者）	人民卫生出版社	2011年10月
《临床运动营养学（第4版）》	博克（作者），迪肯（作者），王启荣（译者）	世界图书出版西安有限公司	2011年11月
《中国教练员培训教材：运动营养与健康和运动能力》	梅琳达·玛诺（作者），曹建民（译者），苏浩（译者），许春艳（译者）	北京体育大学出版社	2011年11月
《运动营养学（第2版）》	张钧，张蕴琨	高等教育出版社	2010年9月
《实用体能训练营养学》	张文栋，杨则宜	人民体育出版社	2014年1月
《营养时间的最佳选择——运动营养新视角》	John Ivy（作者），Robert Portman（作者），李文建（译者）	重庆大学出版社	2013年10月

2. 军人

有关军队营养调查的文章发表较多，大部分调查结果显示，随着新的《军人食物定量》标准的颁布与实施，目前大部分部队基层单位官兵的膳食营养状况较好，但也有不少调查报告显示一些部队存在营养不平衡的问题，如动物性食品摄入过多、蔬菜与水果摄入偏少等，导致部分人员出现一些水溶性维生素摄入不足、饱和脂肪摄入过多等问题。值得注意的是一些驻守边防或贫困地区的部队由于环境或食物资源等方面的因素，尚有不少人员出现营养不足或缺乏的症状，生化检查结果也印证了膳食调查的结果。因此，一方面需要进一步加强部队的伙食管理，坚决执行《军人食物定量》，加大营养宣教力度；另一方面应针对驻守边防或贫困地区部队的特殊情况，适当增加投入，改善食物供应状况，必要性实施营养强化计划。此外，一些部队现场研究还探讨了军人部分营养素的需要量，如采用生化分析等方法，先后探讨了军人维生素 B2、维生素 C 的供给量，结果表明，从事重度劳动部队维生素 B2、维生素 C 的供给量分别为 1.8mg 和 140mg，上述研究数据已应用于《军人营养素供给量》的修订。

营养评价是衡量人体营养状况的必要手段，军人是一个特殊的群体，对于营养评价的要求也有一定的特殊性。通过调查分析南北方 1802 名男性军人的身高、体重、体质指数、皮褶厚度、上臂围、体脂等数据，在此基础上得出了中国军人的身高、体重、皮褶厚度、上臂围、上臂肌围、体脂的正常参考范围（表2），并应用于《军队营养调查与评价方法》标准的修订。在男性军人体成分与军事体力作业能力相关性研究方面，发现军人体肌肉含量的增加与军事体力作业能力呈显著正相关，而脂肪含量的增加和腰臀脂肪比的升高与军事体力作业能力呈显著负相关，肌肉体脂含量及腰臀脂肪比可作为军人军事体力作业能力预测与评估模型的重要参数因子。此外，有研究发现，人体唾液中唾液淀粉酶、嗜铬粒蛋白 A 和唾液皮质醇可作为反映湿热环境军事作业负荷的生物学标志物，其中唾液皮质醇可作为标志性生物学分子用于评估热环境条件下军事作业强度负荷。有研究采用代谢组学技术探讨了小鼠游泳疲劳后血清代谢组的变化，结果发现除了能量代谢出现显著变化外，胆碱类物质也出现了显著变化，提示胆碱类物质可能参与了疲劳的发生过程，有可能作为一个潜在的生物标志物应用于疲劳的评价。

表 2　中国军人一些体格测量指标的正常参考范围

指　标	正常参考范围
皮褶厚度（mm）	
三头肌部	8.0 ~ 10.0
肩胛下部	10.0 ~ 12.0
髂部	11.0 ~ 13.0
上臂肌围（cm）	21.0 ~ 26.0
体脂（%）	7.0 ~ 10.0

近年来，维持和提高军人作业效率措施的研究一直是军事医学研究重点领域之一，营养作为生命的物质基础在维持和提高军人健康和脑体功能方面发挥着不可替代的作用，尽管不少军队科研单位陆续开展一些营养提高军人作业效率措施的研究，但尚缺乏突破性进展，由于种种原因，许多成果也没有得到及时转化。一系列研究表明，部分氨基酸（精氨酸、天门冬氨酸、支链氨基酸、谷氨酰胺）、卵磷脂、二十八烷醇、肉碱、辅酶 Q10、肌酸以及一些中药材（人参、西洋参、淫羊藿、火麻仁）等具有一定的抗疲劳作用。在以复合维生素和矿物质为主要成分的抗疲劳营养制剂研究中发现，经过复合营养素干预后，某部新兵疲劳感明显减轻，爆发力、耐力等有明显提高。采用低聚麦芽糖、大豆蛋白粉、支链氨基酸和维生素等组成的抗疲劳营养保障包进行干预，结果表明可以显著提高军人体力作业能力，延缓疲劳的产生，促进体能的恢复。此外，采用常见的植物化学物槲皮素干预后发现，槲皮素具有改善疲劳状态下的能量代谢的作用，上述研究为植物化学物应用于提高军事作业能力提供了理论依据。

3. 其他

近年来，其他一些特殊人群的营养研究也见诸文献报道，但多数报道停留于一般性调查分析，缺乏有深度和广度的研究。在对湖南某民航空勤人员进行的营养 KAP 现状调查发现，民航空勤人员营养态度较为积极，但营养知识存在不足，部分被调查者有不良的饮食行为同时进行的营养调查发现营养素摄入存在蛋白质、脂肪摄入过高，碳水化合物、钙、维生素 B_2 和膳食纤维摄入偏低的问题。对于远洋船员的膳食营养问题，认为应改善远洋船员膳食结构、科学烹饪、补充远航保健食品。通过模拟大深度饱和潜水试验前后潜水员的营养状况变化研究发现，潜水 19 天后体重明显下降，血浆白蛋白水平也呈下降趋势。有关少数民族营养问题也有一些报道，如新疆喀什地区维吾尔族居民的膳食调查发现的主要问题是营养摄入不平衡。我国航天营养研究近年来取得了一些进展，先后开展了航天环境下机体营养代谢规律与特点研究，为制定航天员营养素供给量标准、指导航天食品研制、针对飞行任务科学合理配置航天食品和饮水提供了科学依据；此外，还研究了航天环境对肠道菌群的影响和规律，为维护肠道菌群平衡或纠正失调探索有效措施，并将中国传统食疗食养理论应用于航天营养保障工作中，充分体现了个性化营养特色。

三、国内外研究进展比较

（一）特殊环境营养

1. 高原营养

近年来国外高原营养相关的研究比较少，主要研究对象是登山人员，没有取得令人瞩目的突破。美国已于 20 多年以前制定了美军特殊环境作战营养指导手册，虽然进行了修订，但是变化不多。由于地理环境的原因，印度高原营养相关的研究相对多一些，但是也没有取得突破性的研究成果。近几年来，我国有一些国家资助的大项目进行有关高原适应的研究，主要目的在于研制促进快速适应高原的药物和急进高原人员代谢酶的变化，研究方法主要是采用基因组和蛋白质组学的方法，有关的研究还在收集生物标本的阶段。此外，我国一些大专院校建立了一些模拟高原低氧环境的实验室，进行了一些高原营养的研究。

2. 高温营养

国外有关热区人群膳食调查、营养干预的研究报道较少。一些研究者认为，高温环境是一个实际存在、不可避免的天然现象，只要制订适当的营养指南就可以解决热区的营养问题，高温营养问题的解决还取决于食物的充足供应。国外研究者主要关心某些植物提取物、营养素抗高温环境生物作用的机制问题，研究内容主要与细胞内的信号转导有关。国内一些学者主要进行了药食两用的中草药抗热应激功效的研究，而罕见热环境下营养代谢、营养需要量等方面的研究。

3. 低温营养

中外对于如何促进低温环境作业人群的冷习服有不同的着眼点，中国学者一直致力于通过改善营养状况，甚至用某些中药来加速人的冷习服、预防寒冷损伤，国外研究者着重于通过物理方法保护低温环境条件下作业者。至于孰对孰错，现在尚无定论。但是，通过改善营养状况能够在多大程度上保护低温环境作业人员，目前在国内确实进入了一个研究瓶颈，而国外学者主要致力于代谢改变及其机制的研究。国外的研究发现，低温环境下脂肪的代谢形式会发生变化，以往大家公认在成人体内不存在棕色脂肪组织，近年的研究发现，处于不同环境的人体，白色脂肪组织可以转化为棕色脂肪组织，可使产热量增加。

（二）特殊人群营养

1. 运动员

我国对于运动员营养的研究，最初受到苏联运动医学的引导，后来的发展又受到欧美和日本的影响，几十年走下来，在追踪国外研究前沿的同时，也在不断探索中国自己的发展道路。出于开发祖国传统医学应用于现代运动医学的考虑，多年来国家和地方政府都投入了大量资源，站在现代营养学的角度，千方百计地从传统医学复杂玄奥的理论中发掘、演绎、引申出二者的联系，在药食同源思想的指引下，研发出不同传统草药成分的组合和制剂，探讨其抗疲劳、促进恢复、抗应激、改善内分泌等功能，应该说发现了一些具有显著功效的成分或组合，但就投入产出效率以及应用者的高预期而言，仍不免差强人意。尽管如此，这些研究工作很多属于国内外具有独到和创新性的探索。

近年来，国外学者在运动营养的应用研究领域中鲜有突破，注意力更多地集中于应用的可行性和个性化。相比而言，我国学者在这方面与发达国家的差距正在缩小。另一方面，医学生物学研究在分子细胞生物学、代谢组学、表达遗传学等领域的快速发展，带动了运动营养研究向这方面的延伸，虽然不乏渲染和装饰的动机，但并未动摇运动营养关注的核心内容。目前，国内运动营养研究的关键不足之处在于过多的纠缠于动物研究和体外研究模型，而对于落地的人体试验投入不足，特别是试验设计和方法学上与国外同类研究差距较大。

2. 军人

新中国成立以来，我国军人营养的研究主要围绕于营养代谢、营养评价、营养需要量、野生资源利用、战创伤营养支持等方面展开，研究成果先后应用于《军人营养素供给量》《军队营养调查与评价》《军人营养状况生化评价》《军人食物定量》等标准的制定与修订。近年来，又转向功能营养的研究，取得了一些成果，但由于经费和体制等方面的原因，真正得到装备和应用的研究成果较少。相比而言，外军如美军较早地开展了功能营养的研究，不少研究成果已以功能食品的形式装备应用于部队，产生了显著的军事效益。此外，美军十分重视对军人营养过剩的干预研究。目前，美国不仅将营养作为一种提高军事作业效率的战术武器，而且还将营养因素提升为一种可以影响国家安全的重要因素。

3. 其他

国内外有关其他特殊人群的营养研究少见文献报道。相比而言，国外的一些研究多侧重于相关的基础研究，如对于少数民族的研究侧重于研究其基因表达的差异导致的营养代谢的变化；在航天营养研究领域，美国、俄罗斯一直处于国际的研究前沿，基本解决了中长期航天过程中的营养保障问题，而我国目前也并始着手这方面的研究。

四、发展趋势及展望

（一）加强特殊环境人群膳食特点与营养改善的研究

未来高原营养研究首先要详细调查分析高原原居民的营养及身体状况，他们传统的膳食模式是否是高原地区最好的选择；第二要应用现代生物学的方法，研究高原原居民在营养组学方面与生活的平原地区居民的差异，根据其差异对进驻高原的人们进行有效的营养干预；第三要根据现有的研究结果制定一套行之有效的高原营养补充方案，并对方案有效性进行评价。

高温环境下人体的生理变化已经为人们所知，要解决高温环境条件下营养缺乏的问题主要应该致力于供应充足的食物和普及基本的营养知识。今后高温营养的研究方向应该着眼于热环境相关疾病的防治以及某些营养素特别是微量维生素以及植物化学物对于相关疾病发生发展和热适应能力的影响。食物加工过程中加热对食物营养成分的影响以及这些营养成分的变化对人体会产生什么影响，也是高温营养需要关注的一个重要问题。

低温环境显著影响人体的生理和代谢状况，所以寒区人群的膳食结构也与其他地区有所不同，如脂肪摄入量偏高等，而低温环境又限制了食物的供应，这可能会加重寒区生活人群的营养问题。今后，低温营养关注的人群可能会限制在一些特殊的群体，如食物供应特别困难的人群，重点研究如何有效解决这些人群面临的食物缺乏问题；另外，寒区脂肪摄入比例偏高是否会对慢性代谢性疾病的发生产生影响，也是今后应该探讨的一个问题。

（二）拓展运动营养研究的广度与深度

未来运动营养的发展必将随着越来越广泛的学科交叉融合不断外延，从分子、细胞、组学的不同角度，在遗传背景、表达调节、应对适应等不同领域，深入认识急性运动过程和慢性运动期间、健康运动人群和不同疾病状态参加运动者等各种情况、条件和对象的营养需要及其保障和干预措施。针对越来越多的大众参与运动锻炼、响应公共政策健康生活方式的倡导、追随市场需求和社会资源投入的指向，运动营养研究预期将更多的关注能量代谢通量、肌肉和骨骼健康及其衰老过程，营养干预运动引起的内分泌、应激、疲劳、水平衡改变等运动营养的传统内容仍将是主要关注的领域。运动营养的学科发展一直受到可利用资源的限制，相对于政府和非营利组织的投入，企业的投入将逐渐增加，占据更大的比例，这一趋势是市场需求所决定的。企业主导的研究常常带有功利动机，其结果和结论也将引起更多质疑，有关的伦理问题和方法学的科学性将被要求建立在更高的标准上。

（三）积极研究提高军人作业能力的营养因素与措施

军人的作业能力已从冷兵器时代体现为体能、热兵器时代体现为体能和技能扩展到体现为现代的体能、技能、智能和信息作业能力的时代。在未来相当长的时期内，我军军事营养研究应借鉴外军先进经验，加强对现代技术成果的凝练、集成和创新，重点研究影响军人体力与脑力作业能力关键营养因素及营养干预措施、特殊环境与高强度军事应激条件下特殊营养保障等问题，在上述研究的基础上 积极拓展军用特种食品、营养制剂的研发，结合纳米、微胶囊、中水分等现代食品加工新技术，构建便携式单兵军用食品、固体饮料包、缓释高能营养补充剂、体能补充剂等产品的系列化膳食保障模块，满足未来战争超强脑力和体力负荷及信息化作业需求，形成切实而高效的保障力。

（四）探索建立紧急状况下营养保障体系

近年来，我国自然灾害频发，给国家和人民的财产和生命带来巨大损失，由于受自然灾害发生的突发性、严重性以及地域因素等的影响，早期的营养保障工作的组织与开展往往十分困难，有必要探索建立一套有效的营养保障应急预案，并采用现代食品加工技术，研制一批体积小、重量轻、携带方便、储存期长，能够提供适当的能量和各种营养素的救灾食品，便于在抗灾的早期使灾民和救灾人员能够迅速得到有效的营养保障，避免发生大规模营养缺乏病的流行，影响抗灾工作的进程。在其他特殊人群营养研究领域，应特别关注少数民族营养问题，探讨其传统的膳食模式与健康和疾病的关系，同时还需要考虑环境因素的交互影响。随着我国航天事业的发展，航天员在空间执行航天任务的时间越来越长，因此，迫切需要开展长时间执行航天任务时航天员的营养需求变化以及相应航天食品的研究。

—— 参考文献 ——

［1］刘莉. 高原某部新兵身体状况和膳食营养调查研究［D］. 西安：第四军医大学，2013，5.

［2］赵秋玲，杨全峰，李晓明. 急进驻高原官兵胃肠道应激反应的营养干预研究［J］. 临床军医杂志，2011，39（6）：1147-1149.

［3］张和平，郭建新，王秋慧，等. 高原汽车兵血清 Hcy、叶酸和维生素 B12 的测定及相关性研究［J］. 西南国防医药，2012，22（2）：180-181.

［4］黄文，惠华强，肖立宁，等. 氨基酸维生素对高原官兵疲劳的预防和快速恢复作用［J］. 解放军医学杂志，2012，37（1）：14-16.

［5］钟延强，鲁莹. 高原部队多维元素类营养补充剂研究进展［J］. 解放军医学杂志，2013，38（11）：873-878.

［6］汪元浚，杨发满，刘冀，等. 大剂量维生素 C、维生素 E 对高原肺心病急性发作期患者脂质过氧化损伤的保护作用研究［J］. 现代预防医学，2012，39（8）：1996-1997.

［7］梁鸿. 备战 21 届冬奥会我国短道速滑女子优秀运动员膳食营养调查与分析［J］. 辽宁体育科技，2011，165（3）：58-60.

［8］张迪. 对冬训期间女子马拉松运动员膳食调查及营养补充的研究［J］. 吉林体育学院学报，2012，28（5）：93-96.

［9］曾全寿，宋淑华，翟波宁. 中长跑运动员高原训练的运动营养补剂［J］. 科技信息，2009，10：580-581.

［10］朱艳芳，律鹏. 高原地区藏族学龄儿童生长发育与营养状况调查［J］. 中国妇幼保健，2009，24（35）：5021–5022.

［11］Chen K，Zhang Q，Wang J，et al. Taurine protects transformed rat retinal ganglion cells from hypoxia–induced apoptosis by preventing mitochondrial dysfunction［J］. Brain Res，2009，1279：131–138.

［12］Liu J，Wu J，Yang J，et al. Metabolic study on vitamin B1，B2 and PP supplementation to improve serum metabolic profiles in mice under acute hypoxia based on ^{1}H NMR analysis［J］. Biomed Environ Sci，2010，21（4）：312–318.

［13］Fang Y，Zhang Q，Tan J，et al. Intermittent hypoxia–induced rat pancreatic β –cell apoptosis and protective effects of antioxidant intervention［J］. Nutr Diabetes，2014，28（4）：e131.

［14］Liu P，Zou D，Yi L，Chen M，et al. Quercetin ameliorates hypobaric hypoxia–induced memory impairment through mitochondrial and neuron function adaptation via the PGC–1α pathway［J］. Restor Neurol Neurosci. 2015，13：2741–2748.

［15］林静. 热区某部营养状况调查与分析［D］. 上海，第二军医大学，2009，5.

［16］林静，郭俊生，秦海宏，等. 热区某部官兵营养状况评价［J］. 解放军预防医学杂志，2010，28（5）：347–348.

［17］李斌，杨则宜，李际海. 两周热环境训练结合营养干预对优秀女子网球运动员营养和机能状况的影响［J］. 中国运动医学杂志，2010，29（2）：214–216.

［18］路广辰，刘士松. 热环境下运动训练的营养学研究［J］. 工程科技，2012，4：265–266.

［19］Huang X，Li L，Zhang L，et al. Crosstalk between endoplasmic reticulum stress and oxidative stress in apoptosis induced by α –tocopheryl succinate in human gastric carcinoma cells［J］. Br J Nutr. 2013，109（4）：727–735.

［20］Wu X，Ruan Z，Gao Y，et al. Dietary supplementation with L–arginine or N–carbamylglutamate enhances intestinal growth and heat shock protein–70 expression in weanling pigs fed a corn and soybean meal–based diet［J］. Amino Acids. 2010，39（3）：831–839.

［21］Zhu W，Jiang W，Wu LY. Dietary L–arginine supplement alleviates hepatic heat stress and improves feed conversion ratio of Pekin ducks exposed to high environmental temperature［J］. J Anim Physiol Anim Nutr（Berl），2014，98（6）：1124–1131.

［22］Wu X，Xie C，Yin Y，et al. Effect of L–arginine on HSP70 expression in liver in weanling piglets［J］. BMC Vet Res. 2013，9：63.

［23］Yao X，Shan S，Zhang Y，et al. Recent progress in the study of brown adipose tissue［J］. Cell Biosci，2011，28：355.

［24］余万霖，徐群英，朱建华，等. 中国南极考察越冬队员营养摄入状况调查及分析［J］. 江西医药，2011，46（6）：491–193.

［25］王基野，陈耀明，张文斌，等. 复合营养素对寒冷暴露大鼠骨骼肌功能的保护作用［J］. 实用预防医学，2010，17（3）：425–427.

［26］伊木清，刘健康，张勇. 运动与营养的健康效应机制研究进展［J］. 生理科学进展，2014，5：358–363.

［27］周丽丽，王启荣，付劲德，等. 利用能量代谢测定仪和运动员膳食营养分析系统进行运动员个性化能量平衡指导［J］. 中国运动医学杂志，2009，28：202–204.

［28］郭长江，韦京豫，杨继军，等. 影响我军陆勤部队平时营养保障能力的主要因素分析［J］. 解放军预防医学杂志，2010，28（6）：394–398.

［29］郭长江，金宏，蒋与刚，等. 我军部分陆勤部队常量元素摄入量调查［J］. 解放军预防医学杂志，2010，28（3）：187–188.

［30］高蔚娜，刘长虹，吴健全，等. 装甲兵某部膳食营养状况短期波动的调查［J］. 军事医学，2011，35（3）：228–230.

［31］吴健全，郭长江，韦京豫，等. 我军炮兵部队膳食调查与评价［J］. 军事医学科学院院刊，2009，33（3）：

259–261.

［32］郭长江，韦京豫，杨继军，等. 我军重度劳动部队推荐的核黄素摄入量［J］. 解放军预防医学杂志，2010，28（4）：238–241.

［33］郭长江，吴健全，杨继军，等. 基于尿负荷试验结果分析我军重度劳动维生素 C 推荐摄入量［J］. 军事医学科学院院刊，2009，33（4）：350–352.

［34］郭长江，金宏，蒋与刚，等. 1802 名男性军人营养状况相关体格测量数据的分析［J］. 军事医学，2013，37（4）：291–293.

［35］游嘉，陈卡，常辉，等. 男性青年体成分与军事体力作业能力相关性研究［J］. 第三军医大学学报，2012，34：632–635.

［36］吴健全，郭长江，高蔚娜，等. 小鼠负重游泳后血清代谢模式变化分析［J］. 中国应用生理学杂志，2011，27（1）：42–45.

［37］高蔚娜，吴健全，韦京豫，等. 复合营养素制剂对新兵体能的改善作用［J］. 解放军预防医学杂志，2012，30：91–94.

［38］陈卡，朱俊东，周启程，等. 特种抗疲劳食品提升军人军事体力作业能力的效应研究［J］. 军事医学，2014，38：586–590.

［39］Wu J，Gao W，Wei J，et al. Quercetin alters energy metabolism in swimming mice［J］. Appl Physiol Nutr Metab，2012；37：912–922.

［40］颜娜，刘让华，刘凤美，等. 湖南某民航空勤人员营养 KAP 现状调查［J］. 实用预防医学，2011，18：1891–1894.

［41］颜娜，刘让华，刘凤美，等. 湖南某民航空勤人员营养状况调查研究［J］. 实用预防医学，2011，18：1676–1678.

［42］张霞. 远洋船员的膳食营养探讨［J］. 现代商贸工业，2008，12：379–380.

［43］韩辉，柯晓安，郁小红，等. 模拟大深度饱和潜水试验前后潜水员的营养状况［J］. 解放军预防医学杂志，2012，30：251–253.

［44］玛丽娅木·阿不都沙拉木，冷爱枝，刘建波，等. 喀什地区维吾尔族不同寻常体液类型居民的膳食营养调查［J］. 新疆医科大学学报，2014，37：667–671.

［45］陈斌，董海胜. 国内外航天营养与食品工程研究回顾与展望［J］. 北京工商大学学报（自然科学版），2012，30：10–18.

撰稿人：郭长江　李可基　王　枫

微量元素营养学学科发展研究

一、引言

微量元素指在人体内的含量小于 0.01% 体重的矿物质，在人体代谢活动中起着重要的作用，是维持生命和正常生理机能不可缺少的营养素。已知的微量元素达 40 余种，主要是通过形成结合蛋白、酶、激素和维生素等产生作用。研究较多的微量元素为人体必需的 8 种微量元素铁、碘、锌、硒、铜、钼、铬、钴，人体可能必需的微量元素 5 种锰、硅、镍、硼、钒以及具有潜在毒性，但在低剂量时，对人体可能是有益的 8 种微量元素氟、铅、镉、汞、砷、铝、锂和锡。地球的微量元素资源丰富，土壤、水、动植物和微生物中都含有微量元素，人体可以通过食物获得所需的微量元素，维持机体健康。

微量元素学科研究包括了微量元素在机体内代谢途径，生理生化作用及调控机制，不同生理条件下机体需要量及状况，缺乏病和过量危害，食物及膳食供给水平等各个方面，是国家营养健康监测、食物成分监测、DRIs 及居民膳食指南、营养不良预防控制和营养健康改善的重要内容。

近 5 年来我国微量营养素营养科学研究发展迅速。微量元素营养科学研究的范围不断延伸，形成多学科的交叉。研究技术手段迅速发展，表现为代谢组学技术方法、同位素示踪技术、高新检验技术以及行为学和社会经济学技术方法的应用。新思路和新技术的应用，突破了一些技术屏障，把微量元素营养机理的认识深入到分子生物学层面，同时公共卫生的社会经济学评估也为微量元素科学研究及社会应用的政策和策略提供了依据。

我国古代在矿物药的发现和应用中积累了经验。古籍记载矿物药始于战国初期至汉代初年的《山海经》，其所载 139 种药物中，矿物药有 5 种。公元前 3 世纪写成的《五十二病方》，记载的矿物药有 21 种。魏梁时期的《神农本草经》和《名医别录》分别记载矿物药 46 种和 81 种，明代李时珍所著《本草纲目》则记载着矿物药 222 种，其中金石类药有 161 种。矿物药源于炼丹术，公元前 4 世纪的战国时期已存在炼丹术。矿物药中含有大量微量元素。随着现代营养学在我国的发展，矿物药的应用逐渐衰弱。

中国现代微量元素学科研究起步较晚，20 世纪 40 年代，我国微量元素研究开始萌芽。50 年代后食物成分研究和代乳粉研究都包含微量元素的内容。进入 70 年代，我国对元素硒的研究中取得突破，带动微量元素科研研究的快速发展。从 20 世纪 80 年代到 20 世纪末，微量元素科学研究从理论和技术上支撑了我国 RDA 和 DRI 的制（修）订，食物成分数据库建立，食盐加碘项目的开展，营养强化剂使用标准以及相关配方食品和保健食品标准及管理规范的建立。进入到 21 世纪，我国微量元素科学延伸到基因、组学、代谢、健康与疾病和食品应用的各个领域，成为营养学科的基础领域。

我国硒和碘的研究取得了重要成就。20 世纪 60—70 年代，我国 15 个省 309 个县流行克山病，形成了一个从东北到西南的狭长型发病地带，威胁 7600 万居民生命。我国在防治克山病工作中，首次发现硒缺乏是导致克山病的重要原因，并通过干预研究揭示了补充硒可以预防和控制克山病的发生。从而使科学界对硒的认识发生本质改变，将硒的研究推向了高峰，取得了科学界瞩目的成就。我国硒与克山病关系研究，尤其是大规模的人群硒干预观察，填补了国际研究空白，被誉为硒研究的第三个里程碑。防治克山病科研组因此集体荣获了国际生物无机化学协会 1984 年度施瓦兹（Schwerz）奖。到目前为止，国际社会包括 WHO/FAO/IAEA 等推荐的硒人体最低需要量、生理需要量和安全量值仍采用我国学者的研究数据。

碘缺乏所引发的碘缺乏病（iodine deficiency disorders，IDD）是全球性的，其危害后果严重。我国曾是世界上 IDD 流行最严重的国家之一。为预防控制 IDD，我国开展了大规模人群流行病学研究和碘营养干预工作。发现了碘缺乏是我国人群甲状腺肿、克汀病、智力发育归因因素。首次在国际上发现和命名了"亚临床克汀病"。促成了我国政府于 1995 年年底正式实施全民食盐加碘的政策作为国家消除碘缺乏危害的公共卫生问题的干预措施。

二、微量元素学科最新研究进展

1. 基础性研究

（1）微量元素代谢及 DRIs 修订

由中国疾病预防控制中心营养与食品安全所牵头的国家"十一五"科技支撑计划营养膳食对健康影响项目中"我国重点人群铁、钙需要和膳食评估应用研究"课题是国家首次将微量元素营养科学研究纳入科技支撑计划。该课题通过稳定同位素标记和稀释技术研究了中国膳食条件下人体钙、铁生物利用率，并进一步确定出人体生理需要量。课题研究了我国成年男女机体铁日均丢失量数据，初步获得我国成年男女铁的生理需要量数据。在严格控制的我国代表性实验膳食条件下，获得我国成年男女（男女各 22 名）膳食铁的生物利用率数据；在中国南北方开展儿童、育龄妇女和老年人缺铁性贫血的补铁纠正研究，并依据干预结果对部分人群提出膳食铁需要量的建议值；就慢性病导致人贫血的因素、机制与干预纠正开展探索性的临床研究。对哺乳期妇女和南北两区域的青春期儿童、绝经期妇女不同钙摄入量时，骨矿量、骨密度动态变化的追踪研究，确定使青春期儿童、哺乳期妇女、绝经期妇女达到最佳骨矿储备或最少骨质流失所需钙的适宜摄入量。在我国南、北两个区域研究儿童、成人和老年人3个不同人群，以经过临床诊断确诊为缺铁性贫血的人群为实验对象，分别以不同剂量的铁剂进行补充实验，纠正缺铁性贫血及铁缺乏。从可纠正缺铁性贫血及铁缺乏的最低铁摄入量，推算其膳食铁需要量。在中国南北方开展青春期儿童、哺乳期妇女和绝经期妇女，随机分为4组，双盲补充4种剂量的钙，以双光子骨密度仪测定全身和局部骨密度，并结合双稳定同位素标记的钙平衡实验，对部分人群提出膳食铁需要量的建议值；就慢性病导致人机体骨钙丢失的因素、机制与干预纠正开展探索性的临床研究。通过多元逐步回归分析，探讨青春期儿童生长发育水平、激素水平、钙代谢变化及其交互作用机制。该课题的完成，在一定程度上克服了单纯依赖国外人群数据制订我国人群的微量元素推荐量的局面。

中国营养学会组织的中国居民膳食营养素参考摄入量（DRIs）于2014年发布并成书。中国营养学会微量元素分委会朴建华负责微量元素组DRIs的修订。在汇总分析全球最新研究和数据资料的基础上，微量元素组提出了铁、碘、锌、硒、铜、钼、铬、钴、锰、硅、镍、硼、钒、氟、铅、镉、汞、砷、铝、锂和锡的DIRs，并经过反复讨论修改，经过专家大会确定成为我国相关元素的DRIs。之后，中国营养学会、中国疾病预防控制中心营养与食品安全所、哈尔滨医科大学、天津医科大学、河南省疾病预防控制中心、中国人民解放军白求恩医务士官学校作为起草单位在中国居民微量元素DRIs的基础上，申请了"中国居民膳食营养素参考摄入量 第3部分：微量元素"卫生行业标准，该标准已通过卫生计生委营养标准委员会的审核。

（2）人群微量元素营养监测与调查

经过前期周密的设计和计划，第五次中国居民营养与健康监测由卫生计生委组织于2010年启动，由中国CDC营养与健康所牵头并各省地县CDC共同开展，相关工作已基本完成，数据由政府发布。该次监测增加了人群铁营养状况的监测，铁蛋白、转铁蛋白受体及C反应蛋白作为铁营养的生物化学指标被纳入到人群监测。营养与健康所在全国监测基础上，对儿童血液矿物元素进行了全项分析，提供更多微量元素的人群数据。我国居民微量元素营养状况仍然低下，一些主要微量元素存在普遍性的膳食摄入不足。相比于10年前，贫血率显著下降，但仍然属于公共卫生问题。新疆、西藏等部分地区存在碘摄入不足，而一些高水碘地区存在碘过量风险。

大城市和贫困农村居民铁营养状况调查结果显示，男性铁营养状况明显优于女性，孕妇铁缺乏率最高，其次为18～44岁的青年妇女。大城市和贫困农村贫血居民调查结果显示，女性缺铁性贫血发生率高于男性，孕妇和18～44岁的青年妇女缺铁性贫血高发，大城市贫血女性铁营养状况优于贫困农村贫血女性。

（3）铁代谢机理研究

中科院生命科学研究所王福俤研究组以全基因关联研究为基础，将可能影响人体铁代谢的多个基因在 2139 例缺铁性贫血的中国人群中进行了深度分析和验证。结果发现，在众多基因中，只有 TMPRSS6 基因多态性位点与我国汉族和壮族缺铁性贫血存在显著关联。TMPRSS6 基因编码蛋白 Matriptase-2 参与调控激素 Hepcidin 表达和分泌，进而影响小肠上皮细胞的 Fpn1 介导的铁吸收过程。TMPRSS6 基因是第一个被发现的人类缺铁性贫血基因，该成果为揭示缺铁性贫血高发的遗传机制，并为高发人群中缺铁性贫血防治提供重要靶点。该研究组制备了巨噬细胞特异性敲除模型 Fpnl，阐明 Fpnl 在巨噬细胞对铁再循环和免疫应激的调控作用，进一步还揭示了肝细胞中 Fpnl 参与铁外排以及在维持整体铁稳态的关键作用和机制。

国家纳米科学中心聂广军研究组研究发现铁代谢的表观遗传学机制和去甲基化药物诱导体外红细胞分化的分子机制和关键的作用位点。证明了转录因子 c-Myc 对于 TfR1 和血红素生物合成中铁螯合酶（ferrochelatase）的调控作用；首次研究和报道了系列的遗传性铁代谢紊乱导致的人类疾病，包括在中国人群中发现并报道了两例致病性的突变和首例先天性红细胞生长不良性贫血（gongenitaldyserythropoietic anemia II，CDA II）病例，并系统研究了 CDA II 家系的遗传学特性，发现了 SEC-23B 和 HFE2 两个基因突变共同导致了临床上铁沉积的病理特征。

河北师范大学常彦忠博士研究组发现促红细胞生成素对机体铁吸收和网状内皮系统铁释放调控的分子机制，铁调素在运动性贫血中的重要功能；发明治疗炎症性贫血的特异性制剂—铁脂质体，为预防和治疗顽固性缺铁性贫血提供了新的手段；发现 MAPK 和 TGF-β 信号通路参与了石墨烯对巨噬细胞凋亡的影响，系统阐述了铁代谢紊乱—氧化应激—细胞凋（死）亡机制。

以上研究组以及国家计划引进的其他科技人才研究发现 Fe-S 的生物合成障碍是引发线粒体中铁稳态失衡的重要原因，一些重要基因，如 frataxin、ISD11、Fdx、FdxR 缺失是导致 Fe-S 簇合成障碍、电子传递链受阻的同时，伴随着线粒体中铁反馈性过载的重要原因。由此造成的氧化损伤被认为是弗雷德里希共济失调的亚细胞病理基础；而 Fdx、FdxR 的缺失则与血红素合成障碍密切相关。这些研究为人们认识线粒体铁代谢平衡的重要性提供了实验依据，同时，也为这些疾病的分子水平治疗另辟蹊径。

（4）锌代谢机理及作用研究

军事医学科学院的程义勇研究组研究心理应激损伤与神经元的钙、锌状态变化作用、心理应激条件下锌对不同脑区金属硫蛋白表达的影响对于预防现代社会日益增加的身心疾病具有重要的指导意义。第二军医大学的赵法伋和郭俊生的研究团队在"锌与脑"领域也开展了系统研究，发现锌缺乏明显抑制神经干细胞的功能；锌缺乏的小鼠出生后学习记忆明显下降，出生后的锌强化并不能很好地逆转学习记忆的下降。

王福俤研究组利用 morpholino-oligonucleotides（MO）技术成功构建了 zip7 knockdown 斑马鱼模型，发现 zip7 通过调控锌在机体不同组织和器官中的分布水平来影响机体发育，尤其在眼、脑和骨骼的发育中起着极其关键的作用；同时，zip7 还可以通过改变局部的锌水平，间接调控其他锌转运蛋白 zip3、zip6、znt2、znt5 及 znt6 的表达，对整个机体锌稳态的维持起重要作用。

中国医科大学王占友教授多年来一直从事脑内金属代谢与神经退行性疾病领域的研究。他应用 APP/PS1 转基因鼠模型和 RNAi 技术等证实，脑内 ZnT、DMT1 表达及金属离子代谢紊乱与 AD 等发病相关，提出锌缺乏通过干扰神经干细胞增殖分化从而影响学习记忆等生理功能，为金属螯合剂类脑靶向药物和补锌制剂的研发提供了新思路；针对一系列神经退行性疾病治疗药物的研究发现氯碘羟喹可有效抑制 β-分泌酶和 γ-分泌酶活性，导致 APP 的水解产物 Aβ 明显减少，减缓 AD 的病理生理进程；同样 AD 对症治疗的经典药物石杉碱甲凝胶剂型能抑制 APP 淀粉样代谢途径，促进 APP 蛋白的非淀粉样蛋白代谢，从而减少 Aβ 老年斑形成；姜黄素能保护 MPP+ 诱导的多巴胺能神经元凋亡，对 MPTP 制备的帕金森病小鼠模型黑质多巴胺能神经元也具有明显的保护作用。此外，对锌转运体参与胰岛 β 细胞内胰淀粉样蛋白沉积的研究也取得很大进展。周兵博士利用果蝇平台研究金属和神经退行性疾病的关系，在锌和 AD 的关系方面发表重要论文。同时，该实验室也正在研究 Tau、帕金森病以及 Huntington 疾病和金属离子代谢的关系。

温州医学院蔡露博士研究组还论证了锌在胰岛素信号传导及正常功能维持中发挥的重要作用。首次证明了给与实验动物补锌处理能显著抑制糖尿病心肌病，糖尿病肾病等并发症的发展。通过机制研究表明补锌保护糖尿病心、肾并发症作用可能是通过上调了金属硫蛋白（metallothionein，MT）表达实现的。

（5）硒

暨南大学陈填烽教授与郑文杰教授则揭示了含硒化合物作为凋亡诱导剂及化疗增敏剂的作用机理，阐明了 p53 信号通路、MAPK 激酶及线粒体等在硒诱导肿瘤细胞凋亡过程中的重要性；提出以纳米硒作为载体负载活性分子及抗肿瘤药物用于疾病的协同治疗，为推进硒在疾病防治中的应用提供了重要的科学依据。为探索硒蛋白预防神经退行性疾病的机理，深圳大学的倪嘉缵院士成功克隆了 17 种人硒蛋白基因，并进行了基因突变实验研究。此外利用酵母双杂交法，并以硒蛋白突变基因筛选人胎脑 cDNA 文库，获得了一系列人脑硒蛋白—蛋白相互作用的信息，包括硒蛋白 K 与环腺苷酸应答元件结合蛋白 3、脱碘酶 3 与丝氨酸蛋白酶抑制剂、硒蛋白 R 与凝集素、硒蛋白 M 与细胞色素氧化酶 VI 等。这些与硒蛋白相互作用的蛋白都和老年痴呆症密切相关，提示硒在人脑中可能通过硒蛋白及其相互作用蛋白来调节信号通路，抑制神经退行性疾病的发生与发展。此外，他们建立了 SelGenAmic 算法，可以用来识别不同真核生物基因组中的硒蛋白基因，现已成功预测了玻璃海鞘、海豚等多种海洋动物基因组中的硒蛋白基因。

温州医学院祝建洪利用基因缺失小鼠系统研究了硒依赖性谷胱甘肽过氧化物酶以及铜

锌超氧化物歧化酶在扑热息痛诱发的肝损伤以及蛋白质消化过程中的作用，该成果对抗氧化物酶在药物毒性以及相关疾病中全面的功能认识具有重要意义。目前实验室正在开展硒及硒蛋白在帕金森病中的生物标志物和功能研究，探索自由基介导的信号通路及其在疾病中的作用。研究硒蛋白质结构与功能的一种重要研究方法是对硒酶结构与功能进行人工模拟。吉林大学刘俊秋教授提出"分子识别与催化协同仿酶"的研究新思路，系统地开展了与治疗重大疾病相关的仿硒酶工程研究，建立起了多种化学与生物学相结合制备高效仿酶体系的新技术和新方法。将多种人工硒酶的催化能力提高到天然酶水平，这是国际上报道的少数几例催化活力达天然酶水平的仿酶体系。中科院上海生命科学院系统生物学重点实验室的张焱还参与了对海洋褐潮现象的主要"元凶"——褐潮藻开展基因组测序的研究工作中，并首次发现该藻类对硒和若干金属的重要依赖性，对减少乃至消除威胁渔业和沿海海洋生物生存的褐潮形成提供了重要思路。

（6）碘的代谢与碘安全性研究

近年来随着 USI 的成功实施，碘缺乏问题得到了很好地预防与控制，但因地理环境的多样性，中国还存在因高水碘而造成的高碘性甲状腺肿的流行，大约有 3000 万人口生活在高水碘地区。尽管中国的主要问题是碘缺乏，但碘过量的问题也得到了学者和社会越来越多的关注。因此，在纠正碘缺乏的同时如何科学、安全地补碘，探讨人群碘的安全摄入剂量已成为亟须解决的重要公共卫生问题。天津医科大学张万起教授开展了我国成人碘安全摄入量的研究工作，与国外既往的研究相比，该研究以更多的研究对象、更细化的分组和更长的实验周期。此成果受到国际同行高度关注，并为修订我国人群微量元素碘 DRIs 标准提供坚实依据。

（7）铜的代谢研究

中科院生物物理研究所赵保路研究员在转基因细胞和动物中，利用 ESR 和 RNAi 等技术研究了自由基诱导细胞凋亡和导致疾病规律，提出了 NO 和 ROS 及铜离子、Aβ、CytC 释放、MAPK 信号通路在神经退行性疾病中细胞凋亡的分子途径，揭示了自由基诱导细胞凋亡和导致退行性疾病的分子机理。他们研究发现铜离子缺乏可能主要与 AD 早期关系密切，而铜离子过载可能主要与 AD 后期损伤关系密切。

（8）微量元素医学营养及微量元素组学

微量元素组学阐明生物体中与金属离子结合的生物分子的生理作用和功能。近年来我国学者在微量元素医学营养学和重要微量元素组学方面进行了探索，取得了科学成就。上海交通大学系统生物医学研究院，应用 ICP-MS 分析系统和 OPLS-DA（正交偏最小二乘判别分析模型）数据处理技术进行了骨关节炎和出生缺陷血清微量元素组学研究。测量了血清中的 65 种元素。结果表明，血清微量元素组学作为一种临床诊断工具具有进一步的开发潜力。正常健康孕母和神经管缺陷孕母血清中有 36 种元素含量存在一定的差异，其中正常孕母血清中 Sr、Cu、Pt 较多，出生缺陷孕母血清中 Hg、S、Mg、Se、Zn 较多。结果还显示，Li 和 Sn 两种元素在骨关节炎患者血清内含量较高；痛风性关节炎病人和健康人血清 Li、Fe、Cu、Ce、U 等元素含量存在显著差异。北京大学医药分析中心生命元素组学实验室熊依杰等采用电感耦合等离子体质谱仪、氢化物发生原子荧光光度计和原子吸收分光光度计测定了 17 例肺癌癌组织及癌旁组织中的 55 种元素含量。统计分析结果表明，共有 20 种元素的含量在癌组织和癌旁组织之间存在显著差异，其中癌组织中 Be、Mg、P、K、Cu、Zn、Ge、Se、Rb 含量显著高于癌旁组织，而 Sc、Fe、Co、Ga、Ag、Cd、In、Sn、Sb、Pb、Bi 含量则是癌旁组织显著高于癌组织，在这两种组织中，P、Fe、Bi 的含量差异最为突出。朱晓铃等还发现，肺癌癌组织、癌旁组织和正常组织中 Cu、Pb 含量逐次降低。李子庆等发现，肺癌癌组织、癌旁组织和正常组织中 Cu、Fe、Mn 含量逐次降低，而 Se、Zn、Mg 含量逐次增高。蔡康荣等发现，从肝癌癌组织、癌旁组织到正常组织，Cu、Mn 逐次降低，Se、Zn、Mg、Mo 逐次增高。其他人在胃癌、肠癌、乳腺癌、宫颈癌等组织样品的微量元素组学研究中，也观察到不同病理组织中元素含量的变化。

2. 微量元素营养不良的干预与改善技术研究

（1）农村义务制学校学生营养改善

据教育部统计，截止到 2013 年 3 月底，学生营养改善计划覆盖 22 个试点省份的 699 个国家试点县，其中包括新疆 19 个兵团，699 个国家试点县中有将近 10 万所学校开始用餐，大约 2300 万学生受益；除了国家试点地区以外，地方也开展了学生营养改善计划试点工作，有 15 个省份的 483 个地方试点县实行了学生营养改善计划，大约有 3.6 万所地方试点学校实施该计划，大约有 900 多万学生受益。截至 2013 年 3 月底，学生营养膳食补助累计资金大约有 287 亿元，资金全部由中央财政提供，其中国家对地方试点开展情况较好的地方给予奖补资金，这部分资金达到 15 亿元，2013 年全年共提供 96 亿元用于奖励地方试点。到 2015 年全国共有 30 个省份 1315 个县 134279 所学校实施了农村义务教育学生营养改善计划，受益学生 3220 万人。2011 年至今中央财政累计安排营养改善计划资金 472 亿元，2014 年 11 月起补助标准由每生每天 3 元增加到 4 元。同时，大力推动食堂供餐，中央财政安排了近 300 亿元用于试点地区学校食堂建设，目前已有 65% 的学校实现了食堂供餐。中国发展研究基金会对农村学生的营养状况进行了调查，调查结果显示，2011 年，学生在上课时有饥饿感的比例是 25%，比 2010 年下降 17%。调查对同一地区同一年龄学生的身高进行调查，结果显示男女生的平均身高比 2010 年分别增加 1.4 厘米和 2 厘米。随着膳食质量的提高，学生的微量营养素摄入量增加，微量元素缺乏的状况将得到改善。从这一调查结果可以看出，学生营养改善计划的实施使得学生的营养状况有了很大的改善。

（2）农村早期儿童营养改善

中国疾病预防控制中心营养与食品安全所与汶川地震灾区各省完成"汶川地震灾区婴幼儿营养干预"项目。项目已累计向四川省汶川县、青川县、理县、茂县，甘肃省文县、康县和陕西省宁强县 3 万余名 6 ~ 24 月龄婴幼儿免费发放了含有多种微量营养素和蛋白质的营养包，使这些婴幼儿的营养得到了基本的保障。联合国儿童基金会和美国疾病预防中心为项目提供了经费和技术支持。项目干预 18 个月后监测地区婴幼儿贫血率与基线监测相比显著下降,总体贫血率由 52.8% 下降至 24.8%,下降比率达 53%,且统计学差异极其显著。干预后婴幼儿患口角炎、舌炎、佝偻病和腹泻发生率显著下降,其中口角炎和舌炎在干预后 6 个月发生率从基线的 0.9% 和 1.2% 下降到 0%,佝偻病则从基线的 4.9% 下降到 0.4%。项目同时探索了在我国贫困地区进行早期儿童营养干预的公共模式,为国家卫生计生委在贫困农村开展营养改善工作打下技术基础。

2012 年,卫生计生委和全国妇联联合组织下,在全国集中连片贫困地区开展“贫困农村儿童营养改善项目”。项目为 6 ~ 24 月龄婴幼儿免费发放营养包,同时开展婴幼儿科学喂养和营养知识的培训,到 2014 年年底已覆盖 21 省 300 县的近 110 余万 6 ~ 24 月龄婴幼儿。国家已累计投入 4 亿元购置营养包的经费并计划 2015 年投入 5 亿的营养包购置经费。中国 CDC 与贵州省、河北省、吉林省、内蒙古自治区、四川省、云南省 CDC 开展项目监测评估。数据显示,贫血是我国较为严重的儿童营养问题,可以导致早期儿童生长发育迟缓、智力发育受损及患病率增加,其危害影响儿童终身。项目基线调查数据显示项目地区儿童贫血高发,6 ~ 24 个月儿童平均贫血率达到 32.9%,约 3 名儿童中就有一个患贫血。项目实施 1 年后监测地区儿童贫血率平均降至 26.0%,下降比率达 20.9%。由于各监测点启动时间有所差别,实际营养包的平均食用营养包的周期为 10 个月。结果表明,项目的开展显著改善儿童贫血状况。儿童生长迟缓率是反映儿童营养状况的综合性身体指标。我国儿童出生时身长和体重与国际标准没有差别,但在成长过程中,出现较高生长发育迟缓比率,对我国居民的总体健康状况产生严重的不利影响。项目地区干预前 6 ~ 24 月儿童平均体重 9.59 千克、身长 76.0 厘米,采用 Z 评分评测,生长迟缓率高达 10.1%。项目实施 1 年后,6 ~ 24 月龄儿童体重 9.73 千克、身长 77.0 厘米,儿童生长迟缓率下降至 8.4 %。项目实施后儿童体重、身长与干预前比有显著增长,可见项目实施有效促进儿童生长发育。医疗负担对贫困农村家庭十分沉重。项目实施前后儿童过去两周腹泻的发病率由 14.2% 降至 9.4%,十分显著,6 ~ 24 月龄婴幼儿平均医院腹泻就诊看病花费由 98.8 元降至 74.4 元,平均下降 24 元。

(3)贫血营养干预

2010—2014 年,卫生计生委组织开展“应用铁强化酱油改善铁缺乏和贫血项目二期”,该项目由全球营养改善联盟支持,在重点省份和全国范围进行了铁酱油的持续推动,以期预防控制我国居民缺铁性贫血。项目探索采用新的模式,即政府主导、非强制的公共卫生模式,利用强化食物对普遍存在微量元素缺乏问题进行预防和控制,取得了显著的效果。我国目前每年市场供应约 7.5 万吨铁酱油,主要消费人群为贫血或贫血高危人群,数据显示,10 年来我国居民贫血发生率显著下降,从平均 20.1%,下降到 10%,铁酱油的应用和项目的宣传是一个因素。

2012 年,卫生部与财政部首次支持营养行业卫生专项“控制微量营养元素缺乏的关键技术及应用”。该项目一部分内容是在农村寄宿制学校食堂推动铁强化酱油的应用并同步进行营养知识教育。项目在 29 个省建立试点学校，并对生物学效果和工作模式进行评估。结果显示，农村寄宿学校的贫血率平均为 6.9%，经过铁酱油营养 1 年的干预，贫血率在基线基础上下降 28%，且学生和教师的营养健康知识显著提升。成本效益分析表明，通过贫血获得的 10 年后收益是投入的 4 倍。

（4）生物强化技术

中国农业科学院在范云六院士组织下，与全国多所高校和研究机构合作开展了"生物强化（harvest plus China）"项目，已发现多种微量元素强化农作物的有效途径，这将能通过食物改善人类与动物微量元素营养状况、防治相关疾病。而采用定点突变和进化突变方法，开发的具有高效催化效率和热稳定的植酸酶，可用来提高动物体内的磷、钙、铁、锌等营养元素的利用率，减少动物排泄物对环境的污染。

三、微量元素学科与国内外研究进展比较

目前，我国微量元素营养科学研究前沿与北美欧洲等发达国家处于同一水平，而在微量元素组诊断分析方面具有我国的特点。但总体水平与发达国家尚有差距，表现在膳食与人群微量元素基础数据，总体检验水平以及微量元素营养不良高危人群的干预方面。秦俊法对我国微量元素学科发展进行综述并汇集了相关的统计数据。

1. 微量元素科学研究的基金支持

从 20 世纪 80 年代下半叶起，我国微量元素研究陆续得到各级组织或政府的基金资助，由基金资助的研究论文数（限中文）平均每年以 7.4% 的速率增加，而从 2001—2013 年的 13 年内，论文总数是之前 13 年（1988—2000 年）的 3.23 倍（图 1）。在检索到的 1045 项基金项目中，国家自然科学基金最多，其次为国家重点基础研究发展计划、国家科技支撑计划、中国科学院知识创新工程基金和国家科技攻关计划。此外，我国微量元素研究也得到了各省（市、区）的自然科学基金或研究基金的支持。我国当代微量元素研究能从无

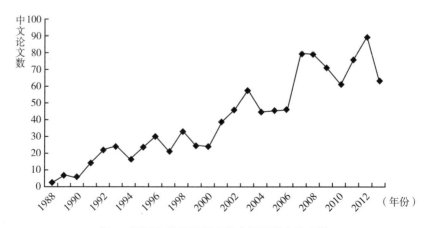

图 1　不同年份微量元素基金课题发表论文数

到有并与世界先进同步，与国家科学基金投入相关联。

2. 图书出版

从 1955—2013 年，我国共出版微量元素图书 243 种。同一时期，以英文出版的微量元素图书为 647 种。比较 1985 年后 29 年与 1984 年前 30 年的出版数量可以发现，中国微量元素图书的出版速度是高于国外的，在 1984 年前中文微量元素图书的数量为英文图书的 1/4 左右，1985 年后出版的中文微量元素书品种几乎为英文图书的一半（图 2）。除以微量元素直接命名的图书外，还有其他包含微量元素内容的图书，总数达到万种以上，显示了我国微量元素科学技术能力。

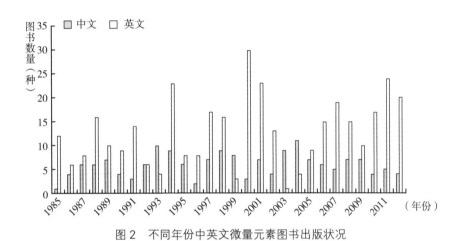

图 2　不同年份中英文微量元素图书出版状况

3. 论文数量和学科分布

中国的元素形态分析研究大致与国外同步，但元素形态分析研究似乎略早于西方，而且发展速度也更快（表 1），从 1985 至 2013 年，元素形态分析中文期刊文献数达 217 篇，而英文文献数仅为 64 篇，前者为后者的 3.2 倍。会议论文数和学位论文数，中文也显著多于英文，前者分别为 47 篇和 89 篇，而后者分别为 20 篇和 1 篇。

表 1　不同年份中、英文期刊元素形态分析论文数比较

年份	元素形态分析		形态分析	
	中文	英文	中文	英文
2013	24	2	197	56
2012	17	4	180	85
2011	21	2	179	72
2010	23	2	169	77
2009	18	5	190	84

续表

	元素形态分析		形态分析	
2008	16	2	154	94
2007	12	6	150	89
2006	15	5	118	90
2005	11	—	98	89
2004	11	4	95	81
2003	9	1	88	62
2002	2	7	59	60
2001	10	8	58	52
2000	5	5	46	58
1999	1	4	52	36
1998	1	—	44	40
1997	—	—	35	24
1996	2	—	34	20
1995	4	2	46	33
1994	3	3	41	24
1993	3	—	38	34
1992	1		30	17
1991	2	—	24	12
1990	4		20	7
1989	—	1	17	12
1988	—	25	5	—
1987	—	14	6	—
1986	—	20	8	—
1985	2	1	9	8
1975	—	1984	—	—
1965	—	1974	—	—
1955	—	1964	—	—
其他1	2	10	25	
合计218	66	2	327	1

注：元素形态分析，中文按题名"形态分析"查找，英文按"Speciation Analysis"查找。

4. 微量元素组学研究

微量元素是生物体的核心组分，基因转录、蛋白质合成、酶的结构和功能都离不开微量元素的参与。微量元素组学是代谢组学的一个分支。近 10 年来，代谢组学的发展突飞猛进，但微量元素组学（金属组学）的文献有限，而在该领域中我国学者的工作引人注目。

20世纪世纪90年代末期代谢组学的概念提出以来，十几年内国内外每年发表的相关科技论文呈直线上升的状态。国际上每年期刊和会议发表的论文数从1999年的1篇增加至2007年的1200多篇。国内从2002年出现代谢组学的综述开始，至2008年已上升到207篇之多。2008年后，国内外代谢组学文献继续呈上升趋势（图3）。

代谢组学研究有许多功能，如生物标志物的发现，疾病的早期诊断和预测，药物或营养干预的评价，药物毒性评价，代谢通道作用研究，等等。从学科分布看，我国的代谢组学研究主要集中在医药、卫生和生物科学方面，例如，在888篇期刊论文中，医药、卫生有433篇，生物科学有66篇，两者占总数的56.2%。总体来看，我国的代谢组学研究比国外滞后。微量元素组学在医疗诊断方面研究较多，但我国尚处于起步阶段，从2004—2013年，中文文献总数为9篇，而英文文献数176篇，我国尚有相当差距。

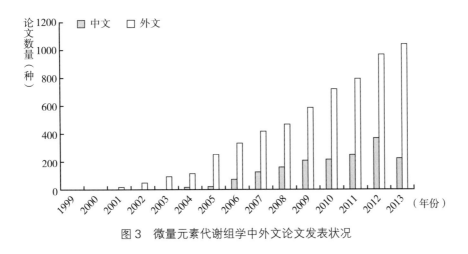

图3　微量元素代谢组学中外文论文发表状况

四、微量元素发展趋势及展望

微量元素营养科学渗透到人类活动的各个方面，与机体代谢和健康息息相关。微量元素营养是多学科相互渗透的交叉学科，与化学、环境科学、营养学、医药学、生物学等密切相关，由它衍生出了微量元素化学、微量元素营养学、微量元素医学等门类众多的学科分支。随着科学研究的飞速发展，人类对微量元素的认识不断深入，经历了一个由浅入深，由表及里的过程。我们的祖先在矿物药与健康方面积累了丰厚的经验，曾领先世界。而现代微量元素营养科学则在我国起步较晚，但我国科学家在"硒与克山病"的研究中曾做出了营养界瞩目的贡献。近年来，随着国家对基础研究领域的重视与科研投入的增加，我国在微量元素人群状况、微量元素食物成分、微量元素组学以及中药微量元素科学研究方面持续发展，积累了科学数据、建立了先进的微量元素实验室检测能力，形成了微量元素科学研究的一些特点，此外许多有着海外科研经历的优秀中青年科学家陆续回国开展工作，并发表了一批高水平的研究论文，产生了一系列原创性科研成果。展望未来，我国微量元素的营养科学研究和应用势必融入全球大潮，由个别研究领域的点上的突破，到全面同步，甚至引领，并更好服务于我国居民的营养和健康。

1. 微量元素基础研究

（1）建立完全的人群状况及食物微量元素成分数据库

我国人群微量元素营养状况还缺乏足够的人群生化指标数据支持，虽然在第5次中国居民营养与健康监测中增加了铁营养指标，并监测了16种微量营养素的血液生化含量数据，丰富了我国人群的微量营养素状况的基础数据。但鉴于我国人口构成的复杂性，除年龄性别外，地域、种族、经济状况等因素也是微量元素营养状况差别的归因因素，另外微量元素种类较多，这些都增加了人群抽样样本量和监测成本，导致现有的微量元素的人体生物化学数据还远远不能反映人群的状况，也不足以支撑人群和个体营养健康改善的需求，不足以指导居民合理膳食营养。在未来5年里，应当初步实现主要微量元素人群生化指标的筛查，除铁外，还应增加碘、锌、硒等主要微量营养素的状况监测，了解居民微量元素营养状况。

我国地域辽阔，各地气候、农业生产和饮食结构及习惯差异较大，导致各地居民膳食结构不同，食物和菜肴区别较大。建立地域从品种到菜肴及膳食的微量元素成分数据不仅是膳食营养指导的科学基础，促进居民微量元素营养。经过多年工作，我国已成为为数不多的具有食物数据库的国家，补充完善后，食物数据与人群数据结合将为膳食营养指导和各类人群的营养干预奠定科学基础，指导农业和食品产业的发展。

（2）深入研究微量元素的生理作用及作用机理

科学研究已经揭示了微量元素与人体健康及疾病高度相关，但微量元素的生化代谢机制，特别是分子水平的吸收、利用、内稳态及作用的各个方面仍然有待于深入认知和了解。生物体对微量元素利用的发生发展及进化机制也仍待揭示。基因调控及表观遗传和蛋白组逐渐成为认识微量元素新视角和新起点。不断揭示微量元素对营养和疾病作用以及作用机理是探究生命的重要基础，也是维护和促进人类营养健康科学基础。我国微量元素科学需确定各类微量元素的调控基因，了解这些基因突变的营养后果，掌握影响这些基因表达或抑制的生物学机理。研究微量元素与其他生命物质的关联和相互作用。

（3）微量元素组学

通过微量元素组的分析比较，对状况或疾病进行诊断或筛查已有一定的研究基础，但尚需深入研究并掌握形成机理，为微量元素组的应用奠定科学基础。通过比对营养不良人群和健康人群的基因，可以获得营养不良人群的基因型或单核苷酸变异位点信息，从而预判营养不良风险。通过某种微量元素代谢过程中各蛋白的分析获得蛋白组信息，不仅可反推 RNA 和 DNA 信息，也可为精确进行微量元素营养不良或某些疾病的判断提供充足信息。我国在硒的基因和蛋白组学方面、贫血人群基因研究，癌症等疾病的早期诊断及中药微量元素药理和组学方面都有高水平的前期研究基础，也形成了技术能力。该领域是微量元素未来营养科学研究的重点之一。

（4）微量元素 DRIs 修订

微量元素的需要量及安全性的制定对于人群微量元素不足或过量的原因分析及确定采取适当的措施具有重要的意义。随着对于各种微量元素的生理功能及作用机理的深入研究及人群微量元素营养状况数据的积累，各种微量元素的人体需要量及安全性仍需深入探讨，以修订并完善不同人群微量元素的 DRIs。

2. 微量元素方法和改善技术研究

（1）微量元素生物标志物

微量元素在人体中的状况通常通过生物样本中特定标志物来表征，通过检验这些标志物可以达到科学研究或诊断筛查的目的。微量元素生物标志物的研究较为薄弱，当前常用的标志物或生化指标物存在表征性不足，不同指标间结果不协同，生物样品也不易获得，这障碍了微量元素科学研究和应用。发展高通量、已获得或较小生物样本的标志物检验方法对推动微量元素检验和筛查可以促进该领域的研究和应用。检验设备的不断进步以及生物组学技术的发展，为这个领域的进步提供了基础。

（2）微量元素营养不良的改善技术

针对普遍缺乏或存在高危缺乏人群的微量元素探讨低成本可持续的改善方式是探索方向。营养健康及居民膳食指南的教育及宣传可以通过改变居民的营养认知，从而引起饮食行为改变，提高微量元素营养水平。通过营养指导，引导农业、畜牧以及食品工业生产出更为符合居民营养需求的食物和食品，也是营养改善的方法。而针对普遍存在一些营养问题，特别是微量营养素营养不良问题，采用食物强化以及营养素膳食补充剂等针对性技术产品的干预技术具有更高的时效性和成本效益。营养改善是综合技术措施，需要从国家政策、部门协作、社会认同和共识以及可操作、可持续性等各个方面综合评估评价。改变我国得了病才去就医的现状，以预防为主是提高人口素质、减少疾病负担的根本出路。

—— 参考文献 ——

［1］中国营养学会. 中国居民膳食营养素参考摄入量（2013 版）［M］. 北京：科学出版社，2014.

［2］葛可佑. 中国营养科学全书［M］. 北京：人民卫生出版社，2006.

［3］秦俊法. 微量元素改变中国的科学面貌（上）—为中国微量元素科学研究会成立三十周年而作［J］. 广东微量元素科学，2014，21（8）：38-56.

［4］夏奕明，Hill KE，李平，等. 中国成人硒需要量研究［J］. 营养学报，2011，33（2）：109-113.

［5］翟凤英，张兵，霍军生，等. 中国营养工作回顾［M］. 北京：中国轻工出版社，2005.

［6］张宇，于波，杨晓光. 人体铁生物利用率评价方法学的研究进展［J］. 卫生研究，2012，（1）：140-143.

［7］张宇，黄振武，杨艳华. 青春前期儿童膳食中铁的吸收状况研究［J］. 营养学报，2013，（03）：254-257.

［8］张宇，于波. 人体铁生物利用率评价方法学的研究进展［J］. 卫生研究，2012，（1）：140-143.

［9］卫生与计划生育委员会. 中国居民营养与慢性病状况报告2015（EB/OL）. http：//182.92.223.3：8081/wjw/Query?database=&qt=中国居民营养与慢性病状况报告2015.

［10］王丽娟. 中国大城市与贫困农村地区居民铁营养状况调查［D］. 中国疾病预防控制中心博士生论文，2015.

［11］An P，Wu Q，Wang H，et al. TMPRSS6，but not TF，TFR2 or BMP2 variants are associated with increased risk of iron deficiency anemia［J］. Hum Mol Genet，2012，21：2124-31.

［12］Zhang Z，Zhang F，Guo X，et al. Ferroportin1 in hepatocytes and macrophages is required for the efficient mobilization of body iron stores［J］. Hepatology，2012，2. doi：10.1002/hep.25746.

［13］Zhang ZZ，Zhang F，An P，et al. Ferroportin1 deficiency in mouse macrophages impairs iron homeostasis and inflammatory responses［J］. Blood，2011，118：1912-22.

［14］Ning B，Liu G，Liu YY，et al. 5-Aza-2'-deoxycytidine activates iron uptake and heme biosynthesis by increasing c-Myc nuclear localization and binding to the e-boxes of transferrin receptor 1（TfR1）and Ferrochelatase（Fech）Genes［J］. Biol Chem，2011，286：37196-206.

［15］Liu G，Niu SW，Dong AL，et al. A Chinese family carrying novel mutations in SEC23B and HFE2，the genes responsible for congenital dyserythropoietic anaemia II（CDA II）and primary iron overload，respectively［J］. Br J Haematol，2012，158：143-5.

［16］Kong WN，Zhao SE，Duan XL，et al. Decreased DMT1 and increased ferroportin 1 expression is the mechanisms of reduced iron retention in macrophages by erythropoietin in rats［J］. Cell Biochem，2008，104：629-41.

［17］Liu YQ，Chang YZ，Zhao B，et al. Does hepatic hepcidin play an important role in exercise-associated anemia in rats? Int J Sport Nutr ExercMetab，2011，21：19-26.

［18］Li Y，Liu Y，Fu Y，et al. The triggering of apoptosis in macrophages by pristine graphene through the MAPK and TGF-β signaling pathways［J］. Biomaterials，2012，33：402-11

［19］王福俤. 中国生物微量元素研究的现状与展望［J］. 生命科学，2012，24（8）：713-730.

［20］Yang H，Pang W，Lu H，et al. Comparison of metabolic profiling of cyanidin-3-O-galactoside and extracts from blueberry in aged mice［J］. Agric Food Chem，2011，59：2069-76.

［21］Yan G，Zhang Y，Yu J，et al. Slc39a7/zip7 plays a critical role in development and zinc homeostasis in zebrafish［EB/OL］. PLoS One，http：//dx.plos.org/10.1371/journal.pone.0042939，2012.

［22］Zhang LH，Wang X，Zheng ZH，et al. Altered expression and distribution of zinc transporters in APP/PS1 transgenic mouse brain［J］. Neurobiol Aging，2010，31：74-87.

［23］Wang T，Wang CY，Shan ZY，et al. Clioquinol reduces zinc accumulation in neuritic plaques and inhibits the amyloidogenic pathway in Aβ PP/PS1 transgenic mouse brain［J］. Alzheimer's Dis，2012，29：549-59.

［24］Wang CY，Zheng W，Wang T，et al. Huperzine a activates Wnt/β catenin signaling and enhances the nonamyloidogenic pathway in an Alzheimer transgenic mouse model［J］. Neuropsychopharmacology，2011，36：1073-89.

［25］Tang Y，Yang Q，Lu J，et al. Zinc supplementation partially prevents renal pathological changes in diabetic rats［J］. The J Nutr Biochem，2010，21：237-46

［26］Fan CD，Jiang J，Yin X，et al. Purification of selenium-containing allophyc-ocyanin from selenium-enriched Spirulina platensis and its hepatoprotective effect against t-BOOHinduced apoptosis［J］. Food Chem，2012，134：253-61.

［27］Li YH，Li XL，Wong YS，et al. The reversal of cisplatin-induced nephrotoxicity by selenium nanoparticles functionalized with 11-mercapto-1-undecanol by inhibition of ROSmediated apoptosis［J］. Biomaterials，2011，32：9068-76.

［28］Jiang L，Liu Q，Ni JZ. In silico identification of the sea squirt selenoproteome［J］. BMC genomics，2010，11：289.

［29］ Chen H, Jiang L, Ni JZ, et al. Bioinformatic prediction of selenoprotein genes in the dolphin genome［J］. Chn Sci Bull, 2012, 57: 1–9.

［30］ Liu JQ, Luo GM, Mu Y. Selenoproteins and Mimics［M］. Hangzhou: Springer–Zhejing University Press, 2011.

［31］ Zhu JH, Chen CL, Flavahan S, et al. Cyclic stretch stimulates vascular smooth muscle cell alignment by redox–dependent activation of Notch3［J］. Am J Physiol–Heart C, 2011, 300: H1770–H80.

［32］ Huang X, Liu XM, Luo QA, et al. Artificial selenoenzymes: Designed and redesigned［J］. Chem Soc Rev, 2011, 40: 1171–84.

［33］ Gobler CJ, Berry DL, Dyhrman ST, et al. Niche of harmful alga aureococcus anophagefferens revealed through ecogen–omics［J］. Proc Natl Acad Sci USA, 2011, 108: 4352–7.

［34］ Sang ZN, Wang PP, Yao ZX, et al. Exploration of the safe upper level of iodine intake in euthyroid Chinese adults: a randomized double–blind trial［J］. Am J Clin Nutr. 2012, 95（2）: 367–373.

［35］ Luo Y, Zhang J, Liu N, et al. Copper ions influence the toxicity of β–amyloid（1–42）in a concentration–dependent manner in a Caenorhabditis elegans model of Alzheimer's disease［J］. Chn Life Sci, 2011, 54: 527–34.

［36］ Luo YF, Zhang J, Liu NQ, et al. Copper ions influence the toxicity of beta–amyloid（1–42）in a concentration–dependent manner in a Caenorhabditiselegans model of Alzheimer's disease［J］. Sci Chn: Life Sci, 2011, 54: 527–34.

［37］ 楼蔓藤, 黎志明, 李增禧, 等. 中国微量元素科学研究现状、意义、问题和对策［J］. 广东微量元素科学, 2010, 17（2）: 46–70.

［38］ 李才淑, 楼蔓藤, 李增禧, 等. 血清微量元素含量与疾病相关性数据（一）［J］. 广东微量元素科学, 2012, 19（10）: 35–66.

［39］ 李才淑, 楼蔓藤, 李增禧, 等. 血清微量元素含量与疾病相关性数据（二）［J］. 广东微量元素科学, 2012, 19（11）: 25–56.

［40］ 张帆, 张倩, 徐海泉, 等. 全国农村义务教育学生营养改善计划供餐和运作模式［J］. 中国学校卫生, 2014, 35（3）: 418–420.

［41］ 鲁昕. 农村义务教育学生营养改善计划受益 3220 万人［EB/OL］. http://politics.people.com.cn/n/2015/0131/c70731–26483185.html, 2015.

［42］ 中国发展基金会. 农村学校供餐与学生营养改善评估报告［EB/OL］. http://www.doc88.com/p-1824785532545.html.

［43］ 霍军生, 孙静, 黄建等. 辅食营养补充品技术指南［M］. 北京: 标准出版社, 2013.

［44］ Huo JS, Chen JS. Ying Yang Bao: Improving Complementary Feeding for Chinese Children［EB/OL］. http://www.acn2015.org/pdf/program/ACN2015_SponsoredSymposium_v2.pdf.

［45］ 霍军生. 中国应用铁强化酱油预防控制铁缺乏和缺铁性贫血［EB/OL］. http://www.cdc-ffo.cn/wMcms_ReadNews.asp?NewsID=1983, [2014–12–4]

［46］ 张春义, 王磊, 孙卉. 中国生物强化（Harvest Plus–China）项目概况［J］. 中国科技成果, 2011, 20: 62–62.

［47］ 秦俊法. 微量元素改变中国的科学面貌（下）—为中国微量元素科学研究会成立三十周年而作［J］. 广东微量元素科学, 2014, 21（9）: 32–52.

［48］ 侯建荣, 黄聪, 彭荣飞, 等. 联用新技术在元素形态分析领域中的应用进展［J］. 现代预防医学, 2013, 40（10）: 1923–1926.

［49］ 秦俊法. 中国的中药微量元素研究［J］. 广东微量元素科学, 2011, 18（1）: 1–10.

［50］ 张双庆, 黄振武. 营养代谢组学技术在营养学研究中的应用［J］. 卫生研究, 2013, 42（6）: 1041–104.

［51］ 刘克钦, 陈康明, 张焱. 微量元素蛋白质组的比较基因组学研究［J］. 生命科学, 2012, 24（8）: 948–965.

撰稿人：霍军生　朴建华　王丽娟

食物营养学学科发展研究

一、引言

食物营养学以食品科学和生命科学为基础，研究评价食物营养价值与健康关系、食物保障相关政策的学科，覆盖范围涉及农业、食品工业、医学、经济等领域。

食物是人体获得所需能量和营养素的最主要来源，食物营养成分与非营养成分的含量水平、食物的代谢吸收与生物学效应、食物对健康的影响是人们关注的核心问题；通过合理膳食满足人们生理之需、减少饥饿、保障食物安全供给、维持良好的营养质量、促进和改善人体健康状况更是世界各国政府期望达到的基本政策要求。

进入 21 世纪以来食物营养问题成为国内外关注的热点问题，特别是当全球正面临着营养不良与营养过剩以及营养相关慢性疾病多重挑战，食物营养的发展与保障更是刻不容缓。世界卫生组织在总结各国疾病发展状况的报告中指出，慢性病的快速递增在经济增长期的发展中国家尤为明显。《中国慢性病防治工作规划（2012—2015 年）》中指出，85% 的死亡源于慢性病，更有 75% 以上人群处于亚健康状态。慢性病预防端口前移，用饮食预防亚健康和慢性疾病已被广泛共识，把人们对食物的选择从传统的工农业生产什么居民吃什么向居民需要什么生产什么的方向发展已经不是梦想。当社会发展达到一定程度，工业化、城镇化、老龄化进程加快，导致人类疾病谱发生了重大的变化时，人们面临着重大亚健康和慢性疾病问题时，国家提出食物营养化、健康化乃发展之所趋。2014 年国务院印发的《中国食物与营养发展纲要（2014—2020 年）》，提出营养健康产业发展目标的大格局。

"保障居民吃得健康"是国内外食物营养领域发展的重要方向。建立有效的食物营养评价体系，通过食物营养化促进经济发展，为人们提供健康服务成为研究主流。食物营养学科在食物数据的挖掘与利用、食物营养与健康的循证探讨、植物化学物等非营养成分必需性的探讨、功能食品的研发与应用等方面不断突破与创新。从 medline 搜索有关功能食品与健康的主题，可以看到近年来的研究发展迅速，其被关注程度由此可见一斑。我国对健康化食品的需求也是持续增长，不仅已在"十二五"期间被列为重点发展行业，更提出了由"发展中规范"向"发展中发展"的目标，美国波士顿咨询公司（BCG）今年发布的最新报告《从洞察到行动：掘金中国保健消费品市场》预测到 2020 年，我国营养保健品的市场规模将超过 4000 亿元。在此发展背景下，如何从科学角度客观评价并取而食品营养与功能特征，有效引导健康食品的生产与消费将成为未来学科发展的主要方向（图1）。而食物营养的发展过程经历了发现与确认食物营养成分的必需性，探讨通过食物强化等多种技术手段改善人群营养状况，开展生物活性物质对健康的影响及其作用机制，探讨食物整体对健康的综合效益等关键时期。

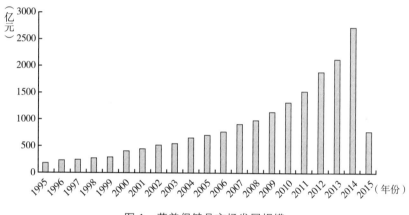

图 1　营养保健品市场发展规模

二、最新研究进展

食物营养学科的发展与食品科学、生物学、化学、营养学、医学等多学科的发展密不可分，并相互交叉、融合。研究和开发食物营养，使之最大限度地满足能量和营养素需求并达到维护健康的作用是社会经济发展到一定阶段的必然结果，利用食品特性平衡膳食、降低营养不良发生、延缓或预防糖尿病等慢性非传染性疾病，帮助居民获得健康营养状况是性价比最高的措施与手段。食物营养主要阐述食物的营养组成、功能以及为保持、改善、弥补食物的营养缺陷所采取的各种措施。

（一）食物成分数据库的建设与信息交流

食物成分数据库（food composition database）的建设是食物营养评价的基础，也是食物健康化发展的基本资料。20 世纪初期我国开始了最早的食物成分数据分析，主要用于预防营养缺乏症并对某些营养素需求量做出研究，标志着我国营养工作的启动。1952年中央卫生研究院营养学系编制出版了第一部《食物成分表》，这部资料尽管食物品种较少、所分析的营养素种类不多，但为以后提出的大豆行动计划提供了重要支持。1982年在改革开放的形势下，我国食物成分数据开始参照国际水准进行发展，分析并积累了20类600种食物28项成分数据，1992年扩展至1500种食物的成分数据量。2002年以后在科技部、国家自然科学基金、北京市自然科学基金、中国营养学会基金的支持下，营养学者开始着手建设中国食物成分数据库，注重于发展适用于前沿分析技术，研究与营养理论研究相匹配的食物能量体系、营养素科学表达、食物营养加工损失等；结合国内食品工农业的发展现状，在原料型食物成分数据研究基础之上补充了加工食品的数据信息，使数据量超过2500余种食物90余项成分。中国食物成分数据已经成为世界原创性数据的大国之一，为营养流行病学调查研究提供了有价值的数据资料，我国成为世界卫生组织/粮农组织/联合国大学主持的国际食物成分数据系统（INFOODS）之东北亚食物成分数据中心（NEASIAFOODS）的协调国。

在"十一五""十二五"科技支撑项目、卫生行业基金项目的支持下，中国疾病预防控制中心营养与健康所进一步主持开展了食物成分数据库的建设工作，包括：①规范食物成分研究的框架程序；②建立代表居民高消费食物的成分信息，包括营养成分、非营养成分、抗营养成分等；③分析食物成分地域差异、时间差异以及性状差异；④规范食物成分科学表达，包括食物描述、能量赋值、营养成分换算以及数据修约等；⑤研究食物烹调加工过程中的营养素损失或保留率等；⑥建立数据库的编辑原则以及数据库的质量标准。

在以上原始性工作基础上，编辑整合了常见食物成分数据库、功能食品资源数据库以及转基因食品成分数据库，并纳入食物成分数据信息的整体管理，出版了《功能食品原料基本数据信息》，探讨了应季与反季节蔬菜营养成分富集状况的变化，比较了餐饮膳食与家庭膳食的差异，开展了高盐高糖食物的筛选等，为丰富食物数据的应用与信息交流提供了可能。2010年起，在营养工作者的倡议之下，国家启动了《中国食物成分监测》，首先在8个省（市、区）疾控中心试行推动食物成分监测工作，要求每个省按照地区分布分别在9个市场采集代表性样品并进行成分分析，以保证所获数据能反映居民消费状况的平均水平。截至2015年监测工作已经推广至19个省（市、区），为客观评估不同地区居民营养与慢性病发生关系提供有力资料，为优势资源的开发与利用提供重要信息，为食品营养价值判断的可接受范围提供依据。食物成分定期监测与共享平台建设将为未来食物营养大数据分析提供有效的资料。在各部门、各研究单位纷纷开展了食物营养的比较研究的大趋势下，为保证数据质量及数据交流的有效性，中国疾病预防控制中心营养与健康所组织研究并制定了《食物成分数据表达规范》，2015年作为卫生行业标准（WS/T 464—2015）正式颁布实施。

（二）食物营养评价方法学研究

1.食物成分分析技术的发展

食物营养的研究依赖于分析技术的发展，随着科技发展，食物营养的应用范围逐步扩大，包括食物生产、食物选择、食物教育、食物治疗等方面，同时促进了食物营养评价（food nutrition assessment）技术和手段的推进。

（1）单一食物成分分析技术的发展

生物学技术、分析化学技术、光谱技术、色谱分离技术、质谱技术成为食物成分及其衍生物质的结构分析、定量分析的主要手段，建立了大量的数据信息，逐渐用于食品特性确立、组分间关系的确立、食物与人体应答反应的确立等相关研究。以酶学、抗体、DNA为基础的生物技术与分离技术中UPLC、毛细管电泳、质谱的联用成为定向分析的前沿手段，确保了分析结果的特异性与准确性。"十一五"以来，食物营养成分、非营养成分有效结构、活性成分的在线分离技术和快检技术得到迅速发展，黄酮、大豆异黄酮、茶多酚、白藜芦醇、皂甙、花色苷、花青素、番茄红素、槲皮素、不饱和脂肪酸、多糖、肉碱旋光异构体和微量元素等30种有效成分的分离技术得以解决，并且逐步开展了各地区天然食品原料特征成分含量的初步评估，为功效成分单体数据库建设提供了支持。

（2）食物营养多组分特征鉴别技术的发展

和单一成分的分析基础不同，多组分分析技术对一组成分进行荟萃分析、聚类分析，找到食物成分整体特征，并建立相应的生物标记物。特别是多维色谱技术可以从不同独立的维度分析同一样品，显著增强了以往一维技术不能实现的分辨能力，加上成像技术——如共聚焦激光扫描显微镜或高光谱成像耦合图像分析技术使得研究高度异质性食品成为可能。"十一五"以来，多组分分析技术的建立主要用于食品安全评价，建立不同类别食品有效成分鉴别、食物质量评估，掺假成分甄别等。从"十二五"开始，食物营养研究开始尝试利用脂肪酸指纹图谱等技术开展食品资源品质的评估，发现各类食物在营养素组成中的差异指标，以及人体需求与食物供给的差别（图2）。同样，鉴别分析技术也广泛应用于不同类别食物特征性指纹图谱的建立，黄酮类、茶多酚类、蛋白及肽类物质的分型结构确立，免疫活性物质的鉴别等。

（3）高通量筛选技术提供快速甄别功效成分可能的作用机制的手段

利用化学模拟技术以及细胞生物学技术，在分子水平或细胞水平建立特定功能或反应条件的定向通路，以微板作为实验载体，一次性快速检测多种样品，通过自动化操作系统试验过程，实现灵敏快速地检测及数据收集与处理，其中主要包括受体结合分析法、酶活测定法、细胞分子测定法、细胞活性测定法、代谢物质测定法、基因产物测定法等。由于操作程序的标化，有利于横向对比不同来源组分在之间的活性差异，并从中找到有价值的信息，锁住既定目标，为预测食品/成分可能的功能作用及潜在途径提供支持，其中比较成熟的技术包括食物抗氧化活性、胰蛋白酶抑制活性、淀粉葡萄糖苷酶抑制剂活性的比较

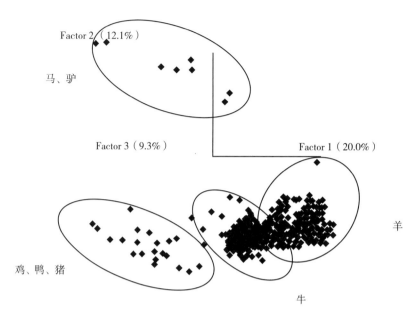

图 2 不同物种脂肪酸指纹聚类分析

等。利用高通量技术开展功能食品的资源筛选，其优势是化合物来源广泛，且多为天然，对化合物生活活性的筛选目的较明确，无目的合成的化合物较少；我国传统中草药职务为筛选研究提供了一个巨大的资源库，这些优势为保健食品的高通量筛选打下了坚实基础（图 3）。目前高通量筛选技术已经初显规模，虽然起步较晚，但近几年由于建立了外引内联的整体化、规模化基础建设，已初见成效。

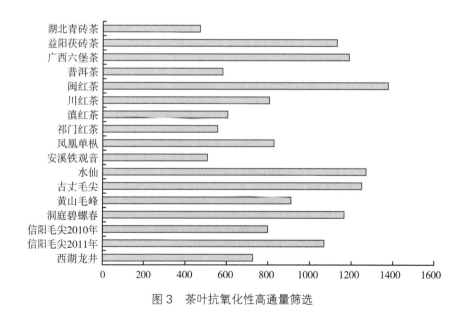

图 3 茶叶抗氧化性高通量筛选

2. 食物营养体内外评价模型的建立

食品营养化及功能化的发展需求带动了食品营养与健康评价的技术及市场。在传统的动物实验、人体实验的基础之上，科研人员结合利用化学技术、分子生物学技术建立了多种测量指标，并在"十一五"科技支撑项目资助下，成熟建立了人结肠腺癌上皮细胞Caco-2细胞、3T3-L1前脂细胞、肝微粒体、肝原代肝细胞、人肝癌HepG2细胞、人单核THP-1细胞、小肠上皮细胞（IEC-6细胞系）、人正常肝细胞L02细胞等细胞模型；整合、修正、建立抗衰老、高尿酸血症、2型糖尿病、肥胖、高脂血症、高血压、骨质疏松症、化学性肝损伤等动物模型，系统探索了影响动物模型的关键技术点和控制条件，包括可复制标化程序及判断指标等。这些模型有利于探索食物吸收代谢、作用靶点及可能的功能机制研究。由于现有模型越来越接近慢性病的发病病因及症状特征，对解释食品的健康功能提供了更可靠的技术条件。

3. 食物生理学效应的评价

食物生理学效应的评价直接用数字量化了食物对生理指标的影响。20世纪80年代，Jekins首先提出了食物血糖生成指数，通过比较含等量碳水化合物的食物之后，血糖在一定时间内变化趋势，计算出血糖生成指数。目前澳大利亚已经积累6000多种血糖生成指数的数据。我国从1998年开始启动GI研究，杨月欣研究员及其团队完成了200余种食物GI测定，根据多种食物成分含量水平及其性状初步建立了体外预测模型。GI对血糖调控的影响已在多个大型流行病学研究中得到证实。随后国内又在尝试建立食物胰岛素指数、饱腹感指数、胆固醇指数、抗氧化值等，食物生理学效应用数字量化方便了消费者的理解与应用，尽管这些参数我国有待于跟上。

（三）功能食品（成分）的研发及健康效应作用机制研究

食物营养，除了提供人体必需的营养素外，还含有大量具有生物活性的物质。当前我国已经发放国产保健（功能）食品证书共计14000多个，包括了大量来自海洋生物、菌藻类、动植物提取物或降解产物以及通过特殊工艺对某些功能组分或成分的结构、物化特性进行改良的产品。21世纪后，高新技术的应用拓展了功能性食品的研发，如高精酶结构修饰技术、生物反应器技术、微生物发酵法的应用和发展，使得我国对保健食品研发的工艺技术逐渐与国际发展同步。

1. 肽类

肽类作为生命活动最重要的物质之一，其氨基酸的组成与连接顺序及空间结构与生理功能密切相关，涉及分子识别、信号传导、激素/神经递质合成、细胞生长、生殖、肿瘤干扰、神经递质及免疫调节等多个领域，近年来发展迅速。由于天然肽的来源广泛，2006年全球肽类产品销售额超过600亿美元，2008年达到800亿美元，年增长率达20%，目前上市的不下数百种，大豆多肽、灵芝多肽、杏仁多肽、海洋生物肽等。利用低温酶解技术、酶结构修饰技术等特异性水解生物来源蛋白质肽链，定向生产小分子量肽链，可直接透过肠道细胞壁吸收，并作用于靶细胞。北京大学李勇教授在编著的《肽营养学》《肽临床营养学》《肽—小分子大功能》中详细论证了肽在保健食品、临床诊疗中的作用及应用，提出肽对于食物资源的有效利用、疾病预防的重要作用，指明肽类物质是一类非常有前景的营养保健食品，并利用海洋胶原肽阐明了其对 2 型糖尿病患者的血糖调控、改善老年记忆等方面的作用及其机制。

2. 糖类

糖类物质广泛存在于动植物细胞壁内，其生产制备主要包括提取、离子交换、合成、转构、酶修饰技术等，获得可得率、纯度高或高活性产物。从结构分类讲。常见的包括糖醇、低聚糖、果胶、多聚糖、硫酸软骨素、抗性淀粉等；从原料来源讲，包括灵芝多糖、银杏多糖、壳聚糖、刺槐豆胶、菌藻多糖、枸杞多糖等。大多数低聚糖及多聚糖由于结构特异性可以避开小肠酶的消化，从而达到促进肠道运动、辅助调节血糖 / 血脂的类膳食纤维效应；由于低聚糖和部分不消化多糖可以在大肠内发酵，从而选择性刺激一种或多种菌落细菌生长或活性，对宿主产生有益影响，因此又被称为益生元，具有改善肠道菌群的作用。另外一些多糖，如硫酸软骨素由于硫酸插入多糖结构起到抑制 T- 淋巴细胞病毒作用，海参多糖通过细胞免疫增强抗肿瘤效果；以及将糖与脂肪结合降低脂肪吸收率等；猴菇多糖被证明具有促进消化、抑制肿瘤的功效，有助于提高人体免疫力。孙桂菊教授证明枸杞多糖、茶叶多糖混合物对血糖调节的作用。王竹研究员等横向比较了不同来源膳食纤维对血糖的影响。

3. 类黄酮及多酚类物质

以类黄酮类、酚类物质为主要功效成分进行申报的保健食品约占保健食品总量的 16%，是研究较多的一类物质。类黄酮类物质主要为具有 2- 苯基色原酮结构的化合物，根据结构类型可以分为黄酮类、二氢黄酮类、二氢黄酮醇类、异黄酮类、查尔酮类、花色素类、黄烷类等；酚类物质结构上含有酚羟基，包括白藜芦醇、丹参酮、香豆素、姜黄素、原花青素等。黄酮类、酚类化合物具有多种生物活性，抗氧化是其主要特征，以及抗突变、抗炎性反应等。常翠青等研究证明了原花青素对血管内皮细胞过氧化氢损伤有保护作用。由于这些组分极易氧化、变性，为避免其破坏，近年来所研究采用的包埋保护技术对提高保健食品稳定化储存、实现产业化生产提供了支持。利用随机对照实验或人体干预实验，青岛大学马爱国教授探讨了叶黄素等在体内的代谢动力学；中山大学凌文华教授进行了大量花色苷辅助降血脂、改善部分与心血管疾病相关的危险因素；在食品功能评价技术上我国与美、韩、日建立了广泛的横向联系，中国营养学会与韩国营养学会持续四年在植物化学物的研发及理论研究方面开展互访交流，有效地支持了保健食品的发展。

（四）植物化学物特定建议值研究

我国由于具有悠久的传统医学文化背景，对植物性食物生物活性成分或者植物化学物（phytochemicals）的功能研究以及相关食品资源的开发成为近年来的热点问题。无论是植物化学物的结构鉴别、代谢动力学评价、功能作用机制，或是生物标记物、剂量反应关系等方面的研究均做了大量工作，为实施食品营养健康价值综合评估奠定基础。

利用随机对照实验或人体干预实验，青岛大学马爱国教授探讨了叶黄素等在体内的代谢动力学；中山大学凌文华教授项目组初步开展了广州市居民多种植物化学物摄入量的评估，包括花色苷、飞燕草素、矢车菊素、芍药素、天竺葵素、大豆异黄酮、大豆贰元、黄豆黄素、染料木素、槲皮素等；并进行了关于花色苷辅助降血脂系统研究，证明花色苷有助于改善部分与心血管疾病相关的危险因素。东南大学孙桂菊教授证明了枸杞多糖对糖尿病患者的干预效果，以及葡萄籽提取物软胶囊对人体抗氧化能力的影响。在食品功能评价技术上我国与美、韩、日建立了广泛的横向联系，中国营养学会与韩国营养学会持续 4 年在植物化学物的研发及理论研究方面开展互访交流，有效地支持了保健食品的发展。

对于植物化学物的健康评价不仅需要遵循保健食品评审管理中规定的基本程序外，更重要的是获得足够的证据表明食品 / 功能因子对健康影响的一致性以及足够的安全使用量评估。"十二五"期间，中国营养学会组织营养学专家，利用循证营养学基础理论，在广泛研究日常膳食中植物化学物暴露水平、安全摄入量范围、人群流行病学研究以及临床对照实验或干预实验的证据研究基础上，提出了营养素用于预防非传染性慢性病的建议摄入量。此工作中筛除了大量的低质量的研究结果，在考虑证据充分性基础上第一次在国内提出植物化学物的特定建议值和可耐受最高摄入量，为引导我国保健食品研发与管理提供了证据（表1）。

表 1　膳食成分的特定建议值及可耐受最高摄入量

成　分		特定建议值	可耐受最高摄入量
儿茶素		–	1000mg
原花青素		–	800mg
大豆异黄酮		55mg 预防乳腺癌	–
姜黄素		–	720mg
番茄红素		18mg	70mg
叶黄素		10mg	40mg
植物固醇	植物固醇	0.9g	2.4g
	植物固醇酯	1.5g	3.9g
氨基葡萄糖	硫酸氨基葡萄糖	1500mg	–
	盐酸氨基葡萄糖	1000mg	–

（五）食物营养标准化建设

食物营养标准（food nutrition standards）是在《中华人民共和国食品安全法》的总体框架下依法建立的，《中华人民共和国食品安全法》明确指出食品营养是食品安全的重要内容。为此 2010—2015 年相继修订并颁布了针对婴幼儿配方食品、特殊医学用途食品、营养强化食品等食品安全标准，强制性规定这些产品应达到的营养质量要求。为推进营养信息的科学传播、增强消费者知情权、加强食品贸易竞争力、规范食品广告宣传，国家食品安全风险评估中心、中国营养学会、中国疾病预防控制中心营养健康所联合系统开展了食品标签营养标识状况的基线调查，营养成分科学表达及规范表达的基础研究，食物成分分析技术研究、国内外相关法规的比较研究，制定了适用于食品标签的营养素参考值，参照国际CAC、EFSA的技术指导，建立了营养素功能声称规范用语，在国家卫生计生委的支持下，2011年颁布实施了《国家食品安全标准 预包装食品营养标签通则》，营造了食品营养宣教环境。2014年国务院印发的《中国食物与营养发展纲要（2014—2020）》，提出营养健康产业的发展目标，构建"大健康"格局，为推动食品营养化奉献力量。

三、国内外研究进展比较

中国食物营养的研究起步较晚，通过国家项目的支持和加强国际交流与沟通，食品的研发的工艺技术发展迅猛，保持了与国外研究接近的水平；但是在产品研发形式上以及评价技术上还存在一定差距，受到现有评价程序的影响，使得支持健康食品的证据仍显不足。

（一）食物营养评价体系的建设

欧美国家对食品（成分）功能的评价是建立在一套完整的循证评价体系基础上的，针对定义或结构明确的一类食品或某一成分，依据大型队列研究、临床对照实验或干预实验以及meta分析的证据支持下，由专家组判断证据是否充足并一致性指向某一类食品/成分具有某种健康功效或降低某种疾病发病风险。循证评价避免了个体研究的不确定性，一旦某类食品/成分的功能作用被确立，则以备案制形式进行推广使用，并可进行相应的功能声称广告宣传。循证评价过程按照证据等级进行分级评价，随机对照实验、大型队列研究报告或干预实验报告是较为有效的证据。日本政府部门对于其申报产品的安全性毒理学研究和保健功能的研究，只是规定了指导原则，并没有制定必须遵循的评价程序和检验方法，同时政策引导申请人根据产品情况自行制定并实施确证产品安全性、有效性的相关试验研究，并将研究成果发布于有影响的科学期刊上。用企业带动科研，让申请人置于产品申报的绝对主体地位，促使申报企业加大科研投入、提高科研能力，政府也在很大程度上规避了技术和行政风险。

我国对食品营养的评价更多采用了营养成分、功能成分分析。预包装食品的营养成分如果符合《食品安全标准 预包装食品营养标签通则》的规定，可以进行规定营养成分功能声称，如果企业希望证明食品的保健功能，则需要按照2003年原卫生部发布了《保健食品检验与评价技术规范》对产品进行评价。该规范中规定了保健食品检验方法及规范，是我国专门对保健（功能）食品做出的第一个安全性评价技术标准。按照该规范，保健食品评价应包括安全性评价、27项功能评价、功效成分或有效生物学标志物检测、稳定性试验等。考虑到我国有着悠久的养生文化，对保健食品的研发多基于传统的中草药配方，由于功效成分不清，代谢及作用机制不清，我国对保健食品的评价主要采用了"个案"评审的手段。尽管这套程序根据动物实验和人体实验可以明确"看到"产品的短期干预效果，但是由于基础研究投入不足，加上功能性食品基质的多元性和复杂性，有效成分及其作用原理不尽相同，评价指标的客观局限性等原因，特别是现有实验多建立在小人群的短期干预研究，缺少大人群的高质量队列研究，因此无法预估保健食品的长期终端结局。

为了加快保健食品评价体系与国际接轨，方便管理，提供评高效率，我国相关部门正在着手推进保健食品评价体系的更新与建设，然而在我国还存着一定问题，其中包括：①我国在功能因子的构效、量效关系及其作用机制研究方面的深度和广度还有待提高。美国和日本的功能食品市场上已相当成熟；尤其日本的特定保健用食品（我国的功能食品）产品都是功能因子明确，健康机理清楚的产品，同时，要求产品具有预防疾病、延缓衰老等保健功能，必须明确食品中各类成分的数量和质量，并提供详细分析方法，也就是要求明确食品成分的构效和量效关系；②功能性食品新原料的研究相对滞后；③目前，我国可以申报27种功能的保健食品，然而社会需求远不止于此，由于每种物质的代谢通路和作用机制各有差别，因此最终确立的功能不能完全被涵盖，特别是与慢病防治有关的功能作用；④由于缺少流行病学队列研究结果以及设计良好的干预研究，我国研究多为低水平重复性研究，证据力度较低，特别是缺少适合于中国人应用的数据。

（二）植物化学物研究的证据等级

2010年、2015年，中国营养学会先后两次对国内外植物化学物的研究进展进行综述。在web of science数据库中检索2005—2014年"植物化合物""植物性营养素""植物次级代谢产物""植物性生物活性物质"与"预防及干预慢性疾病"作用相关的研究文献或综述可以发现，2005—2014年预防及干预慢性疾病的植物性营养科学相关的文献和综述发文总量达到49832篇。十年间，发文量呈现平稳增长的发展趋势（图4）。

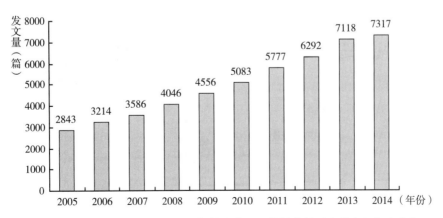

图4　2005—2014年预防及干预慢性疾病的植物性营养科学发文量年度分布

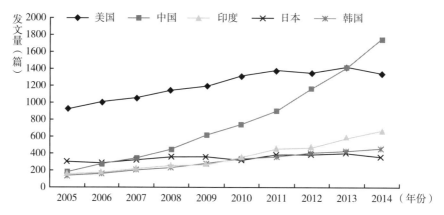

图5 2005—2014年预防及干预慢性疾病的植物性营养科学发文排名前5国家的年度分布

　　近10年来美国尽管发文总量排名全球第一，但是中国在该领域的发文量增长速度最快（图5），从2005年的179篇增长到2014年1749篇，发文量增长了近9倍，平均年增长率达到29.10%。中国在该领域的发文量排名从2005年全球第三（发文量只占美国的19.5%）到2013年发文量与美国持平；2014年，中国在植物化学物方面的发文量超过美国排名全球第一。这一方面是由于中国在这10年间的研发投入全面加大，对于预防及干预慢性疾病的植物性营养科学愈加重视；另一方面，中国科学家更广泛的参与到国际合作中来，在全球研发活动中日渐活跃，然而和国外的研究内容仍然存在一定差距。

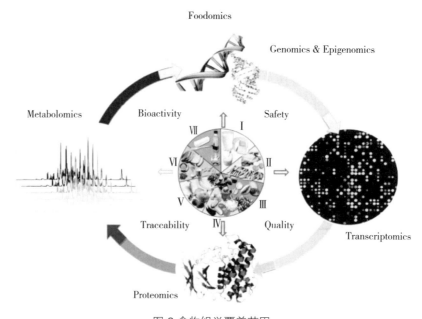

图6 食物组学覆盖范围

（图片来源：Alejandro Cifuentes. Foodomics. A Jone WILEY & Sons，Inc，publication，2013，Spain）

欧美日非常重视植物化合物健康功能的证据等级。目前，植物化学物虽已有 4000 余种物质得到确认，并不同程度地被证明具有一定生物活性或健康效应。其中包括白藜芦醇与血糖、血压及长寿，但是现有研究不足以证明所有植物化学物的剂量反应关系以及其对机体的"必需性"。大型的营养流行病学调查研究，包括队列研究和临床干预研究为分析植物化学物的健康效益提供了证据资料。然而现有研究由于混杂了食物摄入水平、其他营养成分干扰等因素，因此尚不能给出植物化学物有助于获得良好健康状态的结论。目前，研究比较清楚的包括叶黄素、类黄酮、白藜芦醇等。我国虽然在最新的营养素推荐摄入量中给出了部分植物化合物的特定参考值，但是在制定这些参数时几乎完全采用了国外的研究数据，国内有关植物化学物的研究多停留在提取技术、功能作用体外筛选以及基础机制研究，尚没有足够的证据用于植物化合物的功能定性。

（三）整体食物营养评价程序研究

循证营养学（evidence based nutrition）的兴起让建立食物 / 成分与健康关系的评价方向更为清晰，同时也带来很多困惑。比如流行病学研究显示某一食物 / 组分可能对健康有益，但在临床对照实验中却未被证实；有大量的研究由于未能清楚地区分某一食物成分与其他成分之间的关系而被排除。换言之，研究中经常会碰到这样的问题：①在研究某一类食物 / 成分对健康的影响时常会混杂其他影响因素，如碳水化合物对血糖的影响会牵涉总能量的摄入以及供能比等；②增加某种组分摄入时会伴随其他需要控制摄入成分的升高，如增加植物固醇的摄入同时会增加脂肪的摄入，而脂肪的摄入总量宜控制在某水平之下；③越来越多的研究显示食物中各类成分对健康的影响是综合的效应，某些成分在独立研究其功能时会显示出阳性结果，但和其他成分配合或放到食物中却发挥不出预期效应。因此更多的呼声要求站在食物整体测评的角度上综合评价食物整体的健康效应及循证才更为益于推广与接受。

1. 全食物营养概念

全食物营养的概念是相对于营养成分而提出的，因为食物作为一个整体，所提供的物质不仅限于某一种或几种营养成分，其对健康的影响也是各类物质的综合效应。各国膳食指南的制定中对各类食物与健康的量效关系进行了系统评价，其中包括谷物特别是全谷物对健康的影响，果蔬对健康的影响等，为提出适宜不同人群的消费水平提供依据。

2. 营养素度量法

营养素度量法（nutrients profile）是欧美提出的综合评价食物营养价值的指标，根据食物各成分对健康有利或有害影响的贡献程度，筛选出最为关键且需要引起消费者关注的几种成分，如鼓励摄入的蛋白质、膳食纤维，需要控制的脂肪、钠、糖，根据食品中含量水平建立多维模型，评价其对健康影响的综合评价参数。国际组织 ILSI 中国于 2008 年引入了这一概念。目前，我国由于刚刚启动食品营养成分标示制度，社会环境对食物营养的认知刚刚起步，因此这一评价方法的应用尚待时日。

3. 食物生理学效应的综合评估

继 Jekins 提出食物血糖生成指数以来，澳大利亚已经积累 6000 多种血糖生成指数的数据库，其对血糖调控的影响已经在多个大型流行病学研究中得到证实。然而食物对血糖的影响并不限于碳水化合物，还有更多的组分，如蛋白质、脂肪、微量营养素、植物化学物起到调节血糖应答，影响胰岛素分泌及下游事件的作用。为此近年来国际上开始建立胰岛素指数、饱腹感指数、胆固醇指数、抗氧化值等，以综合说明食物生理学效应，并尝试建立体外预测模型，以数字量化方式简化消费者对食物的理解与应用。我国从 1998 年开始启动 GI 研究工作，2010 年以来完成了食物 GI 干扰因素的评估，以及根据多种食物成分含量水平及其性状初步建立了体外预测模型，但是对于更多的应答参数的建立及其在慢性病预防中的应用尚未广泛开展。

（四）食物组学在食物营养评价中的应用

食物组学（Foodomics）是营养学开拓了一个崭新的应用学科领域，于 2009 年被正式命名，是后基因组学时代中发展的重要分支，用于解决生命科学领域中诸多问题的有力工具。食物作为机体的外来刺激物，不仅会影响到基因表达、蛋白组学、代谢组学，其对健康的影响又可能受到食物生产的影响。最新的组学技术发展，使得营养科研人员开始关注并期望建立起食物—人体的关联，并能解释食物/成分—膳食—个体—健康—疾病间关系的理论基础，以便有助于理解基因差异对个体膳食指导的影响；确立具有生物活性的食物成分对健康影响的生物学、分子学、细胞学作用机制及分子通路；了解疾病发生前阶段的基因特性以及可能的生物标记物；食物加工技术对健康的影响等。目前，组学在食物营养领域中的应用还处于一个早期阶段，但已有了许多新的发现，表现出了广阔的前景。

食物组学把食物与机体的交互响应融为一体，既有助于探讨膳食中各种组分与基因组相互作用的模式与机理，及其产生的健康效应。基因组健康分析（genome health analysis）理念已成为当前研究的重要目标，即在 DNA 层面对整个基因组健康状态进行诊断、根据个体的基因组健康状况和遗传背景，制定适宜的个性化营养素摄取与生活习惯干预策略，最终降低基因组损伤，提高健康水平。目前，已经有研究证明生命早期食物对关键基因的表达影响至关重要。但是我国食物营养与基因组学的相关研究尚处于起步阶段。

1. 食物消费量与生化指标量化关系的分析

以往膳食调查多采用膳食频率法、称重法等传统的调查方法，受到方法学本身的局限性，此类方法获得的数据偏移较大，而利用组学技术通过筛选和分析鉴别敏感的生物标植物的含量水平可以倒推相应的食物消费水平，从而提高食物对健康影响评价的效率。比较成熟的技术如通过分析血液中羟基间苯二酚预测全谷物摄入水平，使得确立全谷物对慢性病发生风险的影响的判断效度大大提高，并有助于从多因素中识别单一食物健康效应的贡献率。哈尔滨医科大学孙长颢教授通过比较植物化学物的体内代谢组图筛选出生物标记物及特异基因表达序列，并以此推导膳食来源的植物化学物摄入水平。刘烈刚教授尝试利用血尿羟基间苯二酚的含量水平建立全谷物摄入的量效关系。

2. 食物营养的整体测评是食物组学的核心

"全"食物测评或食物营养整体评价的理念是相对于食物成分而言，其对健康效应的影响成为当前越来越受到关注的热点话题，其原因是食物含有成千上万种不同类型的食物成分对机体分子水平以及基因水平作用的综合影响需要利用组学技术加以确认。当前营养学研究多集中在某单一成分的健康效应的机制评价，但是当其作用回溯到食物来源时会受到其他成分的影响，而且对营养成分某一方面健康效应评价时往往以影响某些中间生化指标作为依据，但是这些指标的变化又会受到多因素的干扰，因此，"全"食物健康效应评估需要用到组学技术（图7）。

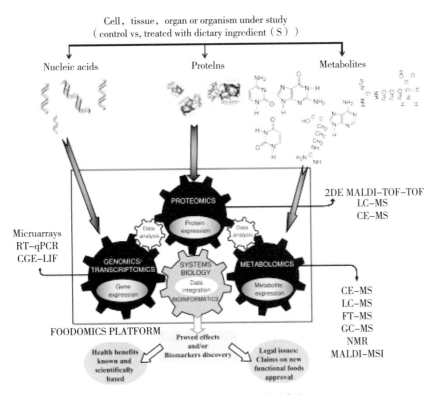

图 7　全食物营养评价的基本框架

（图片来源：Alejandro Cifuentes. Foodomics. A Jone WILEY & Sons，Inc，publication，2013，Spain）

四、发展趋势及展望

我国食物营养相关研究与产业发展迅猛，同时面临诸多挑战。在大健康理念指导下，以满足人民群众营养健康需求为目标，带动中国经济新一轮发展，未来10年将是食物营养发展的黄金阶段，并朝着资源多样化、食品营养健康化、评价技术标化的趋势发展。

（一）利用大数据加强食物成分信息的再利用

INFOODS 及欧美国家非常重视食物成分数据库与交流平台的建设，作为国策每年投入必要的财力物力用于数据的更新与拓展、数据库的维护。通过制定数据纳入原则，及时收集来自检测部门、食品企业的数据信息。美国的食物成分数据是全球信息量最大的数据网络，拥有超过 6000 种食物信息，是获取食物数据的首选。FAO 在倡导数据呼唤的同时，近年来倡导食物成分数据多样化研究、新资源食品评估研究，并把食物数据作为世界减盐项目的主要阵地。

我国尽管食物成分数据库得到了一定的发展，但仍然以项目支持为主，缺少数据库的顶层设计。在大数据时代下，学习利用多组分聚类分析和整体食物营养评价技术，建立食物营养变化趋势分析、特征描述分析，将为数据的有效开发与利用提供手段。

（二）加强食物营养与健康声称的评价与确认体系

我国食物营养研究现状和产业存在的不足：①评价方法存在局限；②缺乏长期服用和人群试食跟踪研究；③基础研究力度较低；④原始创新不够，产品同质化现象严重等问题。在未来的 5 年中要从基础研究入手，从遗传学、流行病学、应用科学等多方面加强食品营养评价技术的标化研发与应用，明确原料的营养成分，分离鉴别方法；有效剂量、安全剂量、生物利用度评估；建立队列实施长期跟踪，利用最新研究的技术，加紧实现评价手段的标化程序设计，并推广应用测评。

在循证营养学研究思路与原理的指导下，在严格的食品营养与保健功能评价研究技术上建立食物营养与健康声称的确认体系，包括评价准则、评价主体、评价程序、评价指标及判断标准，为实现我国保健食品备案制、食品营养标签标识提供科学支持及权威影响。

（三）发挥和挖掘我国食品原料资源优势，满足不同需求的个体与群体应用

基于食物多样化原则，开发我国特有的优势资源和特殊功能成分的原料，并建立先进有效的技术方法开展源材料高通量筛选及鉴伪；研究建立涉及食品营养、安全的信息系统，以及全面测评程序；探讨食物的加工、烹调以及贮藏的影响因素，以及各食物组分之间存在的交互作用，为了充分利用营养资源，提高食物消化率、利用率与转化率提供依据，以满足婴幼儿、老年、孕产妇、患者等不同需求群体或个体对营养供给。利用组学技术探讨食物感官性状与健康相关成分之间的关系，还可为调整营养食品的良好可食性提供保证。

（四）食物营养化成为价值链的核心内容

价值链（value chains）作为一个经济学概念，是指带动食品企业甚至相关行业的联动

以及价值的增值。近年来，当营养相关性疾病越来越呈高发趋势后，食物营养在各领域的渗透成为备受关注的议题，其中包括了贫困人群对营养性食品的渴求，不同生理状况 / 疾病状况对特殊营养相关产品的需求，社会老龄化对健康管理、健康服务的需求，健康意识对促进基础研究强化个性化干预措施的需求，以及营养科学对营养环境和营养政策的需求等。在广泛应用的价值链概念体系中，在食物供给的基础功能之上，把营养放在经济杠杆的重要位置，尝试发展新的技术工具，用于分析消费者对食物营养的需求，通过增加营养价值带动由企业、消费者、社会环境一起构成的新的产业链。营养价值链概念不仅仅是注重经济价值利益，更注重公益价值利益，把缺少高质量的食物和平衡膳食获取途径作为最需要考虑的重要问题，以此促进具有高价值营养食物的发展，营养价值链或健康价值链已经开始逐渐起步，是一条从生产源头到食物消费的完整链条，其研究成果可为调整食品产品结构和产业结构提供建议。目前，国家已经开始启动《完善营养价值链项目》，在不久的将来也将成为中国食物营养发展方向之一。

—— 参考文献 ——

［1］ 国家发改委，工信部.《食品工业"十二五"发展规划》[J]. 北京.

［2］ 葛正焱. 目前中国保健食品研发、市场开发现状和存在问题及其对策 [J]. 农学学报，2013，3（8）：65-68.

［3］ 卫生部.《中国慢性病防治工作规划（2012—2015）》[S]，2012.

［4］ 杨月欣. 功能性食品评价技术的研究 [J]. 食品科技，2011，7：52.

［5］ 周昇昇. 我国常见保健食品原料抗氧化活性的研究 [D]. 博士论文，2010.

［6］ 杨月欣. 营养功能成分应用指南 [M]. 北京：北京大学医学出版社，2011.

［7］ 杨月欣. 中国功能食品原料基本成分数据表 [M]. 北京：中国轻工业出版社，2013.

［8］ Alejandro Cifuentes. Foodomics [M]. Spain: A Jone WILEY & Sons, Inc, publication, 2013.

［9］ 中国营养学会，中国居民膳食营养素参考摄入量 [S].

［10］ 中国保健协会. 中国保健食品产业发展报告 [M]. 北京：社会科学文献出版社，2012.

［11］ 食药监保化函 [2011] 569 号. 关于再次征求《保健食品新功能产品申报与审评规定（征求意见稿）》及其指南意见的函.

［12］ Schiber A. Functional Foods and Nutraceuticals [J]. Food Research International, 2012, 46（2）：437.

［13］ Sahebkar A, Serban C, Ursoniu S, et al. Lack of efficacy of resveratrol on C-reactive protein and selected cardiovascular risk factors——Results from a systematic review and meta-analysis of randomized controlled trials [J]. Int J Cardiol, 2015, 189：47-55.

［14］ Hausenblas HA, Schoulda JA, Smoliga JM. Resveratrol treatment as an adjunct to pharmacological management in type 2 diabetes mellitus——systematic review and meta-analysis [J]. Mol Nutr Food Res, 2015, 59（1）：147-59.

［15］ Liu K, Zhou R, Wang B, et al. Effect of resveratrol on glucose control and insulin sensitivity: a meta-analysis of 11 randomized controlled trials [J]. Am J Clin Nutr, 2014, 99（6）：1510-1519.

［16］ Hector KL, Lagisz M, Nakagawa S. The effect of resveratrol on longevity across species: a meta-analysis [J]. Biol Lett, 2012, 8（5）：790-793.

［17］ Sin HP, Liu DT, Lam DS. Lifestyle modification, nutritional and vitamins supplements for age-related macular degeneration［J］. Acta Ophthalmol, 2013, 91（1）: 6–11.

［18］ Aune D, Chan DS, Vieira AR, et al. Dietary compared with blood concentrations of carotenoids and breast cancer risk: a systematic review and meta–analysis of prospective studies［J］. Am J Clin Nutr, 2012, 96（2）: 356–73.

［19］ Fitzgerald KC, O'Reilly ÉJ, Fondell E, et al. Intakes of vitamin C and carotenoids and risk of amyotrophic lateral sclerosis: pooled results from 5 cohort studies［J］. Ann Neurol, 2013, 73（2）: 236–245.

［20］ 范萍，沈遥，李永华，等. 山东临沂市 254 名农村婴幼儿血清视黄醇和类胡萝卜素水平及其与相关膳食因素的关系［J］. 卫生研究, 2012, 41（3）: 424–428.

［21］ 梁惠，刘颖，王青，等. 凹顶藻萜类化合物协同维生素 E 辐射防护作用研究［J］. 营养学报, 2015, 393–398.

［22］ Li SY, Chang CQ, Ma FY. Modulating effects of chlorogenic acid on lipids and glucose metabolism and expression of hepatic peroxisome proliferator–activated receptor–alpha in golden hamsters fed on high fat diet［J］.

［23］ Yi L, Chen CY, Jin X, et al. Structural requirements of anthocyanins in relation to inhibition of endothelial injury induced by oxidized low–density lipoprotein and correlation with radical scavenging activity［J］. FEBS Lett, 2010, 584（3）: 583–590.

［24］ Ma L, Yan SF, Huang YM, et al. Effect of lutein and zeaxanthin on macular pigment and visual function in patients with early age–related macular degeneration［J］. Ophthalmology, 2012, 119（11）: 2290–2297.

［25］ 李建文，王竹，杨晓莉，等. 富碳水化合物食品血糖生成指数的体外回归模型［J］. 卫生研究, 2009, 359–362.

［26］ Celebier M, Ibáñez C, Simó C, et al. A Foodomics approach: CE–MS for comparative metabolomics of colon cancer cells treated with dietary polyphenols［J］. Methods Mol Biol, 2012, 869: 185–195.

［27］ Castro–Puyana M, García–Cañas V, Simó C, et al. Recent advances in the application of capillary electromigration methods for food analysis and Foodomics［J］. Electrophoresis, 2012, 33（1）: 147–167.

［28］ Hu X, Sheng X, Liu L et al. Food system advances towards more nutritious and sustainable mantou production in China［J］. Asia Pac J Clin Nutr, 2015, 24（2）: 199–205.

［29］ Hunsberger M, McGinnis P, Smith J, et al. Calorie labeling in a rural middle school influences food selection: findings from community–based participatory research［J］. J Obes, 2015, 2015: 531690.

［30］ Turner R, Hawkes C, Jeff W, et al. Agriculture for improved nutrition: the current research landscape［J］. Food Nutr Bull, 2013, 34（4）: 369–377.

［31］ Boutefnouchet S, Champy P, Hennebelle T, et al. Comments on EFSA's opinion about the health claim "improvement of bowel function" for hydroxyanthracenic derivatives［J］. Phytomedicine, 2014, 21（7）: 928–930.

［32］ De Boer A, Vos E, Bast A. Implementation of the nutrition and health claim regulation – the case of antioxidants［J］. Regul Toxicol Pharmacol, 2014, 68（3）: 475–487.

［33］ González–Navarro CJ, Martinez JA. Guide for the support of health claims in foods［J］. Int J Food Sci Nutr, 2015, 66（1）: S1–S3.

［34］ Ni Mhurchu C, Brown R, Jiang Y, et al. Nutrient profile of 23596 packaged supermarket foods and non–alcoholic beverages in Australia and New Zealand［J］. Public Health Nutr, 2015, 14: 1–8.

［35］ Carborough P, Payne C, Agu CG, et al. How important is the choice of the nutrient profile model used to regulate broadcast advertising of foods to children? A comparison using a targeted data set［J］. Eur J Clin Nutr, 2013, 67（8）: 815–820.

［36］ Cifuentes A. Foodomics: the necessary route to boost quality, safety and bioactivity of foods［J］. Electrophoresis, 2014, 35（11）: 1517–1518

［37］ García–Cañas V, Simó C, Herrero M, et al. Present and future challenges in food analysis: foodomics［J］. Anal Chem, 2012, 84（23）: 10150–10159.

［38］ Bordoni A，Capozzi F. Foodomics for healthy nutrition［J］. Curr Opin Clin Nutr Metab Care, 2014，17（5）：418–424.

［39］ Capozzi F，Bordoni A.Foodomics：a new comprehensive approach to food and nutrition［J］. Genes Nutr, 2013，8（1）：1–4.

［40］ Guo，C J, Jiang，Y G；Li，Y F，et al. Antioxidant activities of peel，pulp and seed fractions of common fruits as determined by FRAP assay. Nutr Res, 2003, 23（12）：1719–1726.

［41］ Qin Y，Xia M，Ma J，et al. Anthocyanin supplementation improves serum LDL– and HDL–cholesterol concentrations associated with the inhibition of cholesteryl ester transfer protein in dyslipidemic subjects［J］. Am J Clin Nutr, 2009, 90（3）：485–92.

撰稿人：王　竹

营养与慢病控制发展研究

一、引言

营养与慢性病控制是营养与疾病控制领域的交叉学科，其主要目的是将膳食营养的研究成果应用于慢性病预防与控制。改革开放30多年来，中国经济快速增长，人民生活水平显著提高，居民健康寿命不断增加，伴随而来的是人们疾病模式和生活方式的巨大改变。中国居民的疾病模式已经从以传染性疾病为主转变为以慢性非传染性疾病为主。目前我国有2.6亿人被确诊患有慢性疾病，2012年全国居民慢性病死亡率为533/10万，占总死亡人数的86.6%。心脑血管病、癌症和慢性呼吸系统疾病为主要死因，占总死亡的79.4%。随着中国人口的老龄化，未来慢性病患病人数仍会继续增长。慢性病的发生、发展与吸烟、过量饮酒、身体活动不足和高盐、高脂等不健康饮食等行为危险因素有关。其中饮食因素导致中国疾病负担的16.4%，居各类危险因素之首。居民营养与慢性病状况是反映国家经济社会发展、卫生保健水平和人口健康素质的重要指标。营养与慢性病控制也在随着当前慢性病防控的严峻形势蓬勃发展。

近5年来，营养与慢性病控制策略措施逐步纳入国家制定的政策策略。2012年由15个部委共同发布了《中国慢性病防治工作规划（2012—2015年）》，这15个部委当中多个部门与国家食物与营养发展密切相关，如农业部、工业和信息化部、商务部等。规划提出了7条策略与措施，第1条就是"关口前移，深入推进全民健康生活方式"，其中专门有一段明确阐明了各相关部门在科学指导合理膳食方面的措施。2014年国务院发布的《中国食物与营养发展纲要（2014—2020年）》，也把控制营养性疾病作为发展目标之一，明确提出"居民超重、肥胖和血脂异常率的增长速度明显下降"的目标。营养措施的应用体现在主要慢性病的防治指南等技术指导文件中。中国几大慢性病防治指南都将生活方式干预作为非药物治疗的重要手段。中国高血压防治指南（2010年）非药物治疗措施中与膳食有关的内容包括减少钠盐摄入、合理膳食和限制饮酒。2010 年中国 2 型糖尿病防治指南将医学营养治疗作为糖尿病综合治疗重要的治疗基础，提出要控制总能量的摄入，合理、均衡分配各种营养物质，根据体重情况适当减少总能量的摄入，尤其是超重和肥胖者。中国居民膳食指南在修订过程也将慢性病的控制作为饮食建议的重要导向。

同时，国家在营养与慢性病状况调查与监测、膳食营养措施在慢性病控制中的应用方面启动了全国项目，国家自然科学基金对营养与慢性病控制领域的一些研究进行了资助，中国学者围绕营养与慢性病开展了遗传、环境和生物危险因素等方面研究。中国营养学会于 2014 年成立营养与慢性病控制分会，聚集全国各地在营养与慢性病控制领域具有一定工作经验和研究积累的科技工作者，共同开展营养与慢性病控制学术交流与培训，将为繁荣营养与慢性病防控领域的研究与交流做出贡献。

二、国内发展现状

（一）流行病学进展

1. 我国居民膳食营养与体格发育状况

2002 年与 2010—2012 年中国居民营养与健康状况调查结果显示，10 年来我国居民膳食能量供给充足，体格发育与营养状况总体改善。2012 年我国居民每人每天平均能量摄入量为 2172 千卡，蛋白质摄入量为 65 克，脂肪摄入量为 80 克，碳水化合物摄入量为 301 克，三大营养素供能充足，能量需要得到满足。全国 18 岁及以上成年男性和女性的平均身高分别为 167.1cm 和 155.8cm，平均体重分别为 66.2kg 和 57.3kg，与 2002 年相比，居民身高、体重均有所增长，尤其是 6～17 岁儿童青少年身高、体重增幅更为显著。成人营养不良率为 6.0%，比 2002 年降低 2.5 个百分点。儿童青少年生长迟缓率和消瘦率分别为 3.2% 和 9.0%，比 2002 年降低 3.1 和 4.4 个百分点。6 岁及以上居民贫血率为 9.7%，比 2002 年下降 10.4 个百分点。其中，6～11 岁儿童和孕妇贫血率分别为 5.0% 和 17.2%，比 2002 年下降了 7.1 和 11.7 个百分点。

过去 10 年间，膳食结构有所变化，超重肥胖问题凸显。我国城乡居民粮谷类食物摄入量保持稳定。总蛋白质摄入量基本持平，优质蛋白质摄入量有所增加，豆类和奶类消费量依然偏低。脂肪摄入量过多，平均膳食脂肪供能比超过 30%。蔬菜、水果摄入量略有下降，钙、铁、维生素 A、维生素 D 等部分营养素缺乏依然存在。2012 年居民平均每天烹调用盐 10.5 克，较 2002 年下降 1.5 克。全国 18 岁及以上成人超重率为 30.1%，肥胖率为 11.9%，比 2002 年上升了 7.3 和 4.8 个百分点，6～17 岁儿童青少年超重率为 9.6%，肥胖率为 6.4%，比 2002 年上升了 5.1 和 4.3 个百分点。

2. 我国居民慢性病状况

（1）重点慢性病患病情况

2012 年全国 18 岁及以上成人高血压患病率为 25.2%，糖尿病患病率为 9.7%，与 2002

年相比，患病率呈上升趋势。40 岁及以上人群慢性阻塞性肺病患病率为 9.9%。根据 2013 年全国肿瘤登记结果分析，我国癌症发病率为 235/10 万，肺癌和乳腺癌分别位居男、女性发病首位，10 年来我国癌症发病率呈上升趋势。

（2）重点慢性病死亡情况

2012 年全国居民慢性病死亡率为 533/10 万，占总死亡人数的 86.6%。心脑血管病、癌症和慢性呼吸系统疾病为主要死因，占总死亡的 79.4%，其中心脑血管病死亡率为 271.8/10 万，癌症死亡率为 144.3/10 万（前 5 位分别是肺癌、肝癌、胃癌、食道癌、结直肠癌），慢性呼吸系统疾病死亡率为 68/10 万。标化处理后，除冠心病、肺癌等少数疾病死亡率有所上升外，多数慢性病死亡率呈下降趋势。

（3）慢性病危险因素情况

我国现有吸烟人数超过 3 亿，15 岁以上人群吸烟率为 28.1%，其中男性吸烟率高达 52.9%，非吸烟者中暴露于二手烟的比例为 72.4%。2012 年全国 18 岁及以上成人的人均年酒精摄入量为 3 升，饮酒者中有害饮酒率为 9.3%，其中男性为 11.1%。成人经常锻炼率为 18.7%。吸烟、过量饮酒、身体活动不足和高盐、高脂等不健康饮食是慢性病发生、发展的主要行为危险因素（图 1）。经济社会快速发展和社会转型给人们带来的工作、生活压力，对健康造成的影响也不容忽视。

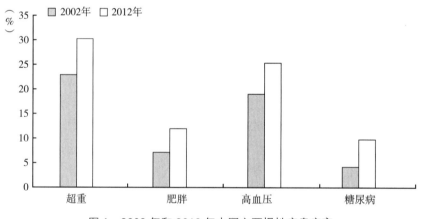

图 1　2002 年和 2012 年中国主要慢性病患病率

（二）监测系统的发展

我国于 1959 年、1982 年、1992 年、2002 年和 2010—2012 年，开展过 5 次国家营养状况调查，同时于 2004 年、2007 年、2010 年和 2013 年，开展过 4 次全国成人慢性病及行为危险因素监测。随着工作内涵的扩展，上述两项工作在调查与监测的指标上有较多的重复。

为了合理利用多部门资源和技术力量，减轻基层工作负担，2014 年 9 月，国家卫生计生委办公厅印发《中国居民慢性病与营养监测工作方案（试行）》在现有监测工作基础上，对慢性病与营养监测内涵和指标进行整合和再设计。此次整合也可以说是我国营养与慢性病控制工作中一个里程碑式的事件，整合后的监测工作以 3 年为一个监测周期。其中中国成人慢性病与营养监测涵盖 302 个监测点，监测数据同时具有国家和省级代表性，每 3 年开展一次；中国儿童与乳母营养健康监测涵盖 150 个监测点，监测数据具有国家级代表性，每 3 年开展一次；中国食物成分监测涵盖 20 个监测点，监测数据具有国家级代表性，每年均开展。监测系统的建立将为我国营养相关工作提供重要的数据保障。

（三）健康促进与健康传播

1. 健康促进

（1）全民健康生活方式行动

为遏制行为危险因素快速上升的趋势，国家卫生和计划生育委员会（原卫生部）疾病预防控制局、全国爱国卫生运动委员会办公室和中国疾病预防控制中心于 2007 年 9 月 1 日联合发起了全民健康生活方式行动（以下简称"行动"）。2008 年行动获得中央转移支付地方经费支持，2011 年起被列为医改重大公共卫生专项项目内容。与以往的健康教育项目不同，按照渥太华宪章和《饮食、身体活动和健康的全球战略》的建议，行动强调政府为主，多部门合作，全社会参与，重视促进健康饮食和身体活动的支持性环境建设，关注个人技能的提高。从 2007—2015 年围绕"日行一万步、吃动两平衡、健康一辈子"的理念，开展各项活动。截至 2015 年 6 月底，全国启动行动的县（区）数达到 2467 个，占全国县（区）总数的 79.55%，累计建设健康社区、健康单位、健康食堂、健康小屋等健康支持性环境数量 34580 个，已培养 146641 名社区居民成为健康生活方式指导员深入社区传播健康生活方式知识与技能，全国无烟环境创建数超过 2.9 万个，开展快乐 10 分钟学校数 2195 个。从 2010—2015 年，全国累计开展现场活动与讲座近 7 万次，各类媒体报道两万多次，并在全国开发推广了控油壶、限盐勺、腰围尺、BMI 速算盘等健康支持工具，促进居民提高健康生活方式意识与技能。2012 年在全国开展的效果评估调查显示，行动的开展有助于健康生活方式知晓率的提高，能促进居民健康意识的提高，促进人们使用限盐勺和控油壶等健康支持工具。行动从下而上发动群众主动参与，调动社区居民的自觉能动性来推动慢性病防控，在我国慢性病防控工作中起重要作用。

（2）国家食品营养标签健康教育行动

自 2013 年 1 月 1 日起，我国第一个食品营养标签国家标准——《预包装食品营养标签通则》正式实施，这标志着我国将推行食品营养标签管理制度，强制标示能量和 4 种营养成分的含量值及参考值。中国疾病预防控制中心因此于 2012 年启动"国家食品营养标签健康教育行动"。行动 5 大重点工作内容包括建立以中国疾病预防控制中心营养与食品安全所为核心开展营养标签相关技术研究，做好食品营养成分分析和技术指导；推进营养标签标准相关技术培训工作，2013 年年底对相关专业技术人员营养标准培训覆盖面达到 80% 以上；开展对食品企业的营养标签知识指导，提高标准依从性和正确标识率；结合健康生活方式行动、营养监测、减盐等项目，借助健康课堂、社区服务等方式，开展营养标签健康宣教活动，指导消费者认读营养标签，树立正确的健康意识，改善购买行为，3年后，与计划实施前相比，示范点居民对营养标签知晓率提高80%；加强信息收集和调查研究，评估居民膳食结构变化，进行相关疾病负担、标准—投入和效益分析等工作；广泛动员社会力量，培养和营造健康市场氛围，以食品标签为工具，提高工业界和消费者对食品安全和健康的理解。中国疾控中心营养与健康所网站已开设专栏宣传食品营养标签内容，并提供宣传海报和系列视频供下载。

2. 健康传播

（1）中国健康知识传播激励计划

中国健康知识传播激励计划由卫生部与中国记协于2005年共同推出，以"政府主导、媒体先行、专家和患者参与、大众受益"的指导思想，动员社会力量参与，并由专业的传播机构进行策划和执行，连续10年每年分专题进行慢病防治知识的传播，包括高血压、癌症、血脂异常、糖尿病、健康体重、骨质疏松、慢阻肺、胆固醇管理。除了慢病主题，项目组把健康生活方式中的"吃动两平衡"，分解为"吃动平衡"和"膳食平衡"两个项目，开展了一系列工作。其中，在国家卫生计生委疾病预防控制局、宣传司、国家体育总局群体司、中国健康教育中心和中国记协办公室等部门的联合推动下，"吃动平衡"项目2009—2015年持续7年开展，项目以"行、知、信"的模式，从知识传播转变为直接的行为干预和倡导，进而带动群众知晓率的提升和生活方式改变。项目已覆盖全国60多个城市，举办120余场知识共享会和390余场长走、跑步等群体性健身活动，落地活动参与人数超过140万；同时产生的新闻报道超过11000篇。2012年、2013年连续两年的全国两会均有政协委员联名提案"设立'步行日'，倡导大众吃动平衡 走向健康"，形成了良好的社会效应。"膳食平衡"项目则以中国居民膳食宝塔中的"果蔬营养"为切入点，持续五年开展。项目所倡导的"半斤水果一斤菜""果蔬拯救百万人"进入微博热搜榜，为普及平衡膳食知识，倡导大众增加果蔬摄入做了大量的舆论铺垫工作。中国健康知识传播激励计划正在与全民健康生活方式行动、国家慢病综合防控示范区等工作紧密结合起来，发挥自身架构优势和在健康传播方面的专长，为提高公众健康知识知晓率和慢病防控意识持续努力。

（2）健康生活方式宣传

为引起公众对于自身健康的关注与重视，提高公众健康意识和健康行为能力，国际和国内机构提出许多以疾病、健康、营养为主题的宣传日或宣传周，每年设定主题集中时间进行宣传，全年营养与慢性病相关的主要健康宣传日见表1。

"全民营养周"为每年的5月第三周，由中国营养学会联合中国疾控中心营养与健康所、农业部食物与营养发展研究所、中国科学院上海生科院营养科学研究所作为发起及组织单位。2015年5月17～23日为第一届全民营养周，主题为"天天好营养 一生享健康"。中国营养学会作为主会场，各省市作为分会场，围绕主题开展现场活动和媒体传播。

据统计，全国 26 个省开展"全民营养周活动"近 200 次，参与单位 240 余家，参与媒体 120 家，直接受众 20 万人次，间接受众 1.8 亿人次。传播方式多样化，包括进社区、进校园、进部队、医院义诊、健康跑、征文竞赛、咨询、讲座、发放材料、健身活动、送营养粥、有机田园行等。全民营养周以科学界的名义号召和凝聚了营养健康专业人员，汇集社会力量，通过多种渠道，在统一的时间、以统一的声音，传播核心营养知识，使民众了解食物，提高健康素养。

"全民健康生活方式日"是 9 月 1 日，是全民健康生活方式行动的重要宣传日。自 2012 年开始，每年在 9 月 1 日"全民健康生活方式日"前期，中国疾病预防控制中心都会主办中国健康生活方式大会。秉着搭建国内外学术交流与合作平台，推进全民健康生活方式的宗旨，历届中国健康生活方式大会围绕健康生活方式的不同主题，设计丰富多彩的活动。历届大会主题为"营养与慢性病""相应全球 NCD 行动计划""健康服务与健康生活方式"，2015 年主题为"功能社区健康促进"。大会邀请国内外专家围绕主题开展交流，并开展全国健康生活方式工作经验报告，将有助于借鉴国内外最新的健康生活方式的理论、方法、技术和工具等，逐步凝练和形成适合我国国情的策略，促进全民健康生活方式。

表 1　全年营养与慢性病相关健康宣传日

序　号	宣传日期	健康宣传日名称
1	2 月 4 日	世界抗癌日
2	3 月 24 日	世界结核病防治日
3	4 月 7 日	世界卫生日
4	4 月 15 日到 4 月 21 日	全国肿瘤防治宣传周
5	5 月 17 日	世界高血压日
6	5 月的第 3 周	全民营养周
7	5 月 20 日	中国学生营养日
8	5 月 31 日	世界无烟日
9	8 月的第 1 周	世界母乳喂养周
10	8 月 8 日	全民健身日
11	9 月 1 日	全民健康生活方式行动日
12	9 月 20 日	全国爱牙日
13	9 月的最后 1 个星期日	世界心脏日
14	10 月 8 日	全国高血压日
15	10 月 10 日	世界精神卫生日
16	10 月 12 日	世界关节炎日
17	10 月 20 日	世界骨质疏松日
18	11 月的第 1 周	全国《食品卫生法》宣传周
19	11 月 14 日	联合国糖尿病日
20	11 月的第 3 个星期三	世界慢阻肺口

（3）专家和新媒体开展的健康传播

近年，有许多营养专家在各种媒体上开展一系列健康传播活动，这些专家将科普化的营养与慢性病防控知识传播给大众，有许多专家在媒体上建有专栏，拥有较大的影响力。特别是随着信息时代的发展，微博、微信等多种新媒体开始为人们所常用，许多机构和营养学家充分利用新媒体开展宣传，为营养手段防控慢性病做出了一定贡献。如北京卫视《养生堂》节目多次邀请营养学家介绍营养与慢性病防控知识，涵盖了糖尿病、高血压等主要的慢性病，如从口味谈健康——肥胖、糖尿病人吃啥水果好等，广受老百姓欢迎。相关机构开发的微信平台包括全民健康生活方式行动、营养进万家、营养与疾病预防、西湖营养、营养师在线，中国营养界、吃不胖等。在电视、微博、微信上积极进行营养与慢性病防控传播的营养学家包括马冠生、于康、顾中一、何丽等，他们开设的微博、微信都有一定的阅读量。新媒体较传统媒体传播健康知识更迅速、更广泛，也是未来健康传播的重要发展方向。

（四）营养与慢性病干预的适宜技术及项目

为将膳食营养措施应用于慢性病控制，国内专家开发应用了系列简便易行的适宜工具，比如控油壶、限盐勺、腰围尺和体质指数速算尺，研究显示应用于健康干预项目中可促进人群采取健康行为。根据中国居民的饮食特点，专家开发了定量食物图谱，除了应用于膳食调查项目，还指导居民选择健康的食物。针对合理膳食和维持健康体重，依据中国居民膳食指南和能量平衡理论，出现了系列适宜技术与方法，如膳食日记、平衡膳食"十个拳头"原则、健康自我管理手册等。这些膳食适宜技术与工具都广泛应用于人群健康干预项目中，如大庆糖尿病干预项目、减盐防控高血压项目和维持健康体重与血压控制项目。

1. 大庆糖尿病干预项目

1986年的大庆因盛产石油而富裕，人民生活水平相对较高，成为糖尿病高发的潜在因素。为此卫生部中日友好医院与大庆市第一医院共同开展糖尿病防治研究，工作持续20年，前6年为干预期，后14年未实施干预仅进行随访，观察前6年干预的远期效果。研究初期筛查出577例糖耐量受损（IGT）患者，随机分为对照组或干预组（干预组又分为饮食干预、运动干预和饮食＋运动干预三组）。结果显示，与对照组相比，干预组在6年间发生糖尿病的风险减少一半，在20年间减少了43%。20年间干预组中80%的人患上糖尿病，对照组中93%发生糖尿病。但干预组比对照组人群平均晚发病3.6年。

这一研究成功证明一级预防是预防糖尿病的重要手段，得到WHO和全世界学术界的高度认可。遗憾的是从全国范围看，我国的一级预防，尤其是在重点人群中筛查血糖，识别糖尿病前期人群，并实施干预，仅限于"研究"层面，没有或仅有极少数地区刚开始进行真正的社区人群糖尿病预防，该研究成果尚未得到广泛推广。

2. 山东省省部减盐防控高血压项目

2011年3月，山东省人民政府与国家卫生计生委（原卫生部）联合启动为期5年的减盐防控高血压项目。项目以健康山东为平台，以倡导领导组织建设，多部门合作，推动家庭、食品加工企业和餐饮业落实行动，传播盐和高血压健康知识，社区为基础的人群行为干预，家庭、学校、卫生机构、超市、餐馆等重点场所干预，含钠营养标签使用以及干预前后评估为总体工作思路。项目总体目标为完善减盐政策措施，建立减盐环境支持体系，强化健康教育，进一步增强居民低盐膳食防控高血压和科学健康饮食意识，到2015年全省居民人均每日食盐摄入量降到10克以下。2013年中期调查显示，山东省居民标准人日食盐摄入量为11.58克，较2011年降低7.36%。居民低盐膳食等健康知识水平有所提高，居民减盐意识和认知水平的各项指标改善幅度均在50%以上，特别是教师、妇女干部、医务人员等重点人群减盐知识培训效果较明显，该群体定量盐勺使用率达55.7%，经过对餐饮和食品行业的宣传和培训，85%以上的从业人员了解"少吃盐降血压"相关知识，90%以上的人员赞成低盐饮食。减盐防控高血压项目大大加快了山东省慢性病防控工作的步伐，在全社会营造了科学减盐、合理营养、预防慢病的氛围。

3. 维持健康体重与血压控制项目

2006年起，针对慢病管理缺乏有效技术、基层卫生服务规范性不足的情况，卫生部疾病预防控制局启动了"维持健康体重和血压管理关键技术研究及社区应用项目"。该项目利用健康管理和疾病管理的理念与技术，依托信息技术支持，以肥胖和高血压为重点疾病，对社区全人群实施了分类和连续的管理服务。在北京朝阳区、浙江杭州和四川成都的6个社区试点基础上，2007年成为卫生部负责的全国疾控系统执行的第一个中央财政转移支付地方慢病综合干预控制项目，2008年起该项目在全国十几个省50余个社区推广。2009年起项目由中国疾控中心慢病中心在全国推广，2010年在卫生部领导下进一步将社区综合防控推动为全国慢病综合示范区（县）创建项目。项目对10560例超重、肥胖或中心型肥胖人群进行个体化膳食与身体活动指导，并定期随访，平均管理9.0±5.8个月后，对管理前后体重变化情况分析，结果表明，体重管理对社区中超重、肥胖或中心性肥胖人群有较好的控制效果。该项目推动了我国社区层面以体重和血压管理控制为核心，以膳食和身体活动指导为主要手段的人群层面的技术创新，推动信息技术在基层慢病综合管理的应用，为以社区卫生服务中心为平台开展人群健康管理和危险因素控制提供了强有力的技术支撑，大大提高了人群管理工作效率和水平，为之后国家级慢性病防控示范区的启动工作奠定了基础。

（五）科学研究

1. 不同经费来源的研究项目

（1）国内资助项目

2010—2014年，国家自然科学基金资助的营养与慢性病控制领域的项目共14项，资金金额共601万元，主要研究方面包括生命早期营养与慢性病的关系（7项，346万元），营养素对慢性病的作用机制（5项，159万元）以及膳食模式对慢性病的影响（2项，96万元），研究单位是国内各大高校和中国疾控中心（表2）。

表2　2010—2014年国家自然科学基金资助的营养与慢病防控领域项目

年份	项目名称	金额（万）
2010	Lipocalin-2、PPAR-γ与炎性和脂肪细胞因子在脂代谢紊乱及膳食干预中的作用以及调控机制研究	32
2010	维吾尔、汉、哈萨克三民族膳食模式与代谢性疾病关联研究	26
2011	膳食脂肪摄入及营养相关慢性疾病与经济变迁关系的流行病学研究	58
2011	追赶生长、肠道菌群结构变化与罹患代谢综合征风险的关系研究	23
2011	童年期慢性应激促进女童青春发动提前的HPG轴机制研究	23
2011	成年前后营养环境不匹配对慢性代谢性疾病的影响及其表观遗传机制	23
2011	原花青素减少2型糖尿病肾病发生及抗炎机制研究	23
2011	孕期钙缺乏对子代成年期肥胖的影响及其机制研究	20
2012	亮氨酸通过脂肪组织/脂肪细胞控制体重的机制研究	75
2012	万物生长靠太阳：维生素D与健康	18
2013	能量平衡状态下膳食脂肪摄入与肥胖等慢性病关系研究	75
2013	我国五谷为养模式中全谷豆DF对IR的作用及机制研究	70
2013	生命早期营养不良与成年期主要慢性病风险的出生队列研究	70
2013	叶酸抗低氧诱导慢性炎症作用的人群和实验研究	65

（2）国际合作项目

中国健康与营养调查（CHNS）项目，由中国疾病预防控制中心与美国北卡罗来纳大学合作，始于1989年，通过追踪中国9省4600户居民约19 000人，研究社会经济变化对健康的影响，已随访8轮，近20年的追踪调查为研究居民膳食结构和营养状况变迁提供了丰富信息，研究数据被国内外学者广泛应用。

中美儿童与家庭健康队列研究项目，由中国疾病预防控制中心、美国疾病预防控制中心、美国癌症研究所共同组织实施，在原中美合作补服叶酸预防神经管畸形项目的基础上，利用我国公共卫生服务网络、疾病监测系统的优势，全面开展涉及儿童和家庭健康的多领域疾病防治研究。

中国慢性病前瞻性项目（KSCDC）是一项基线募集研究对象达50余万人的超大型自然人群队列，其健康结局与当地发病和死亡监测系统有机整合，并建立有生物样本库，为探索环境与遗传因素及其交互作用对慢性病的影响提供重要保证。

2.论文发表情况

2010—2015年，在Medline检索到的中国以第一作者或通讯作者单位发表营养与慢性病控制领域论文 234 篇（见表 3），其中在影响因子 5 以上的期刊发表的论文有 26 篇，被引次数大于 10 次的文章有 33 篇。在中国科学引文数据库（CSCD）检索到近 5 年发表的营养与慢病防控相关中文论文共 111 篇。

表 3　2010—2015 年营养与慢性病防控领域发表论文数量

国　家	2010 年	2011 年	2012 年	2013 年	2014 年	2015 年	合　计
美　国	304	313	333	373	361	170	1854
英　国	52	73	69	87	76	47	404
西班牙	36	40	39	66	88	45	314
澳大利亚	46	48	48	60	67	38	307
意大利	38	38	45	57	76	35	289
加拿大	43	41	39	49	72	21	265
韩　国	18	31	38	62	67	27	243
中　国	20	28	27	61	64	34	234
日　本	32	29	39	44	38	21	203
巴　西	27	38	28	28	40	22	183

注：仅统计各个国家作为第一作者或通讯作者发表论文，不含参与发表；检索日期为 2015 年 7 月 9 日。

3. 主要研究领域

1）营养成分对慢性病作用的机制研究。通过细胞代谢、基因遗传学等生物信息技术手段，研究特定营养成分对某种慢性病的作用机制。如膳食辣椒素预防高血压作用的细胞代谢研究，膳食脂肪对 2 型糖尿病、脑血管病的作用研究。

2）膳食因素与慢性病关系的循证研究。采用 Meta 分析和系统综述方法，收集膳食因素与慢性病关系的循证证据，如膳食纤维摄入降低胃癌、大肠腺癌风险的综述，与高血压有关的膳食因素研究，同型半胱氨酸与慢性病关系研究等。

3）营养与慢性病状况评估。包括追踪人群营养与慢性病状况趋势，对慢性病患病人群、老年人群等进行膳食营养状况评估与分析，进行营养干预指导等应用性研究。

三、国内外研究进展比较

WHO 一直将膳食营养因素作为应对全球慢性病各项策略的重要内容，很多国家提出了膳食建议指导人们保持健康膳食，美国等国家对营养与慢性病控制领域的研究项目给予立项资助，近 5 年国内外学者发表营养与慢性病控制领域相关学术论文 5 千余篇。

（一）经费资助情况

美国 2010—2014 财政年 NIH 资助的营养与慢性病防控研究项目共 288 项，金额达 1.4 亿多美元，占营养项目总金额的 2.05%（表4）。研究内容除了国家健康与营养调查项目，主要集中在生活方式干预、肥胖和癌症的研究项目，包括青少年体重控制行为研究、糖尿病的生活方式干预研究、通过控制体重预防癌症的机制研究、癌症流行病学队列研究等。

表4 2010—2014 年 NIH 营养与慢病防控项目资助情况

财政年	营养与慢病防控项目数	营养与慢病防控资金（$）	营养项目数	营养资金（$）	营养与慢病防控项目数占营养项目数的比例（%）	营养与慢病防控资金占营养资金的比例（%）
2010	67	26135868	4014	1471666274	1.67	1.78
2011	59	22571426	3378	1254063888	1.75	1.80
2012	59	33899898	3742	1524815627	1.58	2.22
2013	50	29064647	3615	1369142022	1.38	2.12
2014	53	32009810	3556	1378280253	1.49	2.32
合　计	288	143681649	18305	6997968064	1.57	2.05

（二）论文发表情况

在 Medline 文献数据库检索到 2010 年以来营养与慢性病防控领域发表论文 5949 篇（检索日期为 2015 年 7 月 9 日），检索策略：TI=（diet* OR nutrition* OR food OR eat*）AND TS=（（Intervention OR health promotion OR risk factor）AND（noncommunicable disease* OR non–communicable disease* OR chronic disease* OR cancer OR cardiovascular disease OR chronic Respiratory diseases OR diabetes））AND PY=2010—2015。限定在如下 4 种文献类型：ARTICLE OR LETTER OR REVIEW OR EDITORIAL MATERIAL。在医学四大名刊（NEJM、Lancet、JAMA、BMJ）上发表的论文有 26 篇。发表论文最多的前 5 种期刊分别为 PLOS ONE、AMERICAN JOURNAL OF CLINICAL NUTRITION、BRITISH JOURNAL OF NUTRITION、JOURNAL OF NUTRITION 和 PUBLIC HEALTH NUTRITION。其中，中国以第一或通讯作者单位发表论文 234 篇，排在第八位。中国与许多其他国家一样，从 2010—2014 年，论文发表数量逐年增加。

（三）研究进展

1. 慢性病的膳食营养危险因素研究

1989 年美国国家研究院膳食与健康委员会编著的《膳食与健康：减少慢性病风险的启示》系统收集了膳食成分和食物模式与主要慢性病的科学研究证据，表明不合理膳食是慢性病的重要危险因素。2003 年 WHO 发布了《膳食、营养和慢性疾病预防》，列出了膳食因素与肥胖、2 型糖尿病、心血管疾病、癌症等主要慢性病的证据强度。此后，慢性病与膳食的研究证据不断积累。近年来，包括中国在内的许多发展中国家随着经济发展，居民膳食营养模式发生了转变，膳食更倾向于高能量、高脂肪、高蛋白质、低膳食纤维。因此，从慢性病防控的公共卫生策略考虑，一些膳食因素与主要慢性病的相关证据意义重大。其中，中国的研究也提供了一定证据。

1）能量、脂肪与主要慢性病：证据表明，大量摄入高能量密度食物可导致肥胖；脂肪的类型与 2 型糖尿病和心血管疾病有关。对于高能量密度食物、膳食脂肪与体重增长和肥胖的关系，实验室和临床试验结果一致显示高能量密度食物和膳食脂肪摄入越多，体重增长越多，肥胖患病风险越高。人群流行病学研究结果却并不统一，这可能与人群膳食摄入量估计的偏性和同一人群膳食模式的均质性有关。大量证据证实，膳食脂肪中的饱和脂肪酸、反式脂肪酸和胆固醇可增加心血管疾病患病风险。

2）水果蔬菜、膳食纤维与主要慢性病：水果蔬菜和膳食纤维能够降低肥胖、2 型糖尿病、心血管疾病的患病风险，水果蔬菜还很可能降低某些癌症的患病风险，证据尚未得到有力的确证。这可能由于水果和蔬菜富含各种维生素、矿物质、植物化学物质以及膳食纤维等有益健康的营养成分。

3）盐与高血压：高血压本身是心血管疾病，同时也是冠心病和脑卒中的重要危险因素。许多膳食因素与高血压有关，证据最多的是钠盐与高血压的关系。充分的证据表明，盐的高摄入量是血压升高的重要原因，而限制盐摄入量对健康的益处很大。中国的数据显示，与每日食盐摄入量 <6g 者相比，每日食盐摄入量 ≥ 18 g 者患高血压的风险增高 27%。

4）膳食模式与慢性病：膳食模式即人们实际食用的多种食物成分的组合，由于相对单一食物成分更能反映实际膳食摄入状况而越发受到重视。证据显示，DASH 饮食模式富含水果蔬菜和低脂食物，能够有效降低血压。以低脂高碳水化合物、低饱和脂肪和高单不饱和脂肪、低精制糖和高纤维为特点的传统地中海膳食模式可减少肥胖，降低心血管疾病的发病率和死亡率。还有许多通过健康膳食指数或者因子分析、聚类分析等统计学方法归纳出的膳食模式，如摄入大量水果蔬菜、豆类、全麦、鱼类、禽类的精明膳食模式（prudent pattern）可以降低心血管疾病和糖尿病的患病和死亡风险，以摄入大量红肉、加工肉制品、精加工谷类、甜点、炸薯条、高脂乳制品为特征的西式膳食模式（western pattern）可增加心血管疾病和糖尿病的患病和死亡风险。

2. 慢性病的膳食干预研究

多年的营养科学研究已经证明膳食与慢性非传染性疾病有着重要的相关关系。不适当的营养或膳食模式是慢性病发生的重要危险因素之一。如何改变不健康的膳食模式，如何让健康的膳食模式成为公众可以接受的饮食方法，国外多年的研究对预防和控制慢性病起到了很好的作用。在此介绍几个著名的营养与慢病方面的研究，这些研究都开始于 20 多年以前，但都在不断进行后续的各种证实或队列研究的追踪，不断有新的发现或证实了各种假设。这些研究不仅仅在不断发现慢病的各种危险因素，更重要的是，为公众提供了科学证据以及如何健康地生活的具体方法，将对如何控制和预防慢性病做出贡献。

1）芬兰北卡研究

为了应对芬兰地区慢性病特别是心血管病的异常流行，北卡项目于 1972 年由芬兰国家公共卫生研究院等机构在芬兰北卡累利阿省启动，它是第一个基于社区的大型心血管病等慢性病防治项目。该项目基于流行病学理论，采取基于人群的策略，通过开展普遍的综合性的社区活动，尤其是针对生活方式改变的活动来改善全人群的危险因素水平。在坚实的理论基础上，北卡项目采取了灵活的干预措施，将项目融入到当地的社会生活中，利用大规模的组织机构网络和"舆论领袖"来促进人群的参与。主要的干预措施包括媒体活动、卫生服务活动、社区组织活动、环境和政策活动，并将控烟、低胆固醇饮食和降低血压作为重点，开展了一系列子项目，如北卡胆固醇项目、北卡浆果项目、北卡青年计划等。在改善居民膳食方面，开展了大量实践活动，例如村际降低胆固醇比赛；与食品厂商合作研发低胆固醇菜籽油、与乳品厂一起进行低脂乳制品促销宣传等；在学校开展营养教育，教授膳食、血清胆固醇和冠心病相关内容，调整学校的营养午餐，使用脱脂牛奶、低脂肪肉类、减少食盐用量。

北卡项目最初为试点项目，在 1977 年第一阶段结束时，其干预措施推广至芬兰全国。经过多年干预活动，芬兰人心血管病死亡率下降明显，危险因素水平也有大幅下降。北卡省男性和女性胆固醇水平在 1972 年至 2007 年间，分别下降了 21% 和 23%，收缩压也呈下降趋势。芬兰人在健康行为方面发生了巨大变化，其中改变最大的是膳食，特别体现在脂肪类型和含量以及新鲜蔬菜和水果摄入上，居民饱和脂肪的供能比较上世纪 60 年代下降了一半。世界上大部分预防心血管疾病的经验都基于北卡项目，该项目是慢性非传染性疾病综合防治的成功模式。北卡项目的成功对于中低收入国家来说尤为重要。在这些国家，用于高昂临床服务的资源十分有限，而北卡项目表明，通过简单低廉的生活方式的改变，采取广泛的健康促进和政策措施，就能够有效、持久且经济的改善公共卫生。

2）DASH 研究：采用膳食的方法控制和治疗高血压

1992 年美国政府（NIH）意识到高血压是心脏病、中风和其他疾病的一个重要危险因素，而高血压在美国已全世界都是非常重要的健康问题。为了解决这一日益受到关注的健康问题，NIH 组织了这个大型研究，希望发现如何通过选择一个合适饮食模式来降低血压，并预防高血压的发生，即著名的 DASH（Dietary Approach to Stop Hypertension）研究。该研究由霍普金斯大学等五所美国知名大学和研究中心共同发起，包括了两个多中心随机对照的临床实验：即 DASH 饮食模式研究及 DASH– 减钠研究。研究目的是检验是否可以用一种简单的饮食模式来控制和改善血压水平从而达到控制高血压的目的。DASH 饮食模式研究充分证明了 DASH 饮食模式可以有效地控制和治疗高血压。DASH 饮食模式为摄入足够的全谷类、蔬菜、水果、低脂（或脱脂）乳制品、禽类、鱼和坚果；减少甜食、含糖饮料，以及减少含饱和脂肪、反式脂肪和高胆固醇的食物。其主要营养素特点为含有丰富的钾、钙、镁、蛋白质和膳食纤维，脂肪含量低（特别是富含饱和脂肪酸的动物性油脂）。2013 年 11 月由美国 NHLBI 和美国心脏学会 / 美国心脏病学会（AHA/ACC）联合制定的《生活方式管理降低心血管风险指南》中指出，DASH 饮食联合低钠摄入可降低血压（A级强）。此后，更多的研究发现，使用 DASH 饮食和改变生活方式可以减少许多慢性疾病的风险，如某些癌症、糖尿病、心脏疾病、高血压、肥胖症和骨质疏松症等。其他研究证明 DASH 饮食对健康的作用包括：减重及维持健康体重的作用，增加胰岛素的敏感性。DASH 的饮食模式可能有利于预防和心血管疾病的风险管理与青少年糖尿病，降低绝经后妇女的乳腺癌的发生。

因此，现在常以 DASH 饮食作为预防及控制高血压的健康饮食模式。从 2010 年开始，《美国新闻与世界报道》组织专家对众多的各类饮食模式进行评价并评选出年度的最佳饮食。根据短期减肥，长期体重减轻，易于使用的，营养价值，能够预防或控制糖尿病和心脏疾病五个单项进行评分，DASH 饮食击败了众多著名饮食模式，连续 5 年都被评为总体最佳的饮食。

3）其他慢性病膳食干预研究。超重肥胖已成全球面临的重要健康问题，因此很多国家投入资源开展超重肥胖的膳食干预研究，主要包括对减重的干预膳食的研究如不同膳食的比较、膳食与生活方式的变化对体重变化的影响等。其他研究还包括膳食干预对心血管疾病、糖尿病、癌症等主要慢性病的策略与应用等。

四、发展趋势及展望

慢性病已成为影响居民健康和经济发展的主要疾病。2011 年联合国召开预防和控制非传染性疾病高级别会议，并发布《预防与控制非传染性疾病政治宣言》，将慢性病防控上升到国家战略与经济发展的高度。2013 年 5 月第 66 届世界卫生大会通过《2013—2020 年预防控制非传染性疾病行动计划》，力争到 2025 年使非传染性疾病所导致的过早死亡率降低 25%。提出要通过创建健康促进环境，减少 NCD 可改变的危险因素和潜在的社会决定因素。健康中国 2020 战略提出要控制危险因素，遏止、扭转和减少慢性病的蔓延和健康危害。过去几年，我国在营养与慢性病控制领域，从国家政策策略开发、技术指导文件制定方面做了一些工作，启动了多个国家层面的项目，并围绕营养与慢性病开展了遗传、环境和生物危险因素等方面研究。但是相关研究起步较晚，还没有形成系统的学科，与国外相关领域的科研投入和产出相比，还有较大差距。今后如何加强膳食营养的研究并应用于慢性病防控，是我国营养与慢性病控制领域的重要任务。结合国内外营养与慢性病控制领域研究进展，提出如下今后我国营养与慢性病控制研究方向。

1. 建立基于疾病监测系统的国家慢性病与营养健康状况队列研究。

慢性病发病机制复杂，潜伏期长，出现临床症状进展较慢，国内对慢性病与营养健康状况研究缺乏长期前瞻性研究证据。为连续观察全生命周期的生长发育、健康与疾病状况，探索慢性病综合病因的累积效应规律，研究并应对营养状况等慢性病危险因素对人体健康的影响，科学评估国家慢性病防控重大政策和项目实施效果，有必要依托现有疾病监测系统的工作基础建立国家慢性病与营养健康状况队列，提供国家慢性病与营养健康状况主要数据来源，收集中国人群慢性病及其危险因素因果关系的证据。

2. 继续开展全国范围的国家健康促进与健康传播项目。

为有效控制慢性病危险因素，应继续加强居民健康教育，倡导健康生活方式，采取合理饮食、适量运动等健康行为。根据 2014 年国务院下发的《关于进一步加强新时期爱国卫生工作的意见》，今后要继续实施全民健康生活方式行动、健康中国行等活动，打造一批健康教育品牌，积极传播健康理念，授予健康技能，提高居民健康行为能力。

3. 加强营养与慢性病控制技术和方法的系统研究。

当前，国内外公共卫生干预的科学证据很多。但实际上更为重要的不是研究干预技术本身的效果，而是要研究干预技术在社区的推广及评估所带来的效益。公共卫生和流行病学家应该从研究预防方面的科学证据，转移至执行和评价公共卫生干预项目，还应评价和研究公共卫生干预措施从点上的示范效果扩展至符合社区特点的应用、更大范围的推广、并最终制度化的应用中的障碍因素。

同时，慢性病受到多维度因素的影响，包括行为因素、医疗卫生服务因素、环境因素、社会和经济因素等。健康的社会生态模型需考虑个体自身的因素、人与人之间的因素、组织的因素、社区的因素、政策的因素。针对每一类因素的慢性病干预方法很多：如基于个体自身的方法有健康信念模型、阶段变化模型、计划行为理论、健康控制点模型；基于个体之间的方法有社会认知理论、家庭为基础的干预、朋友和社会网络、社会支持和社会网络等。需要研究提出适合我国老百姓思维方式的干预方法。

4. 开展营养与慢性病控制项目的科学设计与推广。

应加强国内营养与慢性病控制项目设计的严谨性，完善操作程序，严格控制质量，同时加强科研数据的共享，使得所收集的数据既有良好的代表性又能够真实地反映膳食与慢性病之间的关系，为证实膳食与慢性病关系提供高等级证据。依托科研项目开发适合中国国情的个体化指导适宜技术，加强干预方法与技能的应用推广。

—— 参考文献 ——

［1］国新办.《中国居民营养与慢性病状况报告（2015）》新闻发布会文字实录［EB/OL］. http://www.nhfpc.gov.cn/xcs/s3574/201506/6b4c0f873c174ace9f57f11fd4f6f8d9.shtml.

［2］Yang G，Wang Y，Zeng Y，et al. Rapid health transition in China，1990–2010：findings from the Global Burden of Disease Study 2010［J］. Lancet，2013，381（9882）：1987–2015.

［3］孔灵芝. 中国慢性病防治规划解读［J］. 中国慢性病预防与控制，2012，20（5）：502–503.

［4］国务院办公厅. 国务院办公厅关于印发中国食物与营养发展纲要（2014—2020 年）的通知［J］. 首都公

共卫生，2014，8（3）：97-99.

［5］ 中国高血压防治指南修订委员会. 中国高血压防治指南 2010［J］，中华高血压杂志，2011，19（8）：701-743.

［6］ 中国 2 型糖尿病防治指南（2010 年版）［J］. 中国糖尿病杂志，2012，20（1）：后插 1～后插 36.

［7］ 李园，张娟，施小明，等. 中国城乡居民 2012 年全民健康生活方式行动实施效果调查［J］. 中华流行病学杂志，2013，34（9）：869-873.

［8］ 赵文华，施小明，张娟，等. 全民健康生活方式行动的实施策略与科学证据［J］. 中国慢性病预防与控制，2013，21（3）：257-259.

［9］ 李园，张娟，王静雷，等. 全民健康生活方式行动在我国慢性病防控工作中的作用［J］. 中华预防医学杂志，2014，48（4）：741-743.

［10］ http：//www.chinanutri.cn/ShowListArticle.aspx?code=0010404.

［11］ http：//www.jilijihua.com/aboutus/index.html.

［12］ Bi Z，Liang X，Xu A，et al. Hypertension prevalence，awareness，treatment，and control and sodium intake in Shandong Province，China：baseline results from Shandong-Ministry of Health Action on Salt Reduction and Hypertension（SMASH），2011［J］. Prev Chronic Dis，2014,11：E88. Epub 2014/05/24.

［13］ Popkin BM，Du S，Zhai F，et al. Cohort Profile：The China Health and Nutrition Survey--monitoring and understanding socio-economic and health change in China，1989-2011［J］. Int J Epidemiol，2010，39（6）：1435-1440.

［14］ Zhang B，Zhai FY，Du SF，et al. The China Health and Nutrition Survey，1989-2011［J］. Obes Rev，2014，15（1）：2-7.

［15］ http：//www.ncncd.chinacdc.cn/xmgz/zhongguoet/xmjsx4/201407/t20140727_100343.htm

［16］ Li L，Guo Y，Chen Z，et al. Epidemiology and the control of disease in China，with emphasis on the Chinese Biobank Study［J］. Public Health，2012，126（3）：210-3. Epub 2012/02/14.

［17］ Yang D，Luo Z，Ma S，et al. Activation of TRPV1 by dietary capsaicin improves endothelium-dependent vasorelaxation and prevents hypertension［J］. Cell Metab，2010，12（2）：130-141.

［18］ Zheng JS，Arnett DK，Parnell LD，et al. Modulation by dietary fat and carbohydrate of IRS1 association with type 2 diabetes traits in two populations of different ancestries［J］. Diabetes Care，2013，36（9）：2621-2627.

［19］ Deng J，Zhang J，Feng C，et al. Critical role of matrix metalloprotease-9 in chronic high fat diet-induced cerebral vascular remodelling and increase of ischaemic brain injury in micedagger［J］. Cardiovascular research，2014，103（4）：473-484.

［20］ Zhang Z，Xu G，Ma M，et al. Dietary fiber intake reduces risk for gastric cancer：a meta-analysis［J］. Gastroenterology，2013，145（1）：113-203.

［21］ Ben Q，Sun Y，Chai R，et al. Dietary fiber intake reduces risk for colorectal adenoma：a meta-analysis［J］. Gastroenterology［J］，2014，146（3）：689-996.

［22］ Zhao D，Qi Y，Zheng Z，et al. Dietary factors associated with hypertension［J］. Nature reviews Cardiology，2011，8（8）：456-65.

［23］ 赵彦楠，杨博逸，孙贵范. 同型半胱氨酸与主要慢性病关系研究进展［J］，中国公共卫生，2015，31（2），241-245.

［24］ Jia WH，Luo XY，Feng BJ，et al. Traditional Cantonese diet and nasopharyngeal carcinoma risk：a large-scale case-control study in Guangdong，China［J］. BMC cancer，2010，10：446.

［25］ 廖标，郭时印. 基于不同养老模式的长沙市老年人膳食结构比较［J］，中国老年学杂志，2015，35（9），2518-2520.

［26］ Satia JA. Dietary acculturation and the nutrition transition：an overview［J］. Appl Physiol Nutr Metab，2010，35：219－223.

[27] Melanson EL, Astrup A, Donahoo WT. The Relationship between dietary fat and fatty acid intake and body weight, diabetes, and the metabolic syndrome [J]. Ann Nutr Metab, 2009, 55 (1-3): 229-243.

[28] Jakobsen MU, O'Reilly EJ, Heitmann BL, et al.Major types of dietary fat and risk of coronary heart disease: a pooled analysis of 11 cohort studies [J]. Am J Clin Nutr, 2009, 89: 1425-1432.

[29] Mozaffarian D, Clarke R. Quantitative effects on cardiovascular risk factors and coronary heart disease risk of replacing partially hydrogenated vegetable oils with other fats and oils [J]. Eur J Clin Nutr, 2009, 63 Suppl 2: S22-33.

[30] Risérus U, Willett WC, HU FB. Dietary fats and prevention of type 2 diabetes [J]. Prog Lipid Res, 2009, 48: 44-51.

[31] Carter P, Gray LJ, Troughton J, et al. Fruit and vegetable intake and incidence of type 2 diabetes mellitus: systematic review and meta-analysis [J]. BMJ, 2010, 341: c4229.

[32] Burley VJ, Taylor EF, Greenwood DC, et al. Fruit and vegetable consumption and weight change in middle-aged participants of the UK Women's Cohort Study [J]. Proc Nutr Soc, 2010, 69: E81.

[33] Boffetta P, Couto E, Wichmann J, et al. Fruit and vegetable intake and overall cancer risk in the European Prospective Investigation into Cancer and Nutrition(EPIC)[J]. J Natl Cancer Inst, 2010, 102: 529-537.

[34] 马冠生, 周琴, 李艳平, 等. 中国居民食盐消费情况分析 [J]. 中国慢性病预防与控制, 2008, 16: 331-333.

[35] Martinez-Gonzalez MA, Bes-Rastrollo M, Serra-Majem L, et al. Mediterranean food pattern and the primary prevention of chronic disease: recent developments [J]. Nutr Rev, 2009, 67 (1): S111-116.

[36] Conlin PR, Erlinger TP, Bohannon A, et al. The DASH diet enhances the blood pressure response to losartan in hypertensive patients [J]. Am J Hypertens, 2003, 16 (5 Pt 1): 337-42.

[37] Lin PH, Yeh WT, Svetkey LP, et al. Dietary intakes consistent with the DASH dietary pattern reduce blood pressure increase with age and risk for stroke in a Chinese population [J]. Asia Pacific journal of clinical nutrition, 2013, 22 (2): 482-91.

[38] Asemi Z, Samimi M, Tabassi Z, et al. A randomized controlled clinical trial investigating the effect of DASH diet on insulin resistance, inflammation, and oxidative stress in gestational diabetes [J]. Nutrition, 2013, 29 (4): 619-24.

[39] Saneei P, Fallahi E, Barak F, et al. Adherence to the DASH diet and prevalence of the metabolic syndrome among Iranian women [J]. European journal of nutrition, 2015, 54 (3): 421-428.

[40] Niknam M, Saadatnia M, Shakeri F, et al. Adherence to a DASH-Style Diet in Relation to Stroke: A Case-Control Study [J]. Journal of the American College of Nutrition, 2015: 1-8.

[41] Swinburn B, Kraak V, Rutter H, et al. Strengthening of accountability systems to create healthy food environments and reduce global obesity [J]. Lancet, 2015, 385 (9986): 2534-2545.

[42] Johnston BC, Kanters S, Bandayrel K, et al. Comparison of weight loss among named diet programs in overweight and obese adults: a meta-analysis [J]. JAMA, 2014, 312 (9): 923-933.

[43] Bibbins-Domingo K, Chertow GM, Coxson PG, et al. Projected effect of dietary salt reductions on future cardiovascular disease [J]. N Engl J Med, 2010, 362 (7): 590-599.

[44] Ley SH, Hamdy O, Mohan V, et al. Prevention and management of type 2 diabetes: dietary components and nutritional strategies [J]. Lancet, 2014, 383 (9933): 1999-2007.

[45] Goodpaster BH, Delany JP, Otto AD, et al. Effects of diet and physical activity interventions on weight loss and cardiometabolic risk factors in severely obese adults: a randomized trial [J], JAMA, 2010; 304 (16): 1795-1802.

[46] "健康中国" 2020 战略研究报告编委会. "健康中国 2020" 战略研究报告 [M]. 北京: 人民卫生出版社, 2012.

撰稿人: 李 园 翟 屹 王燕芳 施小明

营养与代谢分子机制发展研究

一、引言

合理的营养不仅为当今人类的生长发育和维持正常生理功能奠定了基础，同时也是国际公认的减少肥胖、心血管疾病、2 型糖尿病和某些肿瘤等非传染性疾病（NCD）负担和相关风险因素最为有效和经济的方法之一。最近世界卫生组织（WHO）在《2014 年全球非传染性疾病现状报告》中指出 NCD 是全球死亡的主要原因。WHO 提出应将实施高性价比政策方案和干预措施即"最合算的措施"确定为最优先重点，并列举了减少酒精摄入量、身体活动不足、盐／钠摄入量、烟草使用和高血压；遏制肥胖和糖尿病上升；提高预防心脏病和脑卒中措施的覆盖面，并获得基本技术和药物等 9 项预防控制 NCD 全球目标。而营养和健康生活方式在预防和控制 NCD 的流行和过早死亡率中发挥着极为重要的作用。

在过去 30 多年中，随着我国居民营养和生活方式的快速转型，NCD 在我国快速流行，已成为影响国民健康最主要的威胁。据统计：我国约有 2.9 亿的心血管疾病患者，成人 2 型糖尿病患病率在 30 年中增加约 10 倍，患者数达 1.14 亿，居全球第一。而据世界银行的报告：2010 年我国仅用于心血管和糖尿病治疗的相关费用就占 GDP 的 4%，预计在 2025 年将达到 8% 左右。世行还估计如在 2010—2040 年之间，中国能将心脑血管疾病的死亡率降低 1%，即可产生 10.7 万亿美元的经济获益。与此同时，我国中西部和边远地区，尤其是在农村地区的婴幼儿和儿童中低出生体重、生长迟缓、消瘦以及铁和维生素 A 缺乏等仍较为严重，即便在城市成年居民中仍存在不同程度的"隐性饥饿"。总之，我国目前仍面临着营养过剩和缺乏的双重挑战。因此，如何通过合理营养和健康的生活方式改善我国居民的健康仍是我国目前必须应对的重大挑战，这不仅直接关系到 14 亿人和后代的健康，而且也直接关系到最大限度地节约医疗成本和推动社会的可持续发展。

营养对人体健康的影响取决于膳食中各种营养素的来源、摄入总量、种类、比例和各种营养素之间的平衡。对大多数营养素而言，营养与疾病/死亡率曲线一般呈"J"型关系。然而，由于营养在人体生命周期中对健康的影响极为复杂，个体间在遗传背景差异会不同程度地影响食物和营养素的消化、吸收、转运、代谢和储存以及内环境的稳态调控，最终反映出个体间在营养需求和疾病易感性方面的差异。因此，近年来"新营养科学"已从传统的研究单一食物和营养素的生理、生化功能，发展到全面地研究膳食结构和营养成分对人体生理、代谢、健康和疾病发生发展方面的作用，以及行为和经济社会发展对营养和健康的影响等。而要实现合理甚至最佳营养的摄入，首先需要明确个体对营养反应的多样性及其形成的生物学基础。与此同时，由于食物中含有成千上万的营养素和生物活性成分，而单个营养素对表型的影响甚微，加之目前对食物中绝大多数的营养素和物质缺乏客观的生物标记物和相应的诊断标准。因此，如何精确地评判特定个体的营养摄入是否"合理"仍是当前国际营养科学领域的巨大挑战。2015 年 1 月 20 日初美国总统奥巴马在其国情咨文中正式宣布启动美国精准医学（Precision Medicine）计划，并将其上升为国家战略。"精准医学"（即个体化医学）是根据个体在基因、环境和生活方式等方面的特异性而制定个性化的精准预防、精准诊断和精准治疗方案，希望能通过了解个体的基因多样性并给予量体裁衣式的个性化方案，使癌症和糖尿病等疾病能更接近治愈的目标。因而依赖于各种高通量生物技术和信息技术为基础的"精准营养"也将为改进以"群体"为对象的传统营养评估和干预而导致的效果欠佳和食物资源浪费等问题提供新的思路，同时也将为预防与控制营养相关的重大疾病提供全新的策略。而在营养调控机理方面，2014 年《自然》杂志将营养感应与代谢稳态调控列为"生物学研究前沿领域"的五大重点内容之一。机体的多个组织器官具有特定的营养素感应通路，能根据营养的变化精准地调控和维持内环境代谢稳态。而营养素如葡萄糖、氨基酸、脂肪酸等的代谢失衡或营养感应机制障碍都会诱发代谢调控网络的紊乱，最终导致营养失衡和各种疾病的发生。此外，个体间的遗传和表观遗传学修饰方面的差异也会影响营养素感应和代谢内环境稳态的调控，进而导致个体在营养需求和疾病易感性方面的差异。因此，我国在基础营养学研究方面应瞄准国际营养科学发展前沿，围绕着影响我国居民健康的主要营养问题，力争在解析适合中国人群特点的"精准营养"和相关的生物学基础方面取得突破性的进展，以便为促进公众营养健康和多种慢性疾病的防控策略的制定提供循证依据，同时推动我国营养科学基础研究与国际前沿同步发展，甚至在某些方面取得突破性的进展。

二、我国基础营养学科最新研究进展

近年来，随着我国国力的增强、科研投入的增加及高层次人才的引进和培养，我国基础营养学科的研究已得到了长足的进步。在国家"十一五"和"十二五"期间通过科技部"973"项目、"863"项目、科技支撑计划，以及基金委自然科学基金重大重点等项目支持下，基础营养科学已在包括营养需求、营养失衡导致的肥胖、糖脂代谢紊乱、代谢综合征、2 型糖尿病、心脑血管疾病等重大疾病的病因和病理基础等方面取得了系列重要的进展，有众多高水平论文发表在国际著名杂志上如 Nature、Science、Lancet、BMJ、NEJM、JAMA、PNAS、Cell、Nature Medicine、Nature Genetics、Diabetes、Circulation、Diabetes、Diabetes Care、Am J Clin Nutr。现将主要成果总结如下。

1. 与中国人群代谢性疾病相关的遗传和营养因素、分子生物表型及潜在机理研究

通过建立多个营养代谢和包括 2 型糖尿病在内的全基因组关联研究数据库并整合前瞻性营养流行病学队列研究，我国的营养科学研究团队已在中国人群遗传和营养代谢特征，以及与代谢性疾病发病风险和营养干预方面取得了系列重要进展。主要包括：①膳食与营养代谢标记物：发现了多个与奶制品、碳水化合物、维生素 D、必需脂肪酸和红肉摄入、环境暴露（镍）相关的营养代谢标记物，以及其与代谢综合征和 2 型糖尿病等患病 / 发病风险的关系。如通过建立亚洲最大的脂肪酸谱数据库，发现南北方中老年居民中主要的反式 18：1 脂肪酸作为反映奶制品摄入的生物标记物，与 6 年后的代谢综合征和 2 型糖尿病发病风险呈负相关；而非奶类来源（即加工来源）的反式 18：2 脂肪酸含量相对较低，但与血脂异常呈正相关，提示了加工来源的反式脂肪酸对中国人群代谢异常的影响有限，而奶制品摄入有助于降低 2 型糖尿病的发病风险。有趣的是，高碳低脂的膳食结构与16：1n–7 等脂质合成通路（De Novo Lipogenesis，DNL）上的脂肪酸含量呈正相关，而这类脂肪酸能显著地增加 6 年期间代谢综合征和 2 型糖尿病的发病风险。而给予低碳高脂膳食干预与高碳低脂 +30% 限食的对照组相比，不仅显著地改善超重和血脂，而且能显著地抑制 16：1n–7 水平。最近，通过离子组学的方法，首次发现了尿镍水平增加能独立于炎性因子等多种已知的风险因素增加 2 型糖尿病患病率。②遗传因素：在中国人群中新发现了 17 个与 2 型糖尿病和脂肪酸相关的位点，并验证了 38 个与 2 型糖尿病、脂肪酸、维生素 D 和铁蛋白相关的位点。其中，*GRK5* 和 *KCNQ1* 为中国或者东亚人群所特有，而 *TCF7L2*、*FTO* 和 *CDKL1* 等基因则在基因结构、等位基因频率和基因功效等方面在中西方人群中存在显著差异。通过牵头和参与的十多个国际全基因组关联荟萃分析，验证了超过 170 个与多种表型如炎症、糖化血红蛋白等相关的位点。还发现了肥胖相关的基因多态性位点数目对肥胖和 2 型糖尿病风险预测作用及可能的影响因素，以及 *FADS1*、*GC* 和 *TMPRSS6* 等基因的变异对血液脂肪酸、维生素 D 和铁蛋白及代谢异常的影响和相关机制。③营养干预：通过开展多个随机对照干预率先发现了亚麻籽及其木酚素、核桃、糙米和低碳水膳食对 2 型糖尿病、代谢综合征和肥胖个体代谢异常的改善作用。通过两阶段干预在亚洲人群中首次发现了不同剂量的维生素 D3 干预的量效和时效关系及影响因素。

另外，在n–3不饱和脂肪酸与基因相互作用方面，通过结合人群和动物模型研究发现：①基因多态性位点，n–3 脂肪酸与 2 型糖尿病：发现当红细胞膜总 n–3 PUFA 占总脂肪酸比例小于 5.33% 时，GA+AA 比 GG 携带者其 2 型糖尿病发病风险增加 2.16 倍。*PSMD3*基因位点 rs4065321 与红细胞膜 C20：5n–3 有显著交互作用，CC+CT 与 TT 位基因携带者

相比，增加 C20：5n-3 水平能显著降低 2 型糖尿病风险。而 *MTHFR* 基因上的多态性位点 rs1801131 的 C 等位基因携带者和 *PEMT* 基因多态性位点 rs4646356 的 T 等位基因携带者人群 2 型糖尿病的患病风险高。在 *FADS* 基因簇的遗传变异与红细胞磷脂脂肪酸成分的改变有关，高 C18：3n-3、C22：5n-3 和总 n-3 多不饱和脂肪酸患 2 型糖尿病的风险低；② n-3 脂肪酸与高血压：血浆 C20：4n-6、C20：5n-3、C22：6n-3 和 δ5 去饱和酶是影响血压的主要成分；③ n-3 脂肪酸随机对照干预：发现鱼油（富含 C20：5n-3 和 C22：6n-3）干预能改善 2 型糖尿病患者的血糖和血脂。同时鱼油干预能够显著改善大鼠空腹血糖和胰岛素抵抗水平，并能上调大鼠肝脏胰岛素信号通路中关键基因 *Insr*、*Irs1*、*Glut4* 和 *Akt1* 的 mRNA 表达。

通过在我国东北地区居民中开展的人群流行病学并结合动物模型研究发现：①肥胖合并高脂血症人群餐后硬脂酸显著升高，并与胰岛素抵抗正相关；而在动物实验中发现 SREBP-1c 介导了餐后硬脂酸水平的升高，抑制 SREBP-1c 能够显著降低餐后硬脂酸水平；②女性血清低组氨酸水平能够增加肥胖的风险，而补充组氨酸能够抑制炎症反应，改善肥胖个体的胰岛素抵抗；③绝经后女性补钙能够增加血清总胆固醇水平和动脉内膜厚度，提示了缺乏雌激素的条件下，补钙能够通过雌激素受体 GPER 信号通路和钙离子通道 TRPC-1 的交互作用增加胆固醇水平的可能。

而在营养防治动脉粥样硬化（AS）性心血管疾病的基础研究方面主要的进展包括：①率先发现植物化学物花色苷预防 AS 的效应，揭示其激活 ABCG1 介导的 7- 酮基胆固醇逆向转运，抑制脂质合成限速酶甘油 -3- 磷酸酯酰基转移酶活化阻断脂质合成，促进脂联素分泌改善胰岛素抵抗的作用机制，并首次在 AS 高危人群中证实花色苷改善 HDL 功能保护血管功能的效应。②首次在中国人群中证实视黄醇转运蛋白（RBP4）是冠心病发病及病变程度新的营养代谢标志物，揭示了其通过激活肝细胞胆固醇调节元件（SREBP1-c）调控下游脂质合成靶基因的转录，促进肝脏 apoB 的合成与释放，导致高甘油三脂血症的作用机制；首次在我国人群中发现视黄醇代谢关键酶基因多态性与冠心病发病风险之间的关联，揭示视黄醇代谢产物视黄酸（RA）及其核受体信号通路在肝脏脂肪变性中的调控效应。从全新角度解析了视黄醇代谢与 AS 发病之间的关联，拓展了对经典脂溶性维生素生理功能及其代谢与慢病之间关联的认识。

2. 营养感应机制和通路研究

在内质网应激通路在营养感应与代谢平衡方面的调节功能方面，主要研究进展包括：①葡萄糖能够刺激胰岛 β- 细胞中 IRE1α 的磷酸化，并促使脚手架蛋白 RACK1 与 IRE1α 相互作用，同时招募蛋白磷酸酶 PP2A 以调控 IRE1α 的磷酸化水平，进而通过这种"分子刹车"方式动态调节 IRE1α 在胰岛素合成中的促进作用；②发现肝脏中 IRE1α 信号通路可以感应机体能量变化，在禁食情况下 IRE1α 被磷酸化激活，进而参与肝脏中葡萄糖异生通路的调控；而在肥胖与代谢应激状态下，肝脏中 IRE1α 通路的活性异常升高，并且在促发糖代谢紊乱中起着非常重要的作用；③发现长期禁食或喂食产酮饲料能导致肝脏中 IRE1α–XBP1–PPARα 信号通路的激活，表明 IRE1α 在适应性饥饿反应中扮演"营养感应器"的重要角色，参与调节肝细胞中脂肪酸氧化和酮体生成的代谢途径。

关于氨基酸营养感应及其机制方面的研究进展包括：①氨基酸与能量和脂质代谢调控：发现了亮氨酸等必需氨基酸缺乏可快速减少脂肪，增加能耗的分子机制；人群血清氨基酸水平与肥胖发生发展的关联；下丘脑能感应氨基酸水平并通过 S6K1/CRH 及交感神经调控代谢稳态；亮氨酸缺乏能通过影响 leptin 敏感性调控机体能量代谢；下丘脑 CREB/TRH 在感应亮氨酸缺乏调控机体能量代谢的重要作用；②氨基酸调控与胰岛素敏感性：发现了亮氨酸缺乏可增强胰岛素敏感性并阐明通过氨基酸感受器 GCN2 和哺乳动物 mTOR 信号的调节机制；揭示了不同必需氨基酸调控胰岛素敏感性的作用，并发现了人群血清氨基酸水平与胰岛素敏感性的关联；③氨基酸感应调控能量和糖脂代谢的新功能：阐明了活化转录因子 4（ATF4）调控糖脂和能量代谢的新功能和机制；揭示了催乳素受体（PRLR）感应氨基酸水平变化，进而调节肝脏胰岛素敏感性的新功能；揭示 miR-130 通过负调节 GRB10 调控胰岛素敏感性；发现了 SGK1 通过调控 ERK1/2 信号通路调控机体胰岛素敏感性的新功能；揭示 PSAT 通过调节机体丝氨酸水平来调节机体胰岛素敏感性的作用机制。揭示 miR-214 通过靶向 ATF4 调控机体饥饿及胰岛素抵抗状态下糖异生的作用机制。

关于营养与肝脏脂质代谢机制方面的研究进展主要包括：① *Thrsp* 与脂肪肝：首次发现脂肪肝小鼠模型其肝脏 *Thrsp* 表达显著上调；正常小鼠肝脏过表达 *Thrsp* 可明显增加肝脏甘油三酯蓄积，而敲减肝脏 *Thrsp* 则可减少 leptin 受体基因缺陷的 2 型糖尿病（*db/db*）小鼠肝脏甘油三酯水平。核受体 LXR 激动剂 TO901317 可上调野生型及 *LXRβ* 基因敲除小鼠肝脏 *Thrsp* 表达，但在 *LXRα* 基因敲除小鼠及 *LXRα/β* 基因敲除小鼠没有作用；TO901317 诱导肝脏 *Thrsp* 表达主要是通过上调肝脏 SREBP-1 的表达及活性实现，提示 LXR 激动剂 TO901317 通过 *LXRα* 介导、SREBP-1c 依赖的途径上调 *Thrsp* 表达。提示了 *Thrsp* 在脂肪肝发病中发挥重要作用，可以作为干预和治疗脂肪肝的新靶点；②胰源性细胞因子家族成员 FAM3A 和 FAM3B 与肝脏糖脂代谢：首次报道该家族因子 FAM3B 在 *db/db* 小鼠和高脂饮食喂养小鼠肝脏中表达明显增加；肝脏中过表达 *FAM3B* 可促进了肝脏脂质生成，而在 *db/db* 小鼠肝脏中敲减 *FAM3B* 表达则显著改善肝脏的脂质沉积和高血糖水平，提示肝脏 *FAM3B* 过表达可能是脂肪肝发生的重要原因，阻断其作用可望有效改善脂肪肝和肝脏胰岛素抵抗。与之相反，在高脂饮食诱导和 *db/db* 糖尿病小鼠肝脏中，*FAM3A* 表达明显下调；肝脏中特异性过表达 *FAM3A* 可显著改善高血糖、胰岛素抵抗及脂肪肝表型，而敲减正常小鼠肝脏中 *FAM3A* 表达则导致小鼠高血糖和肝脏甘油三酯含量的明显增加。上述研究表明，激活 FAM3A 或抑制 FAM3B 有可能成为治疗糖尿病及脂肪肝的新干预策略。

此外，在葡萄糖等营养感应与代谢性疾病的研究方面还发现：①营养感应蛋白 SIRT1

的作用机理：发现 SIRT1 是 NAD+ 依赖的去乙酰化酶，在营养缺乏时，胰岛素主要靶组织中 SIRT1 蛋白表达量显著增加，而高脂喂养导致的营养过剩状态下 SIRT1 的表达量则显著减少，并且 SIRT1 可以调控胰岛素敏感性和糖脂代谢；②白藜芦醇的代谢调控机制：红葡萄酒、花生等食物中天然存在的 SIRT1 激活剂白藜芦醇、脂肪分化关键调控因子 C/EBPα、具有 NAD+ 合成酶活性的 WldS、小 RNA miR-181a、节律调控关键因子 CLOCK/BMAL1 等可以调节 SIRT1 的表达水平或酶活性，从而调控胰岛素敏感性和糖脂代谢稳态；③β 淀粉样蛋白与糖尿病：提出并初步验证了胰岛素抵抗和 2 型糖尿病的 β 淀粉样蛋白假说，发现 beta 淀粉样蛋白可以通过 JAK2/STAT3/SOCS-1 信号通路诱导胰岛素抵抗的发生。揭示了肝脏小 RNA 修饰和糖尿病的相关性。

围绕着 PAQR3 家族在糖脂代谢紊乱、肿瘤发生和早期发育过程中的生物学功能方面，基础分会的相关团队发现：①细胞器高尔基体在细胞空间上调控多个信号通路并参与了糖脂代谢的稳态平衡，在细胞生物学层面上揭示代谢精细调控机制。包括 PAQR3 对 Raf 激酶的空间调控功能及其对 G 蛋白受体的调控作用，PAQR10 对 Ras 信号通路的影响，PAQR3 对胰岛素信号通路的调控和对肥胖的调控；②发现多个细胞因子参与了糖脂代谢的调控，为代谢性疾病的控制提供了新的思路。包括载脂蛋白 AI 对糖代谢的调控功能及其对脂肪代谢的影响，脂联素受体的转录调控和细胞内吞作用，白介素 22 对脂肪肝的改善功能；③发现肝脏糖原代谢参与了血糖稳态调控以及脂肪肝的形成过程。包括发现肝脏糖原合成亚基对餐后血糖的稳态调控，及其对肝脏脂肪合成的影响；④揭示了酒精性脂肪肝的分子机制。包括 Smad7 对酒精导致肝脏损伤和脂肪肝的影响，以及木樨草素对于酒精性脂肪肝的改善功能。

3. 营养代谢新方法学研究

在新代谢组方法学研究方面，我国在该领域取得的重要进展包括：①发展了核磁共振与色谱—质谱相结合的优化型代谢组分析系列技术、基于代谢组与转录组和微生物组等数据整合分析的系统生物学技术；②结合血浆代谢组与脂肪酸组成分析，研究了雌激素极度缺乏（更年期综合征）导致的代谢变化及雌激素补充、穴位激光照射和埋肠线术等几种治疗对该代谢变化的影响转归规律；③低剂量没食子酸对大鼠血浆、肝脏、尿样和粪样代谢组的影响规律。发现没食子酸促进糖原分解与糖酵解、核苷酸与氨基酸代谢，并且影响菌群代谢，为营养代谢组学研究提供新思路；④分析了高脂饮食及菊粉（一种益生元）干预对大鼠心肌和睾丸的影响，提出了一种高通量的多重单变量数据分析（MUDA）方法，发现在高脂饮食引起大鼠体重显著增长前，就能够观察到心肌等组织的脂肪酸 β 氧化、胆碱代谢、氨基酸及嘌呤嘧啶等代谢变化；⑤研究了长期高脂食物干预对大鼠体液和肝脏的代谢组变化规律。发现血浆和肝脏中多不饱和脂肪酸与单不饱和脂肪酸比值（PUFA/MUFA）是高脂食物引发了宿主的氧化应激的重要标志物，以及肠道菌群和维生素在肥胖的发生发展过程起着重要的作用；⑥发现了肠道内容物代谢物组成与肠道功能及动物发育的某些规律；⑦建立了粪样代谢组分析与微生物组成之间的相关性分析方法，发现正常

BALB/c 小鼠肠道中的常见优势菌 Barnesiella、Prevotella 和 Alistipes 等与短链脂肪酸、氨基酸、初级胆汁酸、木糖、松醇、胆碱等代谢物的相关性，抗生素处理后小鼠肠道的优势菌群如 Bacteroides、Enterococcus 和 Erysipelotrichaceae incertae sedis 等与次级胆汁酸、胆碱、寡糖（水苏糖、棉子糖）等代谢物呈正相关，还发现肠道菌群在松醇代谢中具有关键作用。

4. 营养代谢研究的新思路

心血管系统是运输营养物质的重要器官，而糖尿病和多种代谢性疾病的主要并发症为心血管病变。周斌教授等在揭示心脏冠脉形成和分子调控机制方面取得系列突破性进展，主要包括：①利用遗传谱系示踪技术研究发现心内膜是大部分冠状血管内皮的起源，新生期心脏具有重新生成冠状动脉的能力。打破了以往研究认为出生后心脏的冠状动脉是由胚胎期已经形成的血管扩增而来的观念。该成果发表在 Science 上，该同期发表的专评："破解冠状动脉起源，是一个皇冠般的成就"，并入选"2014 年度中国科学十大进展"；②利用转基因小鼠模型发现心外膜细胞在心脏受损后发生上皮间质转换（EMT），形成间充质样细胞，通过分泌大量促血管新生因子，促进心脏冠状动脉内皮细胞增殖，从而改善心梗后心脏功能的恢复。此外，还利用谱系示踪技术发现心外膜干细胞在心脏发育过程中通过 EMT 参与心肌层发育，并促进冠状动脉血管新生；③发现心外膜下静脉内皮细胞是心脏发育过程中心肌内冠状动脉血管的主要来源，既能够迁移到胚胎心室的致密心肌层形成冠状动脉，也能够在心室表面形成冠状静脉。相关研究论文作为封面文章于 2013 年 9 月在 Cell Res 上发表，该杂志还发表专评："这项研究工作利用新的谱系示踪方法揭示了冠状动脉的胚胎起源以及血管形成过程，为心肌梗死后的血管新生治疗研究提供新的思路"。

而在线粒体功能对疾病发生机制方面，通过利用基因敲除 / 转基因小鼠模型、独特的酵母表达系统、线粒体功能检测系统以及 microRNA 深度测序系统等，我国的科研人员取得了多个重要的进展：①通过研究解偶联蛋白在不同病理生理过程中的作用及对线粒体的调控机制，揭示了其在线粒体调控和代谢疾病发生过程中的核心作用，证明了其作为代谢性疾病药物靶点的应用价值，为清晰阐明线粒体调控网络打下了坚实的基础；②通过研究 microRNA 对线粒体蛋白的调节及其在能量代谢中的功能，揭示了 microRNA 在维持代谢平衡中起到的关键作用，提示了其作为代谢性疾病新型治疗靶点的意义；③通过研究能量代谢相关转录共激活因子 PGC-1α 在肿瘤及心血管代谢疾病中的作用，阐明了其调控多种疾病发生发展的分子机制，对完善线粒体调控网络的研究有重要意义。

三、本学科国内外研究进展比较

1. 营养基因组学与个体化营养

近年来，运用以营养基因组学（基因组、表观遗传组、转录组、蛋白质组和代谢组）研究个体化营养已成为国际营养科学领域研究前沿和热点。由于单个的营养素对于机体表型的影响非常微小，而人类食物中的生物活性物质极为复杂，因此多组学研究手段更加凸显了它的用武之地。最近美国营养学会（ASN）提出的21世纪"营养研究需求"（Nutrition Research Needs）将"个体化营养"作为6个优先发展领域之首，并将营养基因组学与生物信息学、数据库、生物标记物和成本效益分析一起作为5个创新营养研究的必要工具。"个体化营养"研究中，着重研究个体对食物代谢的反应多样性及形成的原因，并解析那些引发个体对食物产生相同或不同反应的遗传、表观遗传和种族（民族）等因素，从而为制定个体化营养干预和包括膳食参考摄入量等相关政策提供更好的循证依据。而ASN认为开展多样性研究需要：①组学：借助营养基因组的手段研究特定食物或营养素是如何通过基因、蛋白质和代谢物的相互作用从进而影响个体的未来健康。通过研究营养素是如何被消化、吸收和代谢，以及其的生理功能，也有助于评估个体的营养状况及发现新的营养和疾病生物标记物；②微生物菌群：探讨是否微生物菌群在个体产生对食物多样性反应及其在疾病发生发展中的重要角色。同时了解膳食和环境因素对表观遗传和微生物菌群的影响程度；③生物网络：更好地了解个体生物学（DNA、RNA和蛋白质谱）网络，以及这些网络是如何调控个体对特定膳食和食物代谢反应的，而包括营养素、其他膳食成分、细菌、病毒和化学污染物等环境因素的相互作用均可能影响特定食物和膳食的生物网络应答；④组织的特异性和时间性：阐述膳食因素影响组织发育和功能多样性的机制，其中包括了解对膳食因素最为敏感的组织和器官，以及在生命周期中哪些关键时期会发生怎样的影响。

营养基因组学作为重要工具，美国营养学会认为还可以用于6个优先发展领域中的其他领域。如在领域2：营养对健康生长、发育和生殖的作用研究中，可以通过表观遗传学或基因印迹研究在生长发育的关键时期尤其是生命早期（如孕期）营养对婴幼儿和其一生健康的影响。在领域3：营养在健康维护研究中，不仅需要通过更多的研究确保膳食营养素参考摄入量（Dietary Reference Intakes，DRIs）能维护所有亚群（从婴儿到老人）的健康，使整个生命周期的营养推荐量能"匹配"个体化的生理需求；同时也涉及更好地界定人类肠道菌群，并根据饮食、年龄、生理状态和疾病等状态变化使之能维持人体最佳的生理机能。在领域4：营养在医疗管理中的作用研究领域中，为了改善疾病医疗管理，需要了解个体基因差异导致机体对饮食、特殊膳食或新的食物成分产生有益或不良的反应，并对个体当下和将来疾病发生发展的影响，促进疾病防治过程中的"个体化营养"模式的建立和实施。

尽管国际上提出营养基因组学概念已经有10余年，但国内外目前以多组学技术为基础的个体化营养目前仍处于早期的探索阶段。现有的研究成果主要局限于基因变异与单个或少数几个营养素的关系，及其交互作用对健康的影响，而非多组学的整合。例如，目前在欧洲人群和中国人群中均发现那些携带多个与维生素D代谢相关的风险等位基因（*GC*，*NADSYN1/DHCR7*）其血液25羟基维生素D的水平显著降低，因而需要摄入更多的维生素D来维持人体的生理功能。

2. 营养与肠道菌群

近年来，有关肠道菌群的研究已成为国际上的一个热点。肠道菌群作为环境因素，影响着宿主的健康。例如，有研究发现：肥胖倾向的人肠道内的菌群更容易从食物中吸收热量，并提高肠道通透性，促使内毒素进入循环，刺激机体的慢性轻度炎症，导致肥胖及代谢性疾病。最近 David 等 [43] 在健康志愿者中发现，摄入动物性或者植物性膳食可以在短期内改变肠道菌群的结构，其中动物性膳食增加了耐胆汁菌种的丰度，减少了代谢植物多糖的菌种如厚壁菌门的丰度，而植物性膳食富含膳食纤维能增加菌群中代谢植物多糖的菌种。De Vadder 等在动物模型中发现，丙酸和丁酸能通过不同途径促进肠道糖异生（Intestinal gluconeogenesis，IGN）。而肠道糖异生能刺激门静脉葡萄糖感应器，传递信号到大脑，从而有助于改善葡萄糖代谢。有研究者甚至认为将来有可能在减肥过程中根据菌群组和经典临床生物标记将个体分类给予不同的生活方式干预、特定的膳食或者益菌素，经典的或者新的益生菌，膳食和益生菌结合，特定的药物或者减肥手术。然而《自然》杂志指出：需要对菌群科学需要持适当的怀疑。目前存在的问题包括：①方法学：目前基于16SrRNA 的这种基因的分析只能给一个大致的范围。然而即便是同一个微生物物种，种群之间的基因区别也很大；②因果关系还是相关性？不仅肠道菌群能影响营养的代谢和人体的健康，而饮食结构也会影响人体微生物菌落构成和人体的身体健康，此外人体健康状况如衰老相关的免疫和消化功能低下也可能影响微生物菌落构成；③微生物菌落的作用机理是什么？这方面的研究有待于新方法的开发和实践，如提取特定细菌培养和移植和器官芯片（Organ-on-a-chip）等；④现有实验室的结果在多大程度上能反映实际问题？如无菌小鼠分别接受了一胖一瘦人类双胞胎的肠道菌群后，虽然接受肥胖菌群的老鼠体脂增加，而接受瘦菌群的老鼠依然瘦，而当这两种小鼠在特定饮食条件下混合饲养时，接收了肥胖菌群的小鼠会被瘦的菌群影响而体脂不增加；⑤现有的实验结果是否存在其他的解释如基因和营养等环境因素？最近的 Peter J. Turnbaugh 研究组的通过对近交系小鼠，远交群小鼠和转基因小鼠实验发现，肠道菌群受饮食的影响要比受基因型的影响更大，这或许能够解释同种个体之间肠道菌群为什么会存在各种差异。然而该研究结果仍需要在人群中进行验证。虽然目前我国在该领域的研究已取得了一些重要进展，但在肠道菌群致病机理研究方面仍与发达国家存在一定差距。

3. 从进化的角度研究营养适应性

从进化学的角度来看，不同地区的生活方式和饮食习惯会在人类的基因组中留下烙印。在早期人类离开非洲迁移至欧亚大陆的过程中，欧亚人群为了适应北半球所特有的食物营养环境从而进化出了独特的营养素吸收、转运、储存、代谢的调控方式和生理特征。如在欧亚人群中拥有更多唾液淀粉酶基因（AMY1）拷贝的人能够更加快速、有效地分解代谢食物中的淀粉；乳糖酶基因（LCT）的变异则有助于牛奶等乳制品的代谢，促进钙、维生素 D 等多种重要营养素的吸收；应对缺铁环境的选择压力，欧亚人群进化出了不同的 HFE 基因变异来提高非血红素铁（Non-heme iron）的吸收，而非血红素铁的调控对于控制人体内的铁稳态起着至关重要的作用。最新我国的科研人员发现，欧洲人群脂代谢通路基因上的尼安德特人基因序列的渗入比例是亚洲人群的3倍，这些基因使欧洲人能更有效地代谢脂肪获取能量，以抵御寒冷的气候。这些研究均提示：人类在进化过程中因环境压力形成"营养适应性"的改变会影响其对特定营养素的代谢和需求，因此营养学的研究离不开人类进化的过程。然而该领域研究国际上起步不久，我国这方面的研究目前仍非常有限。

4. 营养对基因的表观遗传学修饰

个体间的遗传背景、表观遗传学修饰的差异会通过影响营养素感应、代谢及内环境稳态的调控，最终导致个体或亚人群间在营养需求和疾病易感性方面的差异。目前，基于全基因组关联研究能通过常见人类基因组多态性位点解释20% ~ 40%以上的疾病遗传易感性。虽然这些位点几乎都处于基因内含子或基因间区域，并不直接参与基因编码，过去也一直被认为不是真正的致病基因位点，但目前通过功能基因组学研究已逐步证实这些位点能够通过改变转录因子结合、DNA甲基化程度或染色质结构等表观遗传修饰来改变致病基因产物在特定组织，如2型糖尿病或肥胖相关组织（胰岛、脂肪、肌肉）中表达与调控。因而，营养对基因的表观遗传学修饰被认为是影响基因功能和相关疾病表型的重要因素。现有的研究提示：父母亲的营养或生命早期环境暴露可能通过表观遗传学修饰在染色质结构层面上产生印记（Genomic imprinting），进而重塑相关基因的调控网络，影响后代的疾病易感性。例如，著名的"荷兰饥荒研究"发现：出生于荷兰饥荒年间的儿童与食品供应正常时出生的儿童相比在成年后更容易出现肥胖、胰岛素抵抗和餐后血糖升高。与此同时，肥胖或糖尿病母亲的后代从儿童期开始罹患肥胖和代谢综合征风险会增高。而动物研究也显示孕期和哺乳期营养过剩导致子代的胰岛素抵抗和代谢异常的影响会持续到成年。表观遗传系由非基因序列改变引起，并能稳定遗传的基因表达水平的改变。哺乳动物的表观遗传学修饰主要有DNA甲基化、组蛋白修饰、染色质重塑和非编码RNA调控等方式。一项在孕期经历饥荒的欧洲人群中开展的研究显示，孕期营养不良会修饰胰岛素样生长因子基因（Insulin-like growth factor 2，IGF2）的甲基化状态，而这一甲基化修饰可在后代中持续60年以上。而另一项研究分析了5 ~ 14岁儿童血液中peroxisomal proliferator-γ-co-activator-1α启动子区，发现有4个CpG位点的甲基化水平可以预测肥胖程度。Moleres等人在107名进行减重治疗的肥胖青少年研究中发现，在AQP9、DUSP22、HIPK3、TNNT1和TNNT3附近的5个区域CpG位点甲基化水平可以区分减重应答者与非应答者，提示DNA甲基化水平可能是影响该营养干预效果的分子机制之一。目前研究还认为胞嘧啶甲基化是一种与转录沉默有关的DNA修饰，虽然已知甲基化调控因子与人类疾病有关，但目前这些因子是如何导致疾病如癌症仍不太清楚。而DNA甲基化的基因组图谱提示了DNA序列的读取很大程度上取决于局部甲基化模式。鉴于阐述甲基化调控和功能以及其作为细胞生物标记在基础生物学和生物医药的重要用途，这方面的研究被列为2014年底《自然》期刊发表的专刊《生物学研究的前沿领域》的五大重点内容之一，但国内相关的研究仍处于起步阶段。

5. 营养感应机制和通路

2014 年底《自然》期刊发表的专刊《生物学研究的前沿领域》将营养感应机制和通路的研究作为今后的五大重点内容之一。对环境中营养水平的波动进行感知和应答，是生命必须具备的基本能力。营养缺乏是一种重要的选择压力，推动着绝大多数细胞过程的进化。激素信号负责协调和整合不同通路，检测细胞内外的糖、氨基酸和脂质水平。在食物充足的情况下，营养感知通路主要进行合成代谢和储存，而营养匮乏会触发稳态机制，比如通过自噬调动内部储备。机体的多个组织器官具有特定的营养素感应通路，能根据营养的变化精细地调控和维持糖脂代谢稳态。营养感应机制障碍以及不同营养成分的失衡会引起细胞应激反应，细胞内信号及分泌因子的改变，蛋白质修饰的变化等进而诱发机体代谢调控网络发生紊乱并进入恶性循环，导致肥胖、脂肪肝和糖尿病等慢性代谢性疾病及其激发的心血管疾病等。例如，氨基酸调控能量代谢的一个重要靶点是 mTOR，细胞内存在 mTORC1 和 mTORC2 两种不同的复合体。最近研究发现，胰岛素 /IGF-1 信号通路的负调控因子 Grb10 能抑制亮氨酸刺激的 S6K 磷酸化，首次提出了 mTORC1 信号通路负反馈调控的新机制。而 Grb10 脂肪组织的特异性敲除小鼠则表现出肥胖、胰岛素抵抗、脂肪肝等表型，提示了 Grb10 负调控 mTORC1 信号通路在机体能量代谢中的重要作用。最近两篇发表在《自然》杂志上的文章分别介绍了在欧洲人群中发现的 97 个与体质指数（BMI）和 49 个与腰臀比（WHR）相关联的基因位点。其遗传多态性不仅解释了与 BMI 和体脂分布相关的个体间的差异，同时还影响了中枢神经对食欲的调控，营养感应（mTOR 和谷氨酸信号通路）、胰岛素分泌等多个通路的基因表达调控。而膳食和生活方式等环境因素与基因间的相互作用也可能影响营养感应通路和糖脂代谢稳态调控，进而改变个体对特定营养和食物的反应性及代谢性疾病易感性。迄今为止，我国在氨基酸营养感应方面处于国际前沿地位，对其他营养素感应如饥饿和葡萄糖感应等方面也取得了一些重要进展，但是与国际前沿仍存在着一定的差距。

四、本学科发展对策措施

近年来，我国在营养的基础研究领域的科研实力显著增强，已取得了一系列国际瞩目的重要进展，然而由于长期以来的缺乏投入，我们在营养基础研究与国际前沿水平相比依然严重滞后。因此，通过十三五的宏观和整体的战略布局，有望通过多学科的交叉互补和多种先进研究手段的运用，在全面阐述中国人特定遗传背景下的营养需求和导致营养代谢失衡的原因和相关机理方面取得重大进展，从而为制定符合中国人群和个体遗传及生活方式特点的"精准营养"标准、膳食指南、膳食指导和重大慢性疾病的"精准"预防和干预，以及国家相关的政策提供循证依据。

随着"精准医学"计划的启动，可以预示"精准营养"的时代也将到来。正如美国国立卫生研究院（NIH）的负责人 Francis Collins 指出："精准医学"并非是全新概念，而主要是基于近年来在基础研究和技术领域的发展，以及包括基因组学、蛋白质组学和代谢组学和大数据等的应用。而新的地方在于通过缜密的研究计划为从概念转化为现实提供科学依据，并从多学科招募最优秀的专家组成梯队，这与营养科学研究也有许多相通之处。但这需要多领域和学科的专家的携手合作，凝练出类似美国营养学会的 21 世纪"营养研究需求"那样的中国版的"营养需求研究"和优先发展领域。为了提升我国基础营养的研究水平，我国亟须大力发展多组学、稳定同位素标记、代谢车和数码和影像学等先进的检测技术。通过利用基因组、表观基因组学、转录组学、蛋白质组学和非靶向和靶向代谢组学和其他先进研究手段并结合分子、细胞和动物模型机理研究，重点研究：①中国人群和亚人群的膳食、营养素（宏量和微量营养素）摄入和相关的生物标记物的特征，以及不同性别、年龄、地域、民族之间的差异程度，从而为建立精准的营养需求和评估标准提供科学依据；②明确不同个体间对特定膳食组成的多样性反应的机理；阐明特定食物活性成分对健康的影响，以及遗传、表观遗传和肠道菌群对食物代谢应答的修饰作用和机制；③通过对食物成分的多组学研究，发现特定营养素、食物生物活性成分相关的生物标记物，明确其与人体营养代谢标记的关系及遗传变异和肠道菌群等调控因素；④明确与重大慢性疾病迅速流行相关的主要膳食环境因素，以及基因—基因、基因—营养素和基因–表型的相互作用对营养素代谢的影响和相关的调控网络；⑤发现对重大慢性疾病具有早期预警能力的营养代谢生物分子标记物，并建立早期预测模型；⑥从人类进化、生命早期营养等多个视角解析营养和基因相互作用对特定营养需求和疾病易感性的生物学和病因学机制。与此同时，目前国内虽然在营养感应通路与糖脂代谢调控分子网络机理研究方面取得了一定进展，但如能结合与营养感应通路调控相关的遗传和表观遗传方面的研究，将会增进我们对个体之间在营养应答多样性和代谢性疾病易感性差异相关的生物学基础的理解，从而为今后精准营养提供理论指导

总之，基础营养分会在成立后短短的几年中在学会同仁的支持和全体会员的努力下已取得了令人瞩目的业绩，并成为引领我国基础营养研究的中坚力量。通过创新营养科学，运用新的视角和新的研究技术和手段，分会全体成员将有望在营养的基础研究方面取得突破性进展。同时，分会竭力为增进国际国内的学术交流、科技传播和成果共享打造一流的平台，为促进我国居民的营养健康和赶超国际前沿水平做出应有的贡献。

— 参考文献 —

［1］ WHO. Global status report on noncommunicable diseases 2014［R］. 2014.

［2］ 韩建华，高永海，蔡恩昌，等. 我国慢性病防治策略现状与思考［J］.《中国健康教育》，2014，30：1118-1120.

［3］ Chan JCN, Zhang Y, Ning G. Diabetes in China: a societal solution for a personal challenge［J］. The Lancet

Diabetes & Endocrinology, 2：969–979.

［4］Yang W，Weng J. Early therapy for type 2 diabetes in China［J］. Lancet Diabetes Endocrinol, 2014, 2：992–1002.

［5］郝喆. 浅谈 "双重营养不良"［J］.《中国民康医学》, 2015, 27：77–79.

［6］何莲. 试论膳食营养防治疾病的效果分析［J］.《中国卫生标准管理》, 2015, 6：2–3.

［7］Yu DX，Sun Q，Ye XW，et al. Erythrocyte trans–fatty acids，type 2 diabetes and cardiovascular risk factors in middle–aged and older Chinese individuals［J］. Diabetologia, 2012, 55：2954–2962.

［8］Zong G，Sun Q，Yu D，et al. Dairy consumption，type 2 diabetes，and changes in cardiometabolic traits：a prospective cohort study of middle–aged and older Chinese in Beijing and Shanghai［J］. Diabetes Care, 2014, 37：56–63.

［9］Zong G，Zhu J，Sun L，et al. Associations of erythrocyte fatty acids in the de novo lipogenesis pathway with risk of metabolic syndrome in a cohort study of middle–aged and older Chinese［J］. Am J Clin Nutr, 2013, 98：319–326.

［10］Liu X，Zhang G，Ye X，et al. Effects of a low–carbohydrate diet on weight loss and cardiometabolic profile in Chinese women：a randomised controlled feeding trial［J］. Br J Nutr, 2013, 110：1444–1453.

［11］Liu G，Sun L，Pan A，et al. Nickel exposure is associated with the prevalence of type 2 diabetes in Chinese adults［J］. Int J Epidemiol, 2015, 44：240–248.

［12］Li H，Gan W，Lu L，et al. A genome–wide association study identifies GRK5 and RASGRP1 as type 2 diabetes loci in Chinese Hans［J］. Diabetes, 2013, 62：291–298.

［13］Lu L，Sheng H，Li H，et al. Associations between common variants in GC and DHCR7/NADSYN1 and vitamin D concentration in Chinese Hans［J］. Hum Genet, 2012, 131：505–512.

［14］Gan W，Guan Y，Wu Q，et al. Association of TMPRSS6 polymorphisms with ferritin，hemoglobin，and type 2 diabetes risk in a Chinese Han population［J］. Am J Clin Nutr, 2012, 95：626–632.

［15］Chen P，Takeuchi F，Lee JY，et al. Multiple nonglycemic genomic loci are newly associated with blood level of glycated hemoglobin in East Asians［J］. Diabetes, 2014, 63：2551–2562.

［16］Zhu J，Loos RJ，Lu L，et al. Associations of genetic risk score with obesity and related traits and the modifying effect of physical activity in a Chinese Han population［J］. PLoS One, 2014, 9：e91442.

［17］Zhu J，Zong G，Lu L，et al. Association of genetic predisposition to obesity with type 2 diabetes risk in Han Chinese individuals［J］. Diabetologia, 2014, 57：1830–1833.

［18］Zhu J，Sun Q，Zong G，et al. Interaction between a common variant in FADS1 and erythrocyte polyunsaturated fatty acids on lipid profile in Chinese Hans［J］. J Lipid Res, 2013, 54：1477–1483.

［19］Yao P，Lu L，Hu Y，et al. A dose－response study of vitamin D3 supplementation in healthy Chinese：a 5–arm randomized，placebo–controlled trial［J］. European Journal of Nutrition, 2015：1–10.

［20］Zheng JS，Arnett DK，Parnell LD，et al. Genetic variants at PSMD3 interact with dietary fat and carbohydrate to modulate insulin resistance［J］. J Nutr, 2013, 143：354–361.

［21］Huang T，Sun J，Chen Y，et al. Genetic variants in desaturase gene，erythrocyte fatty acids，and risk for type 2 diabetes in Chinese Hans［J］. Nutrition, 2014, 30：897–902.

［22］Chu X，Liu L，Na L，et al. Sterol regulatory element–binding protein–1c mediates increase of postprandial stearic acid，a potential target for improving insulin resistance，in hyperlipidemia［J］. Diabetes, 2013, 62：561–571.

［23］Zhu Y，Huang X，Zhang Y，et al. Anthocyanin supplementation improves HDL–associated paraoxonase 1 activity and enhances cholesterol efflux capacity in subjects with hypercholesterolemia［J］. J Clin Endocrinol Metab, 2014, 99：561–569.

［24］Xia M，Liu Y，Guo H，et al. Retinol binding protein 4 stimulates hepatic sterol regulatory element–binding protein 1 and increases lipogenesis through the peroxisome proliferator–activated receptor–gamma coactivator 1beta–dependent pathway［J］. Hepatology, 2013, 58：564–575.

［25］Zhu W，Jia Q，Wang Y，et al. The anthocyanin cyanidin–3–O–beta–glucoside, a flavonoid, increases hepatic glutathione synthesis and protects hepatocytes against reactive oxygen species during hyperglycemia: Involvement of a cAMP-PKA-dependent signaling pathway [J]. Free Radic Biol Med, 2012, 52：314-327.

［26］ Mao T, Shao M, Qiu Y, et al. PKA phosphorylation couples hepatic inositol-requiring enzyme 1alpha to glucagon signaling in glucose metabolism [J]. Proc Natl Acad Sci U S A, 2011, 108：15852-15857.

［27］ Shao M, Shan B, Liu Y, et al. Hepatic IRE1alpha regulates fasting-induced metabolic adaptive programs through the XBP1s-PPARalpha axis signalling [J]. Nat Commun, 2014, 5：3528.

［28］ Xia T, Zhang Q, Xiao Y, et al. CREB/TRH pathway in the central nervous system regulates energy expenditure in response to deprivation of an essential amino acid [J]. Int J Obes (Lond), 2015, 39：105-113.

［29］ Xiao F, Xia T, Lv Z, et al. Central prolactin receptors (PRLRs) regulate hepatic insulin sensitivity in mice via signal transducer and activator of transcription 5 (STAT5) and the vagus nerve [J]. Diabetologia, 2014, 57：2136-2144.

［30］ Li K, Zhang J, Yu J, et al. MicroRNA-214 Suppresses Gluconeogenesis by Targeting Activating Transcriptional Factor 4 [J]. J Biol Chem, 2015, 290：8185-8195.

［31］ Wu J, Wang C, Li S, et al. Thyroid hormone-responsive SPOT 14 homolog promotes hepatic lipogenesis, and its expression is regulated by liver X receptor alpha through a sterol regulatory element-binding protein 1c-dependent mechanism in mice [J]. Hepatology, 2013, 58：617-628.

［32］ Wang C, Chi Y, Li J, et al. FAM3A activates PI3K p110alpha/Akt signaling to ameliorate hepatic gluconeogenesis and lipogenesis [J]. Hepatology, 2014, 59：1779-1790.

［33］ Wu J, Zhang F, Yan M, et al. WldS enhances insulin transcription and secretion via a SIRT1-dependent pathway and improves glucose homeostasis [J]. Diabetes, 2011, 60：3197-3207.

［34］ Zhou B, Zhang Y, Zhang F, et al. CLOCK/BMAL1 regulates circadian change of mouse hepatic insulin sensitivity by SIRT1 [J]. Hepatology, 2014, 59：2196-2206.

［35］ Zhang Y, Zhou B, Zhang F, et al. Amyloid-beta induces hepatic insulin resistance by activating JAK2/STAT3/SOCS-1 signaling pathway [J]. Diabetes, 2012, 61：1434-1443.

［36］ Wang L, Wang X, Li Z, et al. PAQR3 has modulatory roles in obesity, energy metabolism, and leptin signaling [J]. Endocrinology, 2013, 154：4525-4535.

［37］ Zhang Y, Xu D, Huang H, et al. Regulation of glucose homeostasis and lipid metabolism by PPP1R3G-mediated hepatic glycogenesis [J]. Mol Endocrinol, 2014, 28：116-126.

［38］ Liu G, Zhang Y, Liu C, et al. Luteolin alleviates alcoholic liver disease induced by chronic and binge ethanol feeding in mice [J]. The Journal of nutrition, 2014, 144：1009-1015.

［39］ Zhang L, Wang Y, Xu Y, et al. Metabonomic Analysis Reveals Efficient Ameliorating Effects of Acupoint Stimulations on the Menopause-caused Alterations in Mammalian Metabolism [J]. Sci Rep, 2014, 4.

［40］ An Y, Xu W, Li H, et al. High-Fat Diet Induces Dynamic Metabolic Alterations in Multiple Biological Matrices of Rats [J]. Journal of Proteome Research, 2013, 12：3755-3768.

［41］ Tian X, Hu T, Zhang H, et al. De novo formation of a distinct coronary vascular population in neonatal heart [J]. Science, 2014, 345：90-94.

［42］ Zhang L, Hou D, Chen X, et al. Exogenous plant MIR168a specifically targets mammalian LDLRAP1: evidence of cross-kingdom regulation by microRNA [J]. Cell Res, 2012, 22：107-126.

［43］ David LA, Maurice CF, Carmody RN, et al. Diet rapidly and reproducibly alters the human gut microbiome [J]. Nature, 2014, 505：559-563.

［44］ De Vadder F, Kovatcheva-Datchary P, Goncalves D, et al. Microbiota-generated metabolites promote metabolic benefits via gut-brain neural circuits [J]. Cell, 2014, 156：84-96.

［45］ Hanage WP. Microbiome science needs a healthy dose of scepticism [J]. Nature, 2014, 512：247-248.

［46］ David LA, Maurice CF, Carmody RN, et al. Diet rapidly and reproducibly alters the human gut microbiome [J].

Nature, 2014, 505: 559-563.

[47] Clarke-Harris R, Wilkin TJ, Hosking J, et al. Peroxisomal proliferator activated receptor-γ-co-activator-1α promoter methylation in blood at 5-7 years predicts adiposity from 9 to 14 years (EarlyBird 50) [J]. Diabetes. 2014, DB_130671.

[48] Moleres A, Campión J, Milagro FI, et al. Differential DNA methylation patterns between high and low responders to a weight loss intervention in overweight or obese adolescents: the EVASYON study [J]. The FASEB Journal, 2013, 27: 2504-2512.

[49] Locke AE, Kahali B, Berndt SI, et al. Genetic studies of body mass index yield new insights for obesity biology [J]. Nature, 2015, 518: 197-206.

[50] Shungin D, Winkler TW, Croteau-Chonka DC, et al. New genetic loci link adipose and insulin biology to body fat distribution [J]. Nature, 2015, 518: 187-196.

撰稿人: 林　旭　李　铎

ABSTRACTS IN ENGLISH

Comprehensive Report

Research and Development of Nutrition Science

Nutrition science mainly studies the relationship between food and status of health. Nutrition science interprets the interaction of nutrients and other substances in food in relation to health and disease of human body. It explores nutrient needs of human body under different conditions. It includes food intake, digestion, absorption, catabolism, assimilation and excretion. Modern nutrition also contains nutrition ecology such as relationship between diet and human behavior, sustainable environnment and social economics.

The report analyzes the development level and trend of China's current nutrition science research from three aspects namely the latest research progress, comparison of research progress at home and abroad, and trends and prospects of China's nutrition science. The report elaborates characteristics of nutrition discipline, and sums up new progress and main achievements in branch subjects, such as public nutrition, clinical nutrition, maternal and children nutrition, elderly nutrition, especial nutrition, trace element nutrition, food nutrition, nutrition and metabolism, nutrition and chronic diseases, etc. The report analyzes the scientific investments and directions in America, Canada, Australia, France and German, in the aspect of the summary of the gap and achievement of research situation in China.

Through the application of literature metrology, the report summarizes the new progress and breakthrough in the field of nutrition science, issues discussed from authoritative international conferences as well as projects supported by authoritative funding agencies of the past five years. The report combs advanced topics and frontier subjects of China's nutrition science, and puts forward the future development trend of nutrition science. In conclusion, the report provides important information for the rapid development of nutrition discipline, and offers detailed data and facts to tap into the potential of China's nutrition science.

Written by Yang Yuexin, Guo Junsheng, Cheng Yiyong, Ma Aiguo

Reports on Special Topics

Research and Development of Public Health Nutrition

Public Health Nutrition is an emerging discipline of nutrition science in China. Despite relatively short history, only several decades, this subject has been continuously expanding integrated closely with domestic social needs and development. In recent years, a series of study has been carried out in the field of nutrition epidemiology. The measurement of nutrition education was explored and applied into reality. Meanwhile, some meaningful achievements have been made in the field of nutrition guidance, basic tool and related policy research. Since 2014, the work to revise the Dietary Guidelines for Chinese Residents has started. The majority of work focused on the basic research and revision has been completed. It is planned to publish new edition of Chinese dietary guidelines by the end of 2015. Through joint efforts of nearly100 experts in the past three years, the book *Chinese Dietary Reference Intakes (2013)* was published in 2014 and has become important basic tools in the field of nutrition science. Chinese government has released "Outline of the Development of Food and Nutrition in China (2014—2020)" and "National Planning for Children Development in Impoverished Area (2014—2020)". Also, nearly twenty nutrition standards have been constructed and promulgated. However, there are still gaps between China and some developed countries in terms of academic thinking and technical methods in public health nutrition research. The key issues are the repetitive or replicative nature of most domestic studies and the lack of original innovation. The developed countries have achieved breakthrough in academic thinking and techniques, especially in the field of nutrition and economy, nutrition and geographical space, dietary patterns, and urbanization which provide a new direction for the development of global public health nutrition. In the future, our public health nutrition should seek great development in the following aspects based on international academic frontier and domestic social needs: (1) establishing fundamental and supporting platform of database serving policy system of nutrition and health; (2)developing nutrition survey and health diagnosis of big data integration; (3)performing multilevel and systematic nutritional intervention and evaluation; (4)advancing informative and intellective dissemination and application of nutrition knowledge.

Written by Zhang Bing, Wang Huijun, Zhai Fengying, Yi Guoqin, Wang Zhihong

Research and Development of Clinical Nutrition

Malnutrition is widespread in hospitals. Clinic nutrition in the management of disease-related malnutrition has consistently been shown to have significant benefits for patients. Good nutritional care is a vital part of overall care and includes nutritional risk screening and nutritional care planning which includes appetizing and nutritious food and nutritional support of enteral and parenteral nutrition. Compulsory routine check for nutritional risk screening and assessment are recommended when patients admitted into hospitals. Moreover, registered dietitians and their education and training as well as relevant nutritional regulations are urgently required in China. Proceedings in clinic nutrition including nutritional risk screening and their relation to clinic outcome, early enteral nutrition, glutamine in critically ill patients, nutritional support in inflammatory bowel disease and cancer/tumor etc are also briefly summarized in the capter.

Written by Xue Changyong, Sun Xin, Sun Mingxiao, Zhang Qian, Zhang Pianhong

Research and Development of Maternal and Child Nutrition

Maternal and child nutrition is one of most active part of nutrition science, with pregnant and lactating women, infants and young children as target subject population, using methodology of nutritiology, through the observation of direct or indirect relationship between diet and health, to explorer biological and social measures for improving nutrition and health of maternal and child population. The discipline has been developing rapidly in recent years, with harvest research and practical achievements on nutrition and health status and dietary intake of the populations, maternal weight gain and pregnancy outcome, breastfeeding, complementary feeding, feeding and eating behavior, nutrition for brain and cognitive development, breast milk composition, early life nutrition and late health, infant intestinal micro-ecology. But compared with international study, there is still a big gap on research advancement, especially in feeding pattern and eating behavior of infant and young child, nutrition and cognition, bioactive components in breast milk, probiotics and prebiotics in infant nutrition and allergic diseases. The future efforts should be focused on mechanism of early nutrition on the long-term health effects, including the influences of dietary protein level of maternal and infant on endocrine, growth, development and disease risk of off springs; the mechanism for epigenetic regulation of dietary ingredients; appropriate feeding pattern and healthy eating behavior; effects of maternal diet on offspring food preference and benefits of probiotics and prebiotics for nutrition and preventing allergic diseases.

Written by Wang Zhixu, Lai Jianqiang, Su Yixiang

Research and Development of Geriatric Nutrition

As aging becomes more and more serious in China, the demand for the health care and support in the elderly is increasing, which promotes the rapid development in geriatric nutrition during the recent 5 years. The relation between nutrition and successful aging was learned, and related measurements were proposed and carried out, which led the foundation of the system in theory and practice for successful aging. The nutritional risk was screened among the elderly with MNA-SF, the elderly with high risk were found, and nutritional intervention was made in the hospitals and communities. The old patients with dysphagia were classified and individual nutritional support was made. All the nutritional interventions were satisfied. Based on the discussion of sarcopenia in the elderly, the agreement for sarcopenia among the Chinese experts was announced in 2015, which might help the prevention, early diagnosis and treatment of sarcopenia. It was also learned that neck circumference might be helpful for the diagnosis of the metabolism syndromes in the elderly and the BMI for the adults might not fit for the elderly, the BMI for the elderly should be improved. It was found that the cognitive disorder was related to the status of homocystein and zinc, and blueberry extracts supplementation might delay the progress in cognitive disorder in the elderly. It was concluded that the diet of the centenarian in China was characterized with rich cereal and vegetables, fruits and little animal foods. These achievements were similar to those made in foreign countries. It is proposed that more nutritional research should be made in the future for the research on the relationship between nutrition and aging, the predict index, evaluation model and measurements for successful aging, simple screen method for nutritional risk, individual nutritional intervention, prevention of sarcopenia, which may promote the successful aging early.

Written by Zhang jian, Sun Jianqin, Mo Baoqing, Zhu Huilian, Jiang Yugang

Research and Development of Nutrition for Populations in Extreme Conditions

Some people have to live or work temporarily or for a long time in extreme conditions, including high mountain, hot or low temperature areas and other stressful conditions. In comparison to those living or working in comfortable conditions, they have special nutritional needs when they are exposed to various extreme conditions. In 1986, Chinese Nutrition Society established a special academic group: Nutrition for Populations in Extreme Conditions. This group is aimed to promote the collaboration among the scientists working within this field and provide evidence-based nutritional interventions for populations living or working in extreme conditions. Since then, remarkable progresses have been achieved in this field. A Chinese book named "Nutrition in Special Conditions" was published firstly in 1990 and revised in 2009. In recent years, many nutritional surveys were conducted in populations living, working or training in high mountain, hot or low temperature areas, such as athletes, soldiers, minorities and so on. The results showed that the diet patterns they consumed were not well balanced. Meanwhile, the nutritional status was not adequate and deficiencies of vitamins and trace elements were a common problem based on physical examination and biochemical assessment. As a result, the health status and physical performance were compromised severely. Several effective nutritional intervention measures have been developed so as to improve the nutritional status and physical performance of the people living, working or training in extreme conditions. Daily dietary allowances were revised for athletes and soldiers. Nutritional supplements or functional foods have been also prepared and tested in the field. Additionally, some studies showed that some phytochemicals were potential in improving physical performance in extreme conditions. In the future, more studies should be carried out on dietary pattern, nutritional status and nutritionally related herb medicine among the original inhabitants living in extreme environments, which may bring new insights into the mechanisms involved in the acclimatization of extreme conditions and help newcomers get acclimatized rapidly and successfully in extreme conditions. It is also worthwhile to further investigate the biological properties and effective components of the herbs or special plants growing in the extreme environments, that have been used widely in Chinese folk medicine.

Written by Guo Changjiang, Li Keji, Wang Feng

Research and Development of Trace Element Nutrition

There has accumulated experience of application of mineral drugs in China, but modern trace element scientific research was appeared rather late and believed only about 60 years history. The research of selenium during 1960s-1970s has leaded a scientific brake through and DRIs of selenium from WHO/FAO/IEAE is mainly supported by the data from Chinese studies. Universal Iodine Salt as national mandatory policy based on large population studies has covered more than 95% Chinese population and IDD that risked about 700 millions population has been under controlled. The achievement of selenium and iodine along with other elements stimulates the growth of trace element studies. In recent year, there showed a significant increase of published papers and books of trace element on nutrition, health and biology etc. Iodine and iron nutrition status of population have been integrated into project of national nutrition and health monitoring. Data of trace elements composition in foods and diets consistently accumulated, Trace element DRIs were revised and released in 2014. Studies on element metabolism and metabonomics/ metabolomics in iron, zinc, iodine, copper etc. have taken progress and it is reported that some of them reaches the frontier of the area globally. Researches on trace element profiling in traditional Chinese medicine and in disease diagnosis also move on fast. Central government carries on nutrition promotion project in rural compulsory education students and project of nutrition improvement in infant and young children in poor rural counties. Iron fortified soy sauce continuously improves with a volunteering approach targeted to prevent iron deficiency and anemia population. Although there is still gap to the most developed countries in the area, trace elements research in China comes to fast growth stage. In the near future, it should be emphasized on accumulation of basic element data of food and diet composition and nutrition status of Chinese population. Trace element biological rules, metabolism and metabonomics needs to be strengthened and new methodology of risk screen and disease diagnosis needs focus in term of less bio-sample, low cost and high flux. National strategy on trace elements intervention shall be promoted with more basis of science and technology foundation.

Written by Huo Junsheng, Piao Jianhua, Wang Lijuan

Research and Development of Food Nutrition

Food nutrition is a discipline based on food science and life science, focused on the evaluation of the effects of food nutritional value on health and food security related policies. Recently, with the change of disease spectrum in our country, voice for food to be nutritious and healthy take the lead for the development of food nutrition discipline. Since 2008, mining and utilization of food composition data has expended our food information to more than 2500 kinds of food including 90 kinds of compositions. In addition to the nutritional compositions, phytochemicals and anti-nutrients and so on is being enlarged. The construction for the framework of food composition database has been carried out as well. The research of evaluation methods for food nutrition has been expanded and now is shifting to the characteristics analysis of multicomponent in food, assessment for physiological effects and evaluation of overall food. For the development of functional food, the functional mechanisms for peptides, polysaccharides and phytochemicals has been explored deeply. At the same time, with the guidance of evidence-based nutrition, the dose-effect relationship, effects for health and physical necessities has been discussed as well. Nutritionists gathered by Chinese Society of Nutrition utilizing the basic theories of Evidence-based Nutrition to recommend the specific proposed levels and tolerable upper intake levels of 7 kinds of phytochemicals in domestic and abroad for the first time, providing evidences for the development and management of health food in our country. In comparisons to those new developments in abroad, complementary is needed for the instruction of food nutrition evaluation system and strength for the evidence level for healthy effect of food in China. The concepts of foodomics and overall food evaluation are just starting in our country. Therefore, under the guidance of enlarged health concepts, it should be emphasized on the application of big data for the reuse of food compositions information and development of new technologies for the mining and optimizing of food raw materials resources by strengthening the system construction of food nutrition and health claims in the near future, so as to form a complete industrial chain driven by nutritional value.

Written by Wang Zhu

Research and Development of Nutrition and Non-communicable Disease Control

As the Interdisciplinary Science of nutrition and disease control, nutrition and non-communicable diseases (NCDs) control is to integrate diet and nutrition techniques into implementation of NCDs prevention and control. In the past a few years, some progress was made in the development of national policy and the formulation of technical guidelines. Several national-wide projects were initiated. Many studies on the genetics, environment and biological risk factors were conducted in the field of nutrition and NCDs control. Compared with the international research, the domestic research has a relatively late start and exists certain gaps in both the input and the output. Considering the future directions, we should set up the national cohort on the chronic diseases and nutritional health status based on the national disease surveillance system, conduct nationalwide health promotion and communication projects, enhance systematic research of intervention techniques and methods on nutrition and non-communicable diseases control, and improve the scientific design of the nutrition and NCDs control projects and further popularize the research results.

Written by Li Yuan, Zhai Yi, Wang Yanfang, Shi Xiaoming

Research and Development of Nutrition and Metabolism Sciences

Good nutrition is critical for human health, while nutritional studies are extremely complicated as Science once indicated that "big science at the table". In recent decades, driven primarily by unhealthy diet and lifestyle, nutrition-related diseases like obesity, type 2 diabetes, cardiovascular diseases and certain cancers have become a major health concern for Chinese population. Meanwhile, malnutrition problem still exist in many parts of China. To deal with the dual-challenge, the major focus of basic nutrition research in China is to understand biologic bases linking to the nutrition related problems in China by implementing a wide range of researches which cover from molecular mechanisms to epidemiological studies and intervention trials by integrating new concepts and advanced omics technologies. Recently, American Society for Nutrition listed six Nutrition Research Priorities require strong investment and interdisciplinary collaboration and one of them was achieving personalized nutrition with dietary recommendations tailored to each person's needs. More recently, Precision Medicine Initiative was proposed by President Obama in the State of the Union Address in the US. Precision Medicine attempts to customize or individualize treatments on the basis of a person's genetics or environment. Regarding mechanism studies, nutrient-sensing mechanisms and pathways was proposed as one of the five frontiers in biology by the Nature Insight published on January 15, 2015. In this review, we have covered aforementioned advanced nutrition research areas and also achievements of Chinese researches in Basic Nutrition Research Branch of Chinese

Nutrition Society. With organized efforts, we wish to bring more opportunities for international and domestic collaborations; with all advanced technologies and new and innovative strategies, we hope that the findings from our research will enhance our knowledge regarding the biological bases on nutrition related health problems and also to establish the evidence based nutrition needs for people's health.

Written by Lin Xu, Li Duo

索 引

2 型糖尿病（Type 2 Diabetes） 13，16，47，108，109，173，174，187，194，195，197，203，205–208，212

L- 阿拉伯糖 14，97，98

γ - 谷维素 14，96

C

肠道菌群（Gut Microbiota） 67，113，116，118，146，174，194，208–211，214

肠道微生态 47，95，102，106，113，116，118

成功老龄化 10，121–123，126，129，132，134，135

D

大数据 38，85，86，134，170，182，214

代谢综合征 16，47，67，117，127，194，205，212

低蛋白米（面） 14，96

F

非传染性疾病（Non–Communicable Diseases） 7，13，14，51，143，169，186，197–199，203

分离乳清蛋白 97

分子机制（Molecular Mechanism） 15，16，27，44，128，155，203，207–209，212

辅食添加 9，106，108，112，113，115–117

妇幼营养 7，9，10，39，59，60，106，107，109，110，112，114，116

G

个体化营养（Personalization Nutrition） 64，67，209，210

个性化营养支持 102

跟踪研究 75，76，182

公共营养 4，7，8，17，31，40，41，59，60，67，73–75，143

功能食品 5，12，13，40，43，48–50，60，63，68，147，169，170，172，173，177

谷氨酰胺 93，94，98，102，115，145

观察性研究 75，76，116